초보에서 고수까지 꼭 알아야 할 실전 가이드

복부초음파의 철칙

Web 동영상

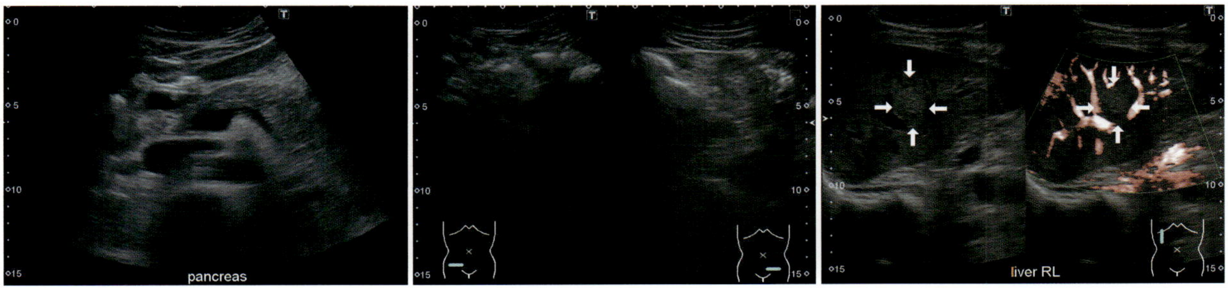

초보에서 고수까지 꼭 알아야 할 실전 가이드

복부초음파의 철칙

Web 동영상

Toru Kameda | 명 유 식 옮김

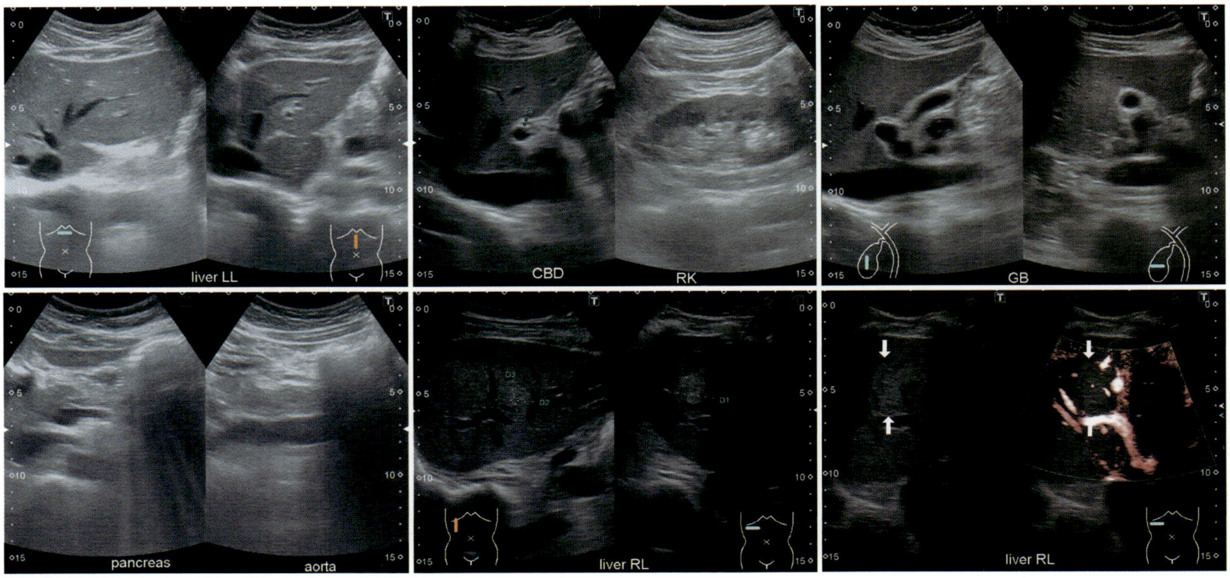

신흥메드싸이언스

Authorized translation from the Japanese language edition, entitled,
レジデントのための腹部エコーの鉄則［Web動画付］
ISBN 978-4-260-05085-2
編集：亀田 徹
published by IGAKU-SHOIN LTD., TOKYO

초보에서 고수까지 꼭 알아야 할 실전 가이드

복부초음파의 철칙

발 행	2025년 12월 15일
저 자	Toru Kameda
옮 긴 이	명 유 식
발 행 인	홍 성 혁
발 행 처	**신흥메드싸이언스**
기 획	이 영 열
디 자 인	박 은 경
주 소	경기도 고양시 덕양구 청초로 19, A동 713호 (덕은동, 덕은DMC 아이에스비즈타워 센트럴 2차)
전 화	02-6956-8670
팩 스	02-6956-8671
홈페이지	www.shmed.co.kr
I S B N	978-89-6498-093-4 93510
정 가	58,000원

◆ **명 유 식**
순천향의과대학 졸업
순천향대학교 부천병원 소화기내과 전임의
가톨릭관동대학교 국제성모병원 소화기내과교수

서문

복부초음파에 관한 책이나 잡지는 지금까지 많이 출판되었습니다. 그런 와중에 의학서원의 아마노 씨로부터 '복부초음파 책을 만들고 싶은데 도와줄 수 있겠느냐'라는 제안받았을 때 솔직히 당황스러웠습니다. '복부초음파 교재는 이미 많이 나와서 충분하지 않나요?'라고 무심코 대답했던 기억이 납니다. '레지던트들이 스스로 복부초음파를 할 때 몸에 익혀야 할 기본을『철칙』형식으로 정리한 책을 만들고 싶었어요. 레지던트들이 고민하고, 헤매기 쉬운 주제를 다루어 증례를 바탕으로 실질적인 대응 방안을 제시할 수 있는 내용으로 검토해 주시면 어떨까요? 내일부터 직접 프로브를 들고 맞추어보고 싶다는 생각이 들 수 있는 책을 목표로 하고 있습니다'라는 아마노 씨의 열정적인 설명을 듣고, 잠시 생각할 시간을 갖기로 했습니다.

아마노 씨의 열정, 그리고 시간이 해결해 준 덕분인지, 새로운 책을 만드는 것에 대한 마음이 조금씩 긍정적으로 변해갔습니다. 제안한 내용을 실현하기 위해서는 구체적으로 어떤 내용을 담아야 할지 매일 고민하는 저 자신을 발견할 수 있었습니다.

2020년대, 복부초음파의 존재 방식이 다시 한번 질문받고 있는 것 같습니다. 검사실에서 이루어지는 체계적인 초음파 검사는 이미 오래전부터 확립됐지만 최근에는 병상에서 시행하는 Point-of-Care Ultrasonography(POCUS)의 개념이 전 세계적으로 공유되고 있습니다. 향후 각자가 어떤 역할을 담당해야 할지 2020년대에는 어느 정도 윤곽이 잡히지 않을까 상상해 봅니다. 그 시대를 살아갈 레지던트 여러분들이 손에 쥘 수 있는 '복부초음파 책'을 상상하며 아이디어를 구상했습니다. 복부초음파 검사, POCUS의 개념을 함께 담은 책으로 만들기 위해 각 분야의 전문가 선생님들께 집필을 부탁드렸고, 바쁘신 와중에도 흔쾌히 수고해 주셨습니다.

기초편에서는 복부초음파 수련의의 마음가짐으로 레지던트 여러분들이 꼭 알아두어야 할 초음파 검사의 기본 사항에 대해 설명하였습니다. POCUS의 개념, 그 발전의 원동력인 포터블 초음파 진단기기(포켓 에코)에 대해서도 다루고 있습니다.

실습편은 세 파트로 나누었습니다. '1 초음파 해부 및 스캔법'에서는 거의 모든 영역의 기본 검사법을 집약하였습니다. 본서의 특징 중 하나인 영상과 수기(프로브 조작)를 연계한 동영상을 풍부하게 준비하여, 스캔법의 요령을 내레이션으로 해설하고 있습니다. 교재와 동영상을 병용하는 것으로 초음파 검사 수기를 쉽게 자가 학습할 수 있도록 하였습니다. 검사실에서의 복부초음파 교육 전, 병상에서 POCUS를 시작하기 전 자가 학습 교재로도 꼭 활용하시기 바랍니다. 분명 원활하게 교육을 진행할 수 있을 것입니다.

'2 부위별 · 영역별 초음파 실습'은 복부초음파 교재의 핵심입니다. 지면 관계상 모든 질환을 다 다룰 수는 없어서 흔한 질환, 일차진료나 응급실에서 많이 접하게 되는 질환을 중심으로 다루었습니다. 철칙 형식이므로 각 저자가 전달하고자 하는 포인트가 깔끔하게 정리되어 있어 이해하기 쉽다고 생각합니다.

'3 증상별 초음파 실습'에서는 병상에서 진료하는 의사의 관점에서 증상에 근거한 POCUS의 활용을 의식하여 집필하였습니다. POCUS에 정통한 종합진료, 응급진료를 전문으로 하는 선생님들이 집필을 맡았습니다.

본서에는 에코(echo), 초음파(ultrasound), 에코 검사(echography), 초음파 검사(ultrasonography) 등 다양한 용어가 등장하지만, 이번에는 굳이 용어를 통일하지 않았습니다. 원고를 통독하면서 각각의 말에 각 저자의 생각이 담겨있다고 느꼈기 때문입니다. 원래 '에코'는 반향, '초음파'는 귀에 들리지 않는 음파를 의미하지만, 지금은 검사 그 자체를 지칭하는 용어로 널리 보급되어 있습니다. 본서의 제목은 친근감 때문에 '초음파'를 사용하기로 했습니다.

새로운 시대의 복부초음파 세계에 오신 것을 환영합니다!

2023년 9월

Toru Kameda

목차

기초편 1

실습편 1 초음파 해부 및 스캔법 59

실습편 2 부위별 · 영역별 초음파 실습 109

실습편 3 증상별 초음파 실습 193

Column

철칙 목록

기초편

- 유속 모드와 파워 모드의 특징을 이해해야 한다.
- 유속 모드에서 감지하기 어려운 저유속 혈류가 의심되는 경우 파워 모드를 사용해야 한다.
- 컬러도플러법의 조작 순서 ① : B모드의 게인을 약간 낮게(어둡게) 한 후에 관심 영역을 설정해야 한다.
- 컬러도플러법의 조작 순서 ② : 혈관 내에 컬러 시그널이 적정하게 표시되는지 확인해야 한다.
- 펄스도플러법은 표시된 혈류 신호가 동맥인지 정맥인지를 판단하거나 유속을 알고 싶을 때 활용해야 한다.
- 펄스도플러법의 조작 순서 ① : 컬러 플로우 매핑의 혈관 위에 샘플 볼륨을 설정해야 한다.
- 펄스도플러법의 조작 순서 ② : 동맥에 올바르게 설정할 수 있다면 같은 파형이 반복적으로 나타난다.
- 펄스도플러법의 조작 순서 ③ : 혈관과 도플러 빔의 입사 각도는 60° 이내가 되도록 노력해야 한다.
- 연속파도플러법은 협착 등에 의한 고속 혈류(2~3m/s 이상)가 의심되는 경우에 사용해야 한다.

5 복부초음파에서 볼 수 있는 허상 (→30p)

- 음향음영(acoustic shadow)은 통과하는 초음파가 극도로 적어졌다고 생각하자.
- 후방 에코 증강은 초음파의 감쇠가 적고 초음파가 모여서 발생한다.
- 미러 이미지는 반사에 의한 허상.
- 다중반사는 강한 반사체가 근접하여 존재할 때 일어난다.
- 폐의 관찰에는 공간 컴파운드법을 사용하지 않는다.
- 여운허상(Ring down artifact)은 가스에 의해 감쇠하지 않는 후방 에코.
- 렌즈 효과로 2개 또는 3개가 보여도 당황하지 말자.
- Twinkling artifact는 결석이나 금속 등 강한 반사체에서 볼 수 있는 컬러 허상.
- 에코는 직접 프로브를 대고 진찰해야 한다!

6 초음파 검사 및 의료 안전 (→41p)

- ALARA의 원칙을 잊지 말자.
- 검사를 하면 프로브는 주로 피부 상재균으로 오염된다.
- 소독약의 선택은 신중하게.
- 초음파 검사실 내 감염 대책에도 신경 쓰자.

7 피검사자에 대한 사전 요청 및 배려 (→46p)

- 복부초음파 검사는 공복에 시행해야 한다.
- 금식 시에는 혈당에 주의!
- 상부소화관내시경 검사 전 복부초음파 검사.
- 전립선 · 자궁 · 난소를 관찰할 때는 방광 내에 소변을 저류시킨다.
- 환자에게 말을 거는 것을 잊지 말자.
- 환자의 프라이버시를 배려하자.
- 환자의 불편함을 최대한 없애자.
- 검사 중에는 체위 · 호흡법에 주의하자.

8 체계적 초음파 검사 및 Point-of-Care Ultrasound(POCUS) (→51p)

- 소속 기관의 체계적 복부초음파 검사 내용을 이해한다.
- 쉽게 복부초음파 검사를 의뢰하기 전에 자신의 임상 추론을 되돌아보자.

- 복부초음파 검사를 의뢰할 때는 검사 목적을 명확하게 전달한다.
- 다른 임상 소견과 함께 해석한다.
- 과거의 초음파 검사 결과와 비교하는 습관을 기른다.
- 체계적 초음파 검사와 POCUS의 차이점을 이해한다.
- POCUS의 질은 사전 임상 추론의 질에 크게 좌우된다.

9 휴대용 초음파 진단기기 (→55p)

- 포켓 초음파, 포터블 초음파, 거치형 초음파 - 초음파의 종류를 파악하자!
- 포켓 초음파의 현황을 알아보자.
- 프로브가 닿지 않으면 영상이 나오지 않는다 - 포켓 초음파를 충전하여 가까이 두자!
- 시작하는 데는 수십 초가 걸린다.
- 포켓 초음파가 압도적으로 뛰어난 분야는 액체의 유무.
- 가장 중요한 것은 임상 추론이다.
- 고민감도에서 rule out, 고특이도에서 rule in.
- POCUS는 단시간에! 붙들고 있지 마라.
- 가능하면 동영상으로 기록을 남긴다.
- 컬러도플러는 배터리를 소모한다.
- 포켓 초음파의 진화는 계속된다!

실습편 2 부위별·영역별 초음파 실습

1 담낭·간외담관 (→110p)

- 담관의 관찰에서는 조건이 좋으면 유두 바로 위의 결석까지 확인할 수 있지만, 조건이 좋지 않으면 조기에 중단한다.
- 담관은 상부의 간내담관부터 시작하여 하부로 향하도록 검색해야 한다.
- POCUS로는 고전적인 Charcot 3 증상을 살려 임상정보와 초음파 검사 소견의 평가를 실시해야 한다.
- Parallel channel sign의 유무로 간내담관을 평가해야 한다.
- 영상 소견만으로 급성 담관염으로 확진할 수는 없다.
- 병리조직상의 추정이 카테고리 분류보다 중요하며 무엇보다 우선되야 한다.
- 담낭 병변에 소낭종 구조가 있으면 배열 형태를 평가해야 한다.
- 모든 진단 기준에 해당되지만 카테고리 분류보다 병태와 조직 진단이 우선되야 한다.

2 간장 (→119p)

- 간세포암 파열을 의심할 수 있는 포인트를 알아보자!
- 체강액을 놓치지 않는다! 액체의 유무로 끝나지 않고 성상 확인!
- 간세포암 파열이 의심되는 경우, ① 무분별한 조영 CT를 시행하지 않고, ② 응급 지혈의 필요성을 판단한다(간동맥색전술의 필요 여부를 판단)
- 간농양 → 즉시 배액하지 않는다! 종양성 병변이나 원충증·기생충증을 배제한 후 천자한다.
- 염증 산물과 종양 부분의 감별에는 조영 초음파 검사가 유용.

- 황달의 증례에서는 초진 시 초음파 검사로 급성 간염과 폐쇄성 황달을 체크.
- 급성 간염에서는 중증화의 포인트를 놓쳐서는 안 된다. 간실질 평가와 함께 담낭벽의 평가도 중요하다.

3 췌장 (→133p)

- 췌관 확장을 보면 췌장암이라고 생각하라 ⇄ 췌관 확장은 놓치면 안 된다.
- 모든 췌장 낭종은 췌장암으로 이어진다 ⇄ 췌장 낭종은 놓치지 말자.
- 췌장염은 잘 보이지 않는다.

4 비장 (→141p)

- 초음파 검사에서는 임상 추론을 진행하면서 진단 가설의 확실성을 확고히 하기 위해 증거 영상을 차례로 수집한다.
- 표층의 고에코상을 동반하지 않는 감쇠는 흡수 감쇠의 가능성을 고려해야 한다. 임상적으로는 섬유화가 풍부한 병변의 가능성을 고려해 본다.
- 잘 모르는 종양이 발견되면 악성 림프종, 사르코이드증, Castleman병, IMT, IgG4 관련 질환, SFT, AML의 가능성을 검토한다.

5 소화관 (→147p)

- 발병 시각이 몇 시, 몇 분, 몇 초인지 말할 수 있는 갑작스러운 복통에서는 소화관 천공을 먼저 고려해야 한다.
- 범발성 복막염에서는 먼저 초음파로 복수나 free air를 찾아야 한다.
- 다른 증상과 마찬가지로 혈변의 경우에도 병력은 매우 중요하다.
- 단시간에 초음파 진단을 완료하기 위해서는 검사 전 진단을 통해 목표 부위를 결정해야 한다.
- 신체소견과 혈액생화학검사로는 질환 간의 감별이 어려운 경우도 있다. 이럴 때는 먼저 초음파를 시행해 본다.
- 담낭염, 충수염, 게실염 등 국소의 급성 염증에서는 '가장 아픈 곳에 프로브를 댄다'는 원칙이 적용된다.

6 복부혈관 (→160p)

- 복부대동맥은 모든 영역을 관찰해야만 평가가 가능하다.
- 복부대동맥의 관찰을 위해서는 충분한 압박이 필수적이다.
- 복부혈관의 소견에서 대동맥 박리를 '제외'할 수는 없다.

7 신장 · 방광 (→164p)

- 갑작스러운 요배부 통증은 요관결석이라고 할 수 없다! 초음파 검사로 가능한 한 다른 질환을 rule out 하는 것도 중요하다.
- 편측성 수신증이 확인된 경우에는 요관뿐만 아니라 방광의 평가도 잊지 말고 시행한다.
- 수신증이 의심되는 소견은 반드시 수신증 여부를 확인한다!
- 양측성 수신증의 경우에는 하부 요로의 폐색을 의심하고, 방광 · 전립선의 평가를 잊지 말자.
- 신종양을 발견한 경우에는 반드시 전문 진료과에 상담을 받도록 한다!
- 정상 구조물과의 감별을!

8 부인과 (→173p)

- 여성의 복통, 미열, 구토, 부정 생식기 출혈은 자궁 외 임신을 감별해야 한다.

- 자궁 외 임신에서는 자궁 내 태낭의 유무, 비정상 복수, 자궁 외 비정상 종양을 검색한다.
- 황체기나 성관계 후 하복부 통증에는 난소 출혈을 고려한다.
- 난소 출혈에서는 비정상 복수, 난소 종대, 난소 내부의 미만성 고에코 점상 소견을 확인해야 한다.
- 복통 시에는 경복부초음파로 난소 종양을 찾는다.
- 난소 종양 염전에서는 난소 부종, 비정상 복수, 난소 동정맥의 와류 징후를 찾는다.

9 소아 (→184p)

- 6개월에서 3세까지의 소아에서 구토, 불쾌감, 복통이 있으면 반드시 장중첩증을 감별해야 한다! 혈변이 없어도, 복부 종괴가 만져지지 않아도 초음파로 확인한다.
- 복부초음파에서 회맹부가 정상임을 확인하는 것이 장중첩증을 배제하는 첫 단계이다. 단축 및 장축상 모두에서 비정상 소견을 확인하고, 단축상에서 중첩된 장관의 벽 구조를 파악하는 것이 진단의 정확성을 높인다.
- 올리브 모양의 종양이 만져지지 않더라도 초기 영아에서 반복적인 비담즙성 구토나 원인 불명의 저염소성 알칼리증이 있으면 비후성유문협착증을 의심한다.
- 비후된 유문을 포착하기 위해서는 음향창을 잘 조정해야 한다. 익숙하지 않으면 십이지장 구부나 분문부를 유문으로 오인할 수 있으므로 주의해야 한다.

실습편 3 증상별 초음파 실습

1 상복부 통증 (→194p)

- 복통 환자에게는 우선 진통제를 투여하고, 적절한 체위로 초음파 검사를 진행한다.
- 급성 복통의 진찰은 초음파 프로브를 이용한 촉진을 활용한다.
- 야구처럼 '타깃 볼을 좁히는 것'이 진단 성적을 높이는 지름길이 될 수 있다.
- 자동차 운전에서 위험 예측을 하듯, "있을 수도 있다"는 인식을 갖는 것으로 진단 누락을 막을 수 있다.
- 초음파 검사에서 이상 소견 없음≠문제가 없음.
- 급성 복통에서 진단을 명확히 특정하기 어려울 때는 '6자' 프로토콜을 시도한다.

2 하복부 통증 (→204p)

- 복부초음파의 적응증을 고려할 때 의심되는 질환, 나이, 성별뿐만 아니라 체형과 신체진찰 소견의 '정도'도 중요하다.
- 복부초음파 시행 중에 '신체진찰 소견'을 적극적으로 병용한다.
- '숲'을 보고 나서 '나무'를 본다.
- rule in 방향인지, rule out 방향인지 정리해 둔다.
- 급성 부인과 질환에서도 복부초음파의 유용성은 높다.

3 측복부 통증 (→214p)

- 압통과 영상 소견의 일치(sonopalpation)를 확인한다.
- 확장되고 있는 관을 보면 어디가 막혀 있는지 생각한다.
- 결장염을 일으키는 원인 병변을 찾는다.
- 소화관초음파는 후복막에 고정된 결장을 기준으로 삼는다.

4 황달 (→226p)

- 간내담관, 간외담관을 동정한다!
- 간내담관은 명확하게 보이면 비정상, 간외담관은 seven-eleven rule(7-11 rule).
- 환자가 혈뇨를 호소할 때는 빌리루빈뇨인 경우가 많다.
- 폐색성이 아니라면 간성을 생각하고, 간 · 비장을 평가한다.
- 간경변은 ○○으로 본다 !
- 급성 간염에 의한 황달은 초음파로 포착할 수 없다.

5 발열 (→237p)

- 핍뇨 · 무뇨의 경우, 방광 관찰로 소변이 고여 있는지 확인하고, 방광이 팽만하다면(요폐인 경우) 양측성 수신증의 유무와 정도를 확인한다.
- 폐쇄성 요로 감염을 보게 되면, 요로의 폐쇄 기전을 감별하면서 초음파를 시행한다.
- 담낭을 관찰하기 어려울 때는 깊은 흡기 후 숨 참기, 좌측와위, 늑간 접근을 시도한다.
- 초음파 검사에서 sonographic Murphy's sign과 담석의 소견을 조합하면 진단능이 향상된다.
- 복부초음파에서 하부담관의 묘출능은 낮다. 하부담관 폐색 등이 의심되는 경우 조영 CT를 촬영한다.
- 간농양은 불명열의 원인이 될 수 있다. 발열에 복부 증상이나 간효소 상승을 동반한 환자에서는 초음파로 간 점유성 병변(hepatic occupying lesion)을 적극적으로 찾아야 한다.
- 감염 초기의 간농양은 초음파로 잘 보이지 않으며, 시간이 지남에 따라 변화한다.

6 외상 (→249p)

- 외상+쇼크라면 FAST(빠르게) FAST를!
- FAST 음성=출혈이 없는 것은 아니다. FAST는 후복막 장기 · 골반 손상의 출혈을 평가할 수 없다.
- 복강과 흉강은 이웃한다 - E-FAST로 기흉도 평가해야 한다!

7 내인성 쇼크 (→257p)

- 고령자의 맥박수≧90회/분에서는 쇼크를 의심하는 것이 중요하다.
- 고령자의 복통은 우선 복부대동맥류를 배제하는 것부터 시작한다.
- 요관결석이 의심되면 반드시 복부대동맥도 관찰한다.
- 감별이 불가능한 쇼크에서는 초음파를 이용한 쇼크 프로토콜을 병용한다.
- 원숭이도 청진기(일본어 : 사루모 청진기, 사루 : 원숭이) : 쇼크 환자를 마주했을 때 무엇부터 해야 할지 막막한 사람에게
- DASH(달려라)로 RUSH! : 초음파로 무엇을 보면 좋을지 전혀 모르는 사람들에게
- RUSH는 rule out보다 rule in에 적합하다.
- 하대정맥(IVC)은 진단 추론의 확인에 이용한다.

기초편 1

1 / 복부초음파 수련의의 마음가짐

CT 전성시대의 복부초음파에 대한 태도

철칙 복부초음파의 진가를 이해한다

- 복부초음파는 검사자의 묘출 기술에 의존하는 부분이 크고, 소화관 가스의 영향으로 묘출이 불가능하며, 감쇠로 인해 심부의 묘출이 어렵다는 단점도 있다. 영상의 객관성이 확보되고, 오더만으로 영상의학과 전문의의 판독 결과까지 얻을 수 있는 복부 CT에 대한 의존이, 특히 급성기 진료에서 더욱 높아지고 있는 현상이 있다.
- 복부 CT에 대한 과도한 의존 배경에는 복부초음파의 교육이 불충분한 점도 꼽힌다. 레지던트나 젊은 의사들에게 있어 복부초음파 기술을 습득할 수 있는 기회는 제한적이며, 그 결과 복부초음파의 진가를 충분히 이해하지 못하고 있다고 할 수 있다.
- 복부초음파의 단점인 소화관 가스의 방해나 심부 감쇠에 대해서는 묘출 기술로 어느 정도 커버할 수 있다. 적절한 프로브 조작으로 소화관 가스를 피하고, 병변과의 거리를 좁힐 수도 있다.
- **공간 분해능(해상도)은 CT보다 초음파가 더 높다**는 것은 의외로 잘 알려져 있지 않다. 주파수가 높은 프로브에서는 감쇠의 영향으로 심부의 묘출은 어려워지지만, (비교적) 얕은 부위에서는 분해능이 높은 영상을 얻을 수 있어 병리조직의 루페상에 근접할 수도 있다.
- 담낭 병변, 담석의 묘출능은 CT보다 초음파가 더 높은 경우가 많다.
- 촉진과 조합하여 **압통점이 병적 소견과 일치하는지 그 자리에서 확인할 수 있다.** 예를 들면, 급성 담낭염에서의 sonographic Murphy's sign(→205p), 급성 충수염에서의 sonographic McBurney's sign(→205p)이 있다.

철칙 피폭에 대한 배려를 게을리하지 않는다

- 특히 방사선에 민감한 소아, 가임기 여성에 대해서는 피폭이 없는 복부초음파를 first choice로서 적극적으로 이용해야 한다. 복부초음파의 진가, 적응증과 한계를 올바르게 이해한 후, 자신의 복부초음파 기술을 연마하거나 초음파 검사실에 복부초음파를 의뢰하는 자세를 유지하여 피폭 저감이라는 관점에서 환자 케어의 향상을 위해 노력해야 한다.[1)]
- 복부 CT를 first choice로 시행한 경우에도 경과 관찰에 복부초음파를 적극적으로 이용해야 한다. 복부 CT의 소견을 가이드로 삼는다면 그 이후의 복부초음파는 시행하기 쉬워지고, 결과적으로

피폭 감소로 이어진다.

복부초음파 도달 목표와 교육·학습법

철칙 체계적인 복부초음파 검사를 배우려면 검사실에서 일정 기간 동안 집중적으로 훈련해야 한다

- 병상에서는 복부초음파에 집중할 시간이 없고, 지도자도 부족하다.
- 검사실에서 집중적인 교육을 받는 것이 결국 체계적인 복부초음파 검사 습득의 지름길이다. 최소 1~2개월은 전담 혹은 전임으로 교육할 수 있는 기회를 만들어야 한다.

철칙 병상에서 관찰 항목을 좁혀서 POCUS를 익히는 방법도 있음을 알아두자

- POCUS(point-of-care ultrasound)에 대한 자세한 내용은 기초편 8을 참고하기 바란다(→51p). 초음파 검사를 전문으로 하지 않는 임상의라도 응급실이나 일차 진료 현장에서 일정한 훈련을 하면 복부 POCUS의 주요 항목[복강 내 액체 저류(출혈, 복수), 급성 담낭염, 복부대동맥류, 요관결석(수신증) 등]을 습득할 수 있다는 것이 연구 결과를 통해 입증되었다.[2] 이러한 주요 항목들은 빠르게 보급되고 있는 포켓 사이즈의 휴대용 초음파 진단기기로도 평가할 수 있다.
- 복부 CT의 시행이 불가피해도 진찰의 일환으로 복부 POCUS를 실시하는 습관을 기른다. 복부 CT로부터 귀중한 피드백을 얻을 수도 있다
- 소속기관에서 교육이나 지도를 받을 기회가 제한적인 경우, 각 학회나 지역에서 개최되는 POCUS 관련 핸즈온 세미나에 참가하는 것도 한 방법이다.

참고문헌

1. Brenner DJ, et al： Computed tomography-an increasing source of radiation exposure. N Engl J Med 357：2277-2284, 2007
2. 日本救急医学会Point-of-Care 超音波推進委員会(編)：日本救急医学会救急point-of-care 超音波診 療指針. 日救急医会誌 33： 338-383, 2022

2 / 초음파 물리학의 기초지식

철칙 초음파 검사는 초음파 물리학의 지식이 없으면 성립되지 않는다

- 초음파 검사는 검사자 의존도가 높은 검사이며 검사자의 스킬이 검사 결과를 크게 좌우한다. 이 스킬에는 수기적인 테크닉과 임상적 지식뿐만 아니라 초음파에 관한 **초음파 물리학적 지식**이 포함된다.
- 실제 초음파 검사는 선택의 연속이며, 검사자는 **① 적절한 장비를 선택**하고, **② 적절한 조건을 설정**하여 검사를 시행함으로써, **③ 적절한 결과를 얻을 수 있지만**, 또한 **④ 이를 과부족 없이 해석**해야만 정확한 진단을 내릴 수 있다. 때로는 이들을 ①, ②에 피드백하여 검사를 수정하거나 새로운 전개를 추가하는 것도 필요하다.
- 이러한 모든 상황에서 정확한 초음파 물리학적 지식이 필수적이다. 앞으로 초음파 검사를 하려는 사람들은 이러한 지식을 충분히 습득할 필요가 있다.

철칙 먼저 초음파란 무엇인지를 이해한다

- 초음파란 인간이 들을 수 없는 소리 중 주파수가 높은 영역의 소리를 말한다.
- 소리는 전파 경로상을 매질(medium)의 진동에너지가 전파하는 물리현상인 파동의 일종이다. 파동 중 주요한 것은 매질의 진동 방향과 파동의 진행 방향이 평행한 **종파**(longitudinal wave)와 양자가 직교하는 방향의 **횡파**(transverse wave) 두 가지이며, 초음파를 포함한 소리는 전자에 속한다(**그림 1**). 종파는 전파 경로상의 조직에 소밀의 변화를 가져온다고 해서 **소밀파**(dilatational wave)라고도 한다.

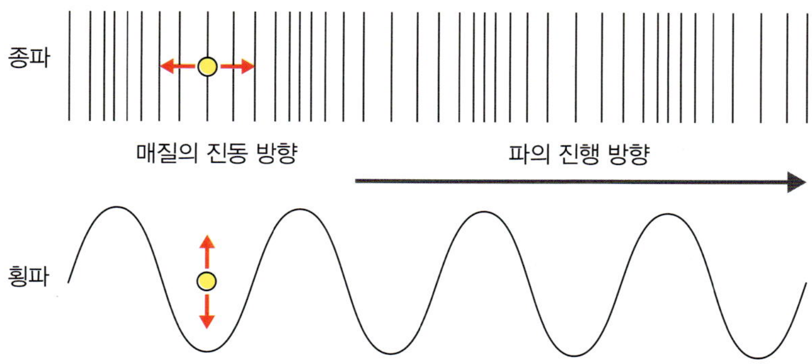

그림 1. 종파와 횡파
소리는 파동의 일종이다. 대표적인 파동은 종파와 횡파 두 가지인데, 초음파를 포함한 소리는 종파에 속한다.

• 초음파를 올바르게 이해하려면 그 성질과 상태 등을 적절히 표현하고 기술할 필요가 있다. 이를 위해서는 기본적인 음향학적 파라미터에 대해서도 알아야 한다(표 1, 2).

표 1. 의료용 초음파의 주요 음향학적 파라미터

- 주파수(f) [Hz]
- 주기(T) [s]
- 파장(λ) [m]
- 음속(c) [m/s]
- 매질 밀도(ρ) [kg/m^3]
- 음향 임피던스(Z) [Pa · s/m^3]

표 2. 가청음과 진단용 초음파의 주파수 대역

- 가청음 : 20~20,000Hz
- 진단용 초음파 : 2,000,000~20,000,000Hz (2~20MHz)

철칙 초음파 검사란 조직에서 초음파의 거동으로부터 임상정보를 얻는 행위이다

• 조직 내를 전파하는 초음파는 파동으로서의 특징적인 거동을 보인다(그림 2). 생체 내로 송신된 초음파의 반사파를 관측하여 얻어진 다양한 관측값이나 그 변화로부터 임상적으로 유용한 정보를 얻는 것이 초음파 검사이다. 이 중 가장 기본적인 것은 2차원의 동영상 관찰이지만, 방법에 따라서는 계측값에 의한 정량적 평가도 가능하다.

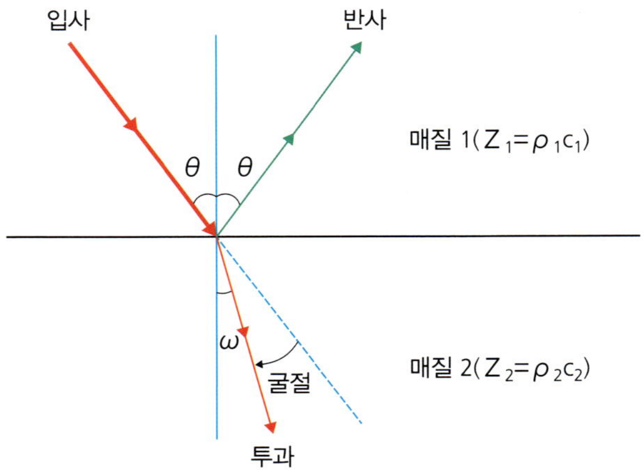

그림 2. 매질 경계면에서의 초음파의 거동

매질의 경계면을 진행하는 파동은 일부는 투과하고 일부는 반사한다. 반사의 크기는 매체 간 음향 임피던스(Z)의 차이에 따라 달라진다. 투과하는 파동은 굴절이 발생하여 진행 방향이 변화한다. 굴절의 크기는 매체 간 음속의 비율에 따라 달라진다. 초음파 검사에서는 생체 내로 전송한 초음파의 반사파를 관찰하고, 거기서 발생하는 다양한 변화로부터 임상적으로 유용한 정보를 얻는다.

- 한편, 이러한 파동으로서의 거동은 때로 다양한 **허상**을 발생시킨다(**그림 3**). 초음파 영상은 허상과 불가분의 관계에 있으며, 그것들은 진단에 방해가 될 수도 있지만, 불필요한 허상은 잘 피하고 때로는 이를 적극적으로 이용하여 올바른 진단을 얻는 것이 초음파 진단의 상도이다. 이때, 초음파 물리학적 지식은 필수적인 것이 된다.
- 허상에 대한 자세한 내용은 '기초편 5 복부초음파에서 볼 수 있는 허상'(→30p)을 참고하기 바란다.

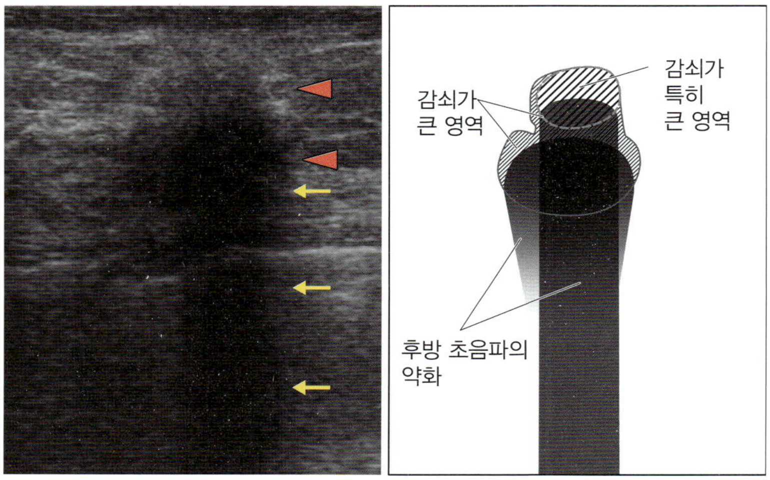

그림 3. 초음파의 감쇠에 의한 허상

초음파의 전파 경로상에 주변보다 감쇠가 큰 영역이 존재하면(▶), 그 후방에는 주위보다 반사가 약화된 영역이 생긴다(⇨). 이는 초음파 영상에 생기는 허상의 일종으로 후방 초음파의 약화라고 한다. 대표적인 초음파의 허상으로 알려진 음향음영(acoustic shadow)은 그 극단적인 예이다. 병변의 후방에 초음파의 약화나 음향음영이 존재하는 경우, 단단하고 반사가 강하며, 섬유화가 많고 조직이 복잡하다는 등 병변의 물리적 성질을 어느 정도 추측할 수 있어 진단에 도움이 된다.

철칙 기본은 생체 내에서 초음파 반사의 단층 표시(B모드상)이다

- 극히 단시간만 지속되는 초음파(**펄스파**)를 체표에서 생체 내로 송신하고(**송신파**), 체내에 무수히 존재하는 반사면에서 반사되어 차례로 되돌아오는 초음파(**수신파**)를 순차적으로 수신하면서 각각의 강도와 송수신에 관련된 시간을 관측 · 계측한다(**펄스에코법**, **그림 4**).
- 초음파가 생체 내에서 진행하는 속도(**음속**)가 일정하다고 가정하면, 반사가 발생한 깊이를 계산으로 구할 수 있다. 이를 반복하면서 송수신선을 그것과 직교하는 방향으로 일정한 속도로 움직

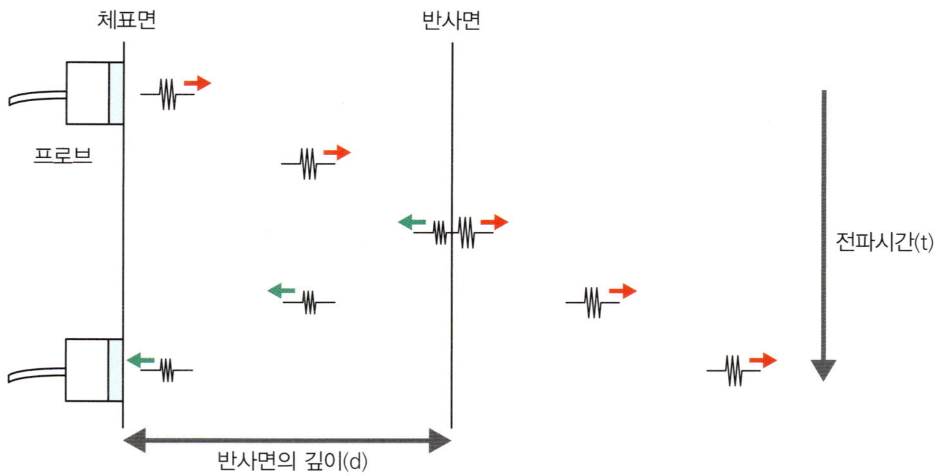

$$\text{반사면의 깊이}(d) = \frac{\text{음속}(c) \times \text{전파시간}(t)}{2}$$

그림 4. 펄스에코법

극히 단시간만 지속되는 펄스파를 체표에서 생체 내로 송신하고, 체내에 무수히 존재하는 반사면에서 반사되어 차례로 되돌아오는 반사파를 순차적으로 수신하면서 각각의 강도와 송수신에 관련된 시간을 관측·계측하면(펄스에코법) 반사의 강도와 분포를 알 수 있다.

이면(**스캔**), 송수신선이 이동한 면(**단층면**)에서의 반사 강도의 2차원적인 분포를 알 수 있다.

- 여기서 송수신선상의 반사 강도를 모니터상의 휘도로 변환하여(**휘도 변조**) 강한 반사는 밝게, 약할수록 어둡게 표시된다. 이렇게 각 송수신선을 시간축상에 순차적으로 배열하면, 단층면의 상태를 초음파의 반사 강도 분포로 표시한 2차원의 흑백 영상을 그릴 수 있다. 이것이 **B모드** 표시라고 하는 초음파 검사에서 가장 기본적인 영상이다(**그림 5**).
- 만약 관찰 단면 내에 병변이 존재한다면 그 위치와 형태를 구체적인 이미지로 파악할 수 있다. 또한, 올바른 초음파 물리학적 지식이 있으면 병변의 물리적인 성질을 추측하여 진단에 도움을 될 수도 있다.

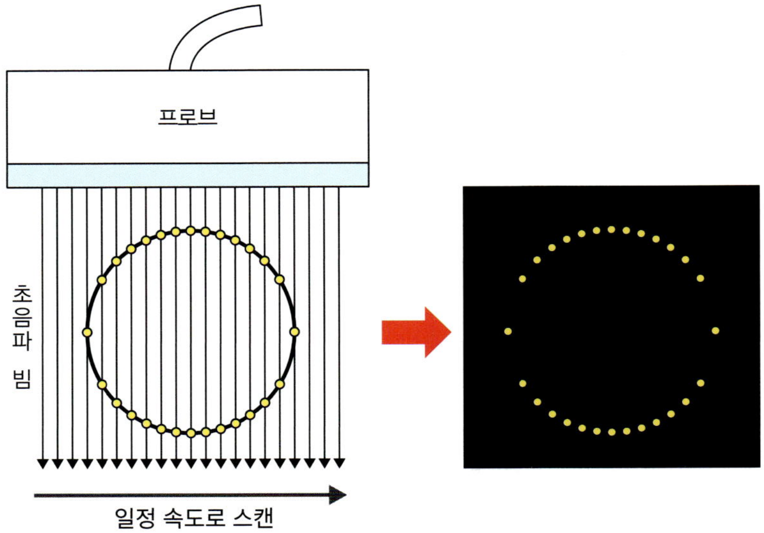

그림 5. B모드 표시

펄스파의 송수신을 반복하면서 송수신선을 직교하는 방향으로 일정한 속도로 움직이면(스캔), 송수신선이 이동한 면(단층면)에서의 반사 강도의 2차원적 분포를 알 수 있다. 반사의 강도를 모니터상의 휘도로 변환하고(휘도 변조), 각 송수신선을 시간축상에 순차적으로 배열하면, 단층면의 상태를 초음파의 반사 강도 분포로 표시한 2차원의 흑백 영상을 그릴 수 있다. 이를 B모드 표시라고 한다.

철칙 초음파 진단기기의 기본을 이해한다

- 초음파 진단기기는 일반적으로 ① 초음파 발생장치와 제어장치를 갖춘 고성능 컴퓨터, ② 영상 표시용 모니터, ③ 초음파의 송수신 장치인 프로브(탐촉자)로 구성된다. 프로브의 표면에는 초음파의 송수신기를 겸하는 소자(element)가 다수 배열되어 있으며, 이를 전자적으로 제어함으로써 초음파 빔의 형성, 스캔 및 포커싱 등이 이루어진다(그림 6).
- 프로브의 형태와 스캔 방식에는 몇 가지 종류가 있는데, ① 직사각형의 표면상에 소자를 배치하여 직사각형의 시야를 얻는 **직선형(linear array)**, ② 직선형의 직사각형 표면을 밖을 향해 볼록한 반달 모양으로 하여 부채꼴의 시야를 얻는 **볼록형(convex array)**, ③ 작은 직사각형의 표면상에 배열된 소자로 진동시켜 스캔하여 부채꼴의 시야를 얻는 **부채꼴형(sector array)** 3가지가 대표적이다(그림 7).
- 실제 검사에서는 목적과 대상에 따라 이들을 구분하여 사용할 필요가 있지만, 적절한 프로브의 선택에는 초음파 물리학적 지식이 필수적이다.

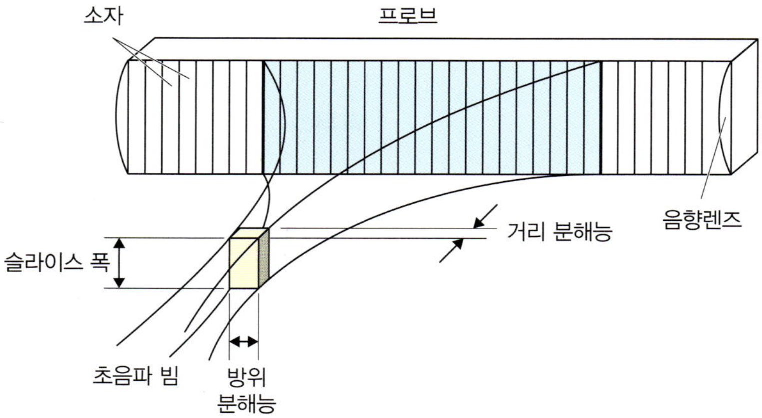

그림 6. 프로브의 구조와 초음파 진단기기의 분해능

프로브 표면에 배열된 다수의 소자를 전자적으로 제어하여 초음파 빔의 형성, 스캔 및 포커싱 등이 이루어진다. 초음파 진단기기의 공간 분해능은 ① 거리 분해능, ② 방위 분해능, ③ 슬라이스 폭으로 나뉜다. 거리 분해능, 방위 분해능 모두 주파수가 높을수록 높다. 슬라이스 폭은 프로브 표면의 음향 렌즈에 의해 결정되는 단일 포커스가 일반적이다.

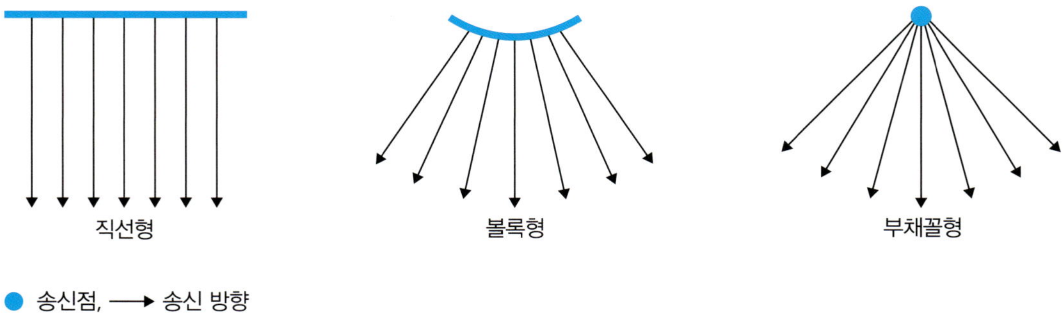

그림 7. 대표적인 스캔 방식

프로브에는 여러 가지 스캔 방식이 존재하는데 ① 소자를 직선상으로 배열하여 직사각형의 시야를 얻는 직선형, ② 소자를 반달 모양으로 배열하여 부채꼴의 시야를 얻는 볼록형, ③ 직선상으로 배열한 소자 전체에서 부채꼴의 시야를 얻는 부채꼴형 3가지가 대표적이다.

철칙 초음파의 분해능과 투과성의 딜레마를 이해한다

- 현재, 초음파 진단기기에서 사용되는 초음파의 주파수는 1~30MHz 정도이다. 주파수가 높을수록 분해능이 높고, 미세한 조직의 묘출에 뛰어나다.
- 그러나 초음파에는 주파수가 높을수록 감쇠가 강해져 투과성이 저하되는 성질이 있다(주파수 의존 감쇠). 따라서 주파수를 높여 세밀하게 관찰하려고 하면 투과성이 저하되어 충분한 시야 심도

를 확보할 수 없고, 분해능을 희생하여 주파수를 어느 정도까지 낮출 수밖에 없는 딜레마가 존재한다.

- 프로브의 주파수 특성은 소자에 의해 결정되지만, 소자는 프로브마다 고정될 수밖에 없다. 따라서 초음파 진단기기에는 주파수가 다른 여러 개의 프로브가 준비되어 있는 것이 일반적이다.
- 한편, 관찰에 적합한 프로브의 형상·스캔 방식도 관찰 대상에 따라 결정된다. 대부분의 경우, 일정한 형상·스캔 방식과 일정한 주파수를 조합한 프로브가 각각 복부용, 심장용, 체표용 등으로 준비된다(**그림 8**). 검사에 있어서는 관찰 대상에 따라 적절한 프로브를 선택하여 검사를 실시하는 것이 중요하다.

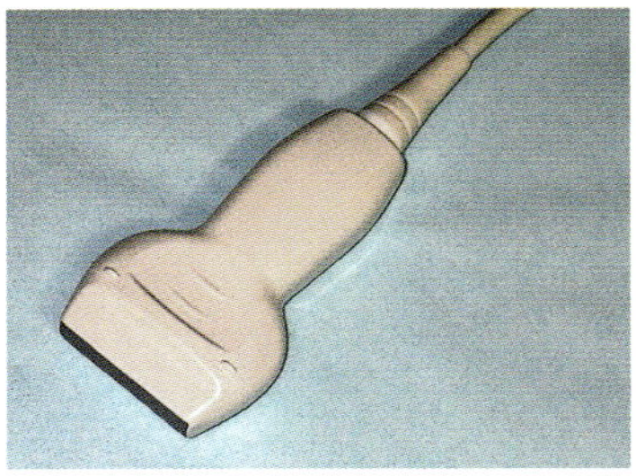

체표용, 직선형
7.5(5.0~15.0)MHz

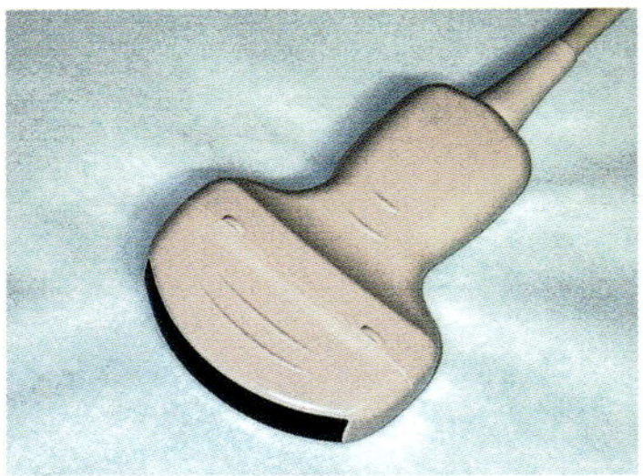

복부용, 볼록형
3.5(2.0~6.0)MHz

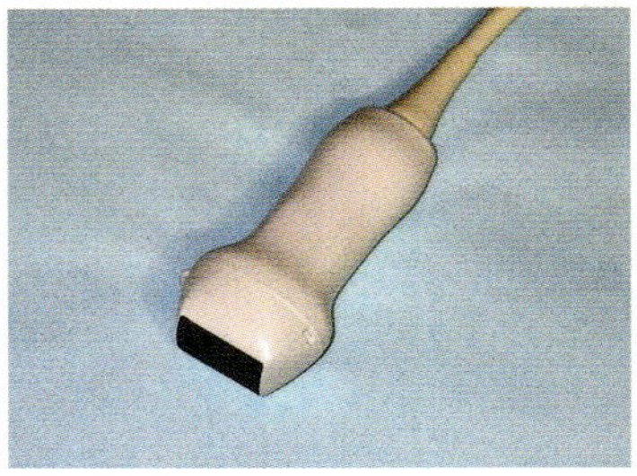

심장용, 부채꼴형
2.5(2.0~5.0)MHz

그림 8. 대표적인 프로브와 주파수의 조합
프로브의 주파수 특성은 소자에 따라 결정되지만, 소자는 프로브마다 고정되어 있기 때문에 초음파 진단기기에는 주파수가 다른 여러 개의 프로브가 준비된다. 관찰에 적합한 프로브의 형상·스캔 방식은 관찰 대상에 따라 결정된다. 이렇게 일정한 형상·스캔 방식과 일정한 주파수를 조합한 프로브가 각각의 관찰 대상에 맞게 준비된다. 검사에 있어서는 관찰 대상에 따라 적절한 프로브를 선택하여 검사를 실시한다.

철칙 초음파 검사는 안전성을 최대한 고려하면서 시행한다

- 초음파 검사는 안전한 검사로 널리 알려져 있는데, 이는 초음파의 에너지를 생체에 손상을 주지 않는 범위에서 이용하기 때문이다. 초음파가 조직을 전파할 때, 조직에는 진동에 따른 마찰이 생겨 열이 발생한다(열적 작용). 또한, 반복적으로 발생하는 소밀의 변화는 조직에 기계적인 작용을 가져오고(비열적 작용), 특히 강한 음압하에서는 조직 내에 발생한 기포의 붕괴로 인해 조직에 고압이 초래되어(cavitation) 손상이 발생할 수 있다.
- 조직 손상 예방의 관점에서는 열적 작용과 비열적 작용을 모두 경감시킬 필요가 있으며, 이를 위한 지표가 되는 것이 **thermal index(TI)**와 **mechanical index(MI)**이다(**그림 9**). 임상에서 사용 가능한 초음파 진단기기에는 통상적인 사용에서의 안전성은 보장되어 있다고 생각하지만, 이를 확실하게 실현하기 위해서도 TI, MI를 모니터링하면서 검사할 필요가 있다.

- 또한, 이러한 안전성에 대해서는 모든 것이 밝혀진 것은 아니기 때문에 '안전 여부는 알 수 없으므로 검사는 항상 필요 최소한으로 한다(as low as reasonably achievable, ALARA)'(→41p)는 기본적 자세가 중요하다.

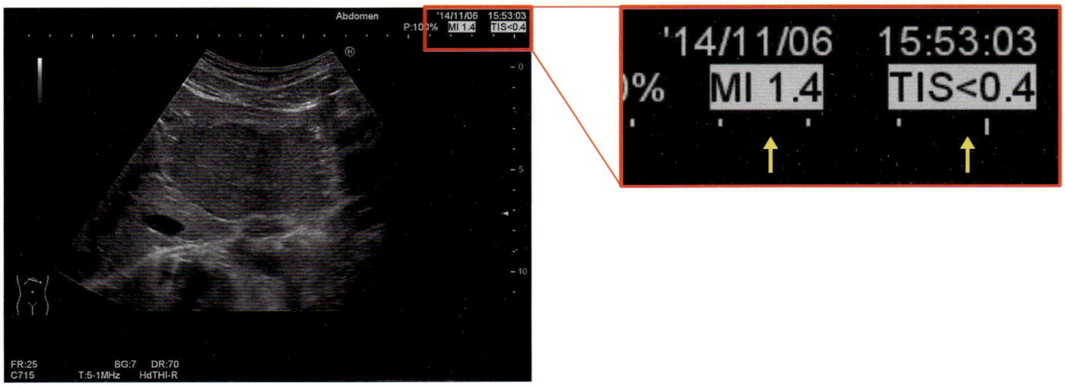

그림 9. TI와 MI

초음파가 전파되는 조직 내에는 열이 발생하고(열적 작용), 기계적인 작용이 초래된다(비열적 작용). 둘 다 과도한 경우 조직에 손상을 줄 수 있다. 예방하기 위해서는 이 두 가지를 경감할 필요가 있으며, 이를 위한 지표가 되는 것이 TI와 MI이다. 조직의 온도 상승은 조직의 구성 패턴에 따라 다르기 때문에 TI에 대해서는 그에 따른 3종류의 TI(TIS, TIB 및 TIC)가 존재한다. 실제 검사에서 안전성을 확보하기 위해서는 이를 모니터링하면서 검사할 필요가 있다(⇨).

3 / 프로브와 오리엔테이션

프로브의 특성 및 선택

철칙 임상에서 사용되는 프로브의 종류와 특성을 이해한다

- 초음파 주파수와 분해능, 감쇠와의 관계를 이해하고, 프로브에서 사용되는 주파수를 의식한다.
- 컨벡스 프로브는 주로 복부에, 리니어 프로브는 주로 표재에, 섹터 프로브는 주로 심장에 사용된다(그림 1). 유럽과 미국에서는 마이크로 컨벡스 프로브가 focused assessment with sonography for trauma(FAST) 등에서 이용되고 있다.
- 경식도, 경질, 경직장 등 체강용 프로브도 있다.

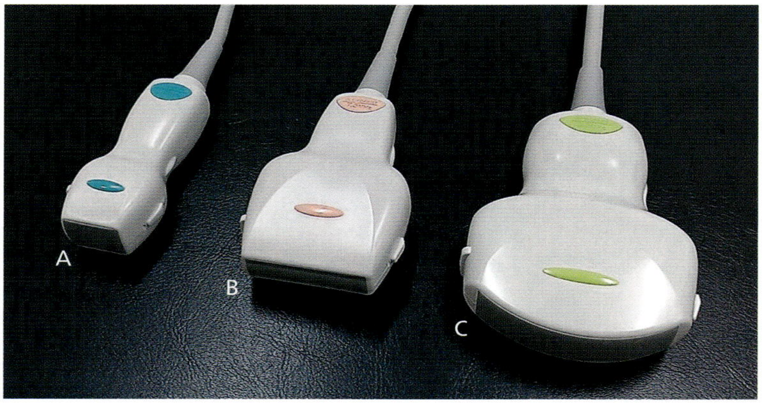

그림 1. 프로브의 종류
A는 섹터 프로브, B는 리니어 프로브, C는 컨벡스 프로브.

철칙 먼저 컨벡스 프로브를 이용하고, 필요에 따라 리니어 프로브를 병용한다

- 복부초음파에서는 먼저 컨벡스 프로브로 전체를 평가한다. 실질 장기의 평가는 컨벡스 프로브로 충분하지만, 얕은 부위에 위치한 병변을 자세히 관찰하는 경우에는 리니어 프로브를 이용한다.
- 주파수가 높은 리니어 프로브는 공간 분해능이 높아 얕은 부위의 상세한 평가에 적합하지만, 감쇠가 강해지는 심부의 평가에는 적합하지 않다.

화면 표시

철칙 횡단면의 묘출에는 피검사자 우측을 화면 좌측에 표시해야 한다

- 영상을 적절히 기록하고 공유하기 위해 영상(스크린, 화면)과 피검사자와의 위치 관계에 대해 합의가 있다.
- 횡단면에서는 CT의 단면상과 마찬가지로 **피검사자의 족측에서 바라보도록 묘출**한다(**그림 2**).

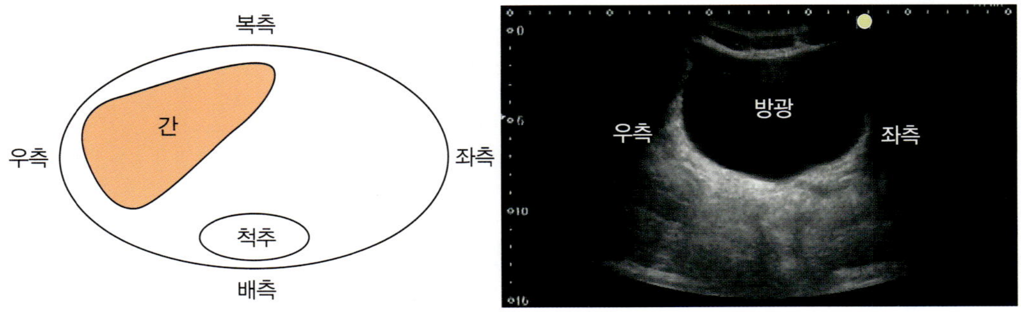

그림 2. 횡단면 묘출 시의 표시
피검사자의 족측에서 바라보도록 묘출한다.

철칙 종단면의 묘출에는 피검사자 두측을 화면 좌측에 표시해야 한다

- 종단면에서는 **피검사자의 우측에서 바라보도록 묘출**한다(**그림 3**).
- 한편, 순환기 영역의 심·혈관초음파에서는 피검사자 두측은 화면 우측에 표시, 즉 **피검사자의**

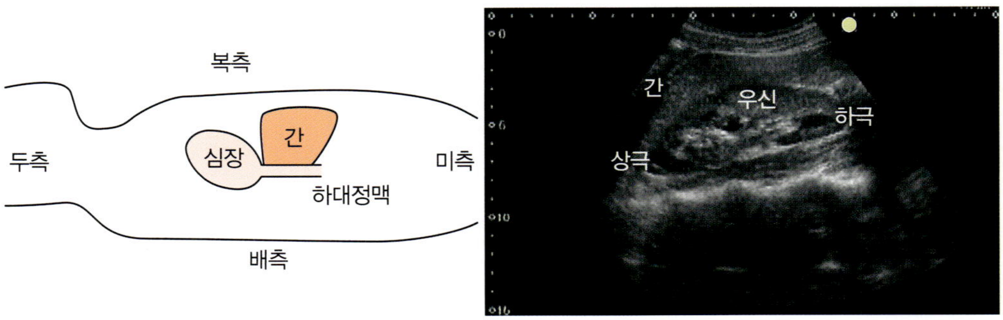

그림 3. 종단면 묘출 시의 표시
피검사자의 우측에서 바라보도록 묘출한다.

web 동영상은 여기 ▶

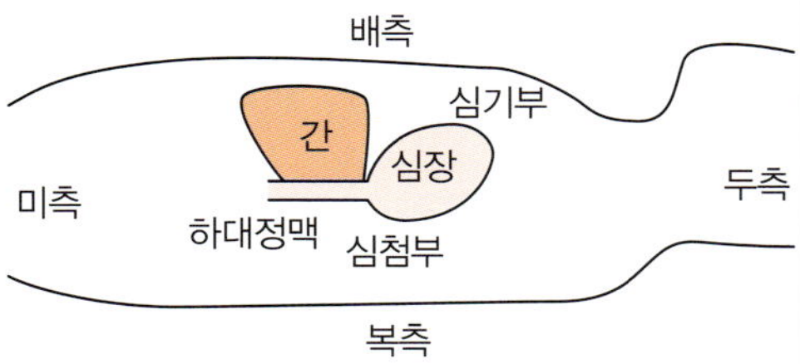

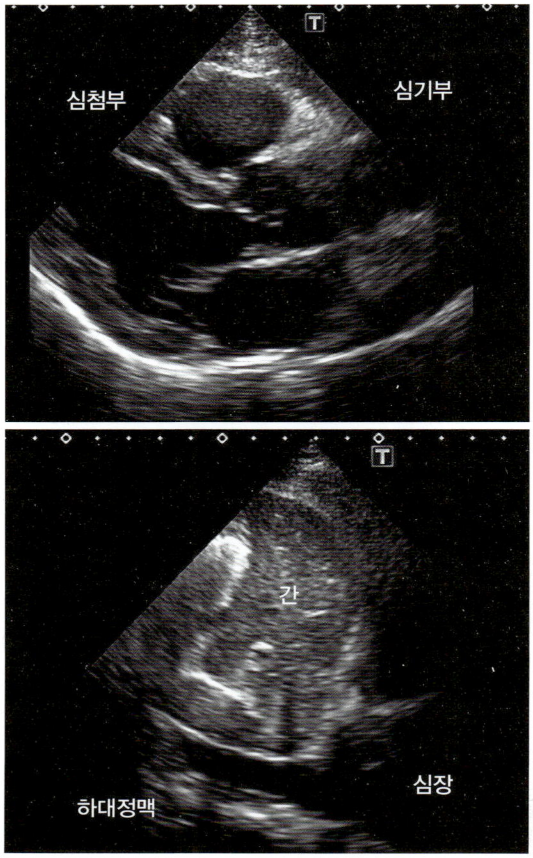

그림 4. 순환기 영역 종단면 묘출 시의 표시
피검사자의 좌측에서 바라보도록 묘출한다.

좌측에서 바라보도록 묘출하는 것에 주의한다. 예를 들어, 심초음파의 방흉골(parasternal) 장축상에서는 심첨부에 대해 심기부는 화면 우측, 하대정맥 종단상에서는 심장의 좌측에 하대정맥을 묘출한다(**그림 4**).

오리엔테이션

철칙 프로브와 화면(스크린)의 공간적인 관계를 이해한다

- 프로브의 움직임과 화면의 움직임을 일치시켜 어디를 묘출하고 있는지 알 수 있도록 프로브에는 융기부나 광점 등이 부착되어 있다(**그림 5**). 이를 **오리엔테이션 마커**라고 하는데, 본서에서는 프로브의 오리엔테이션 마커를 '**프로브 마커**'라고 줄여서 부르기로 한다.
- 화면(스크린)상에도 오리엔테이션 마커가 표시되어 있다. 보통은 화면 상부의 좌우 어느 한쪽에

표시되어 있다(그림 5). 여기서는 화면의 오리엔테이션 마커를 '스크린 마커'라고 줄여서 부르기로 한다.

- 유럽과 미국에서는 복부초음파의 스크린 마커는 일반적으로 화면의 좌측 상단에 표시하도록 정해져 있다. 한편, 일본에서는 규정이 없어 우측 상단에 표시되는 경우가 많다.
- 어쨌든 중요한 점은 오리엔테이션을 하기 위해 **프로브 마커와 스크린 마커와의 공간적인 관계를 이해하는 것**이다.
- 프로브를 움직이면서 화면의 움직임을 확인하여 오리엔테이션을 할 수도 있다. 예를 들어, 프로브를 피검사자의 좌측으로 슬라이딩 했을 때 화면이 우측에서 좌측으로 흐르면 올바르게 표시되는 것이다(그림 6).

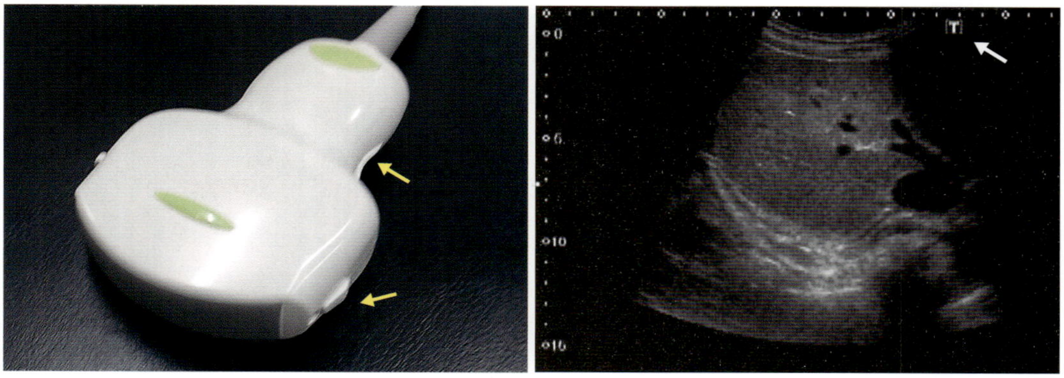

그림 5. 프로브 마커(⇨)와 스크린 마커 (⇨)에 기반한 오리엔테이션

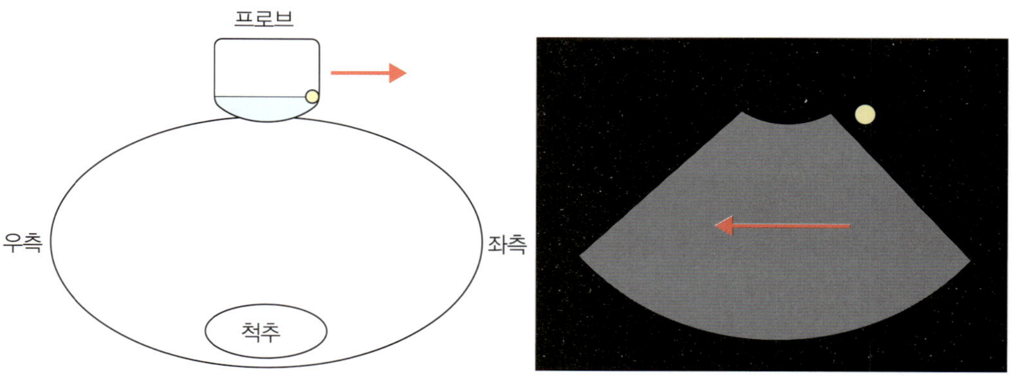

그림 6. 프로브를 움직여 오리엔테이션을 설정하는 방법

프로브의 이동 방법

철칙 공통 언어로서 프로브의 이동 방법을 파악해야 한다

- 일반적인 이동 방법으로는 슬라이딩(sliding), 회전(rotating), 틸팅(tilting), 로킹(rocking), 그리고 압박(compression)이 있다(그림 7, ▶ 01).
- '슬라이딩'은 체표를 미끄러지듯 움직이는 동작으로, 넓은 범위를 관찰하는 복부초음파에서 가장 많이 시행된다. 실제로는 빗자루로 쓸어내리듯이 '슬라이딩'에 '틸팅'을 병용하는 경우가 많다(그림 8).
- '회전'은 프로브의 축을 중심으로 회전시키는 동작이다. 프로브와 체표와의 접촉부를 고정하면서

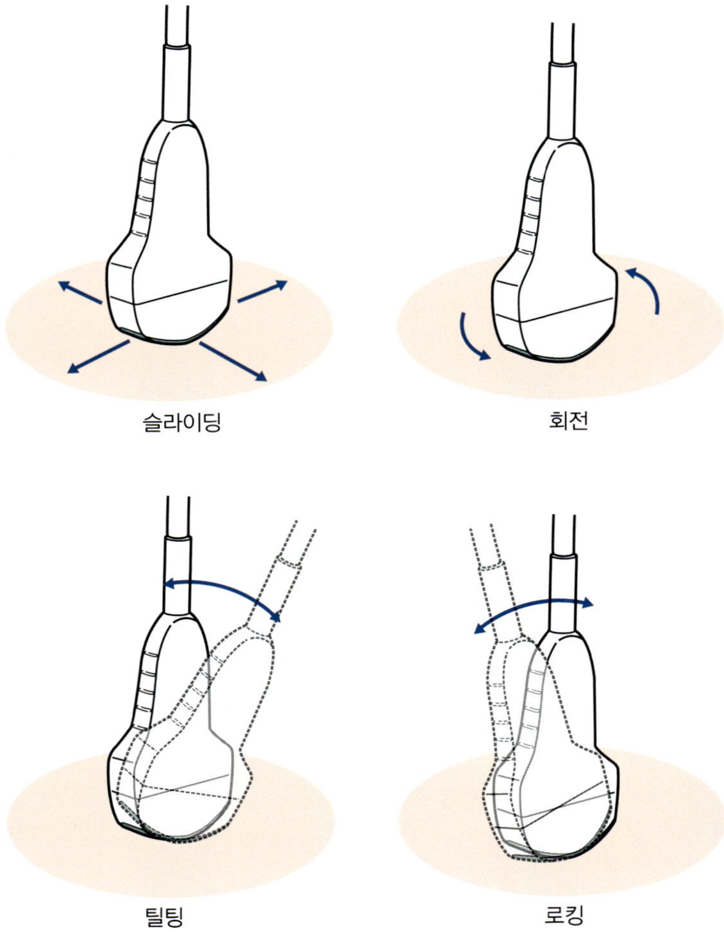

그림 7. 프로브의 이동 방법

한 손으로 하기 위해서는 어느 정도의 숙련도가 필요하다. 익숙해지기 전까지는 양손으로 해도 무방하다.

- '틸팅'은 기본적으로 접촉부를 고정하고 프로브를 기울여 연속적으로 다른 단면을 묘출하는 동작이다. 예를 들어, 좁은 늑간에서 간을 넓게 관찰하는 데 효과적이다.
- '로킹'은 동일한 단면으로 관찰 부위를 흔들의자처럼 이동시키는 동작이다. 화면의 가장자리에 위치한 관찰 대상 부위를 중앙으로 이동시킬 수 있다. '틸팅'과 '로킹'의 차이점은 그림 9와 같다.
- '압박'은 프로브를 사용하여 접촉부를 압박하는 동작으로, 프로브와 관찰 대상 부위와의 거리를 짧게 하고, 나아가 묘출에 방해가 되는 소화관 가스를 압배출하는 역할이 있다. 복부초음파에서는 많이 사용된다.

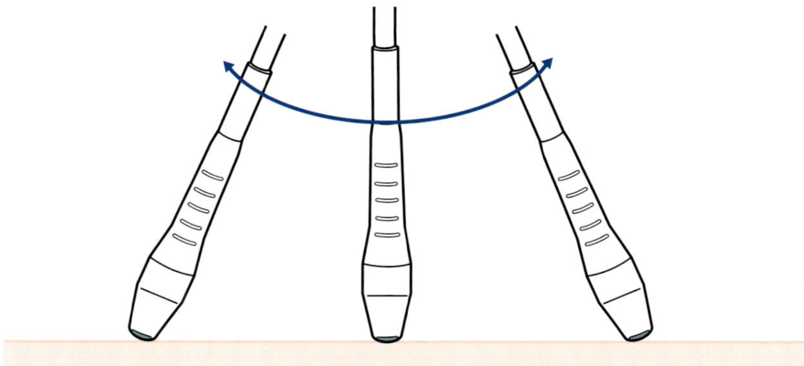

그림 8. 슬라이딩에 '틸팅'을 병용한 동작

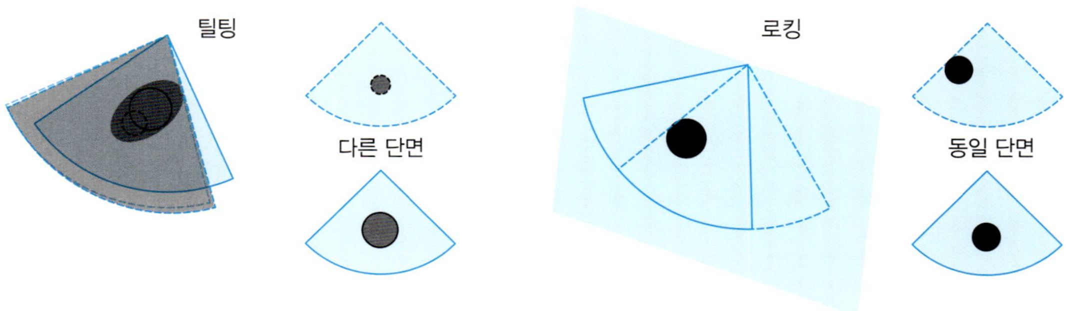

그림 9. '틸팅'과 '로킹'

'틸팅'은 다른 단면을 묘출하는 동작이다. 반면, 로킹은 동일한 단면에서 관찰 대상 부위를 흔들의자처럼 이동시키는 동작이다.

철칙 프로브의 이동 방법을 의식하면서 복부초음파의 스킬을 배우자

- 프로브 조작에 익숙하지 않은 동안에는 프로브를 무작정 이동하기보다는 프로브의 이동 방법을 나누어 천천히 실시하여 각각의 프로브 이동 방법과 영상의 변화에 대한 해당을 이해한다. 그렇게 하는 것이 실력이 더 빨리 향상된다고 생각한다.
- 병상에서의 on-the-job training, 핸즈온 세미나 등의 off-the-job training 모두에서 수련의와 지도자 사이에 프로브의 이동 방법을 공유하면, 지도자는 직접 프로브에 손을 대지 않고 구두로 지도할 수 있어 결과적으로 수련의의 만족도가 높아진다.

4 / 초음파 진단기기 본체의 취급

검사실 내 밝기 및 모니터 화면 설정

철칙 **모니터 상단을 눈높이에 맞춘다.**
검사실 조명을 어둡게 해서는 안 된다

- 먼저 모니터(디스플레이)의 높이를 조정한다(그림 1). 검사자는 모니터 상단이 눈높이가 되도록 조정하여 정면 약 10° 아래쪽을 볼 수 있도록 한다. 높이는 모니터나 의자의 앉는 부분을 위아래로 움직여 조정한다.[1)]
- 모니터의 밝기가 적절한지 여부는 검사실 내의 조명이 크게 영향을 미친다는 점에 유의한다. 최근의 모니터는 액정화면이 주류이며, 조명을 다소 밝게 해도 지장이 없다. 또한, 안구 피로의 관점에서도 어두운 방에서의 검사는 바람직하지 않다.
- 모니터 화면과 인쇄한 사진이나 서버에 저장된 영상 등을 비교하여 색조가 다르다고 판단되면 모니터 옆의 밝기(brightness)와 콘트라스트(contrast)를 조심스럽게 조정한다. 화질의 세세한 조정은 이후 항목에서 설명한다.

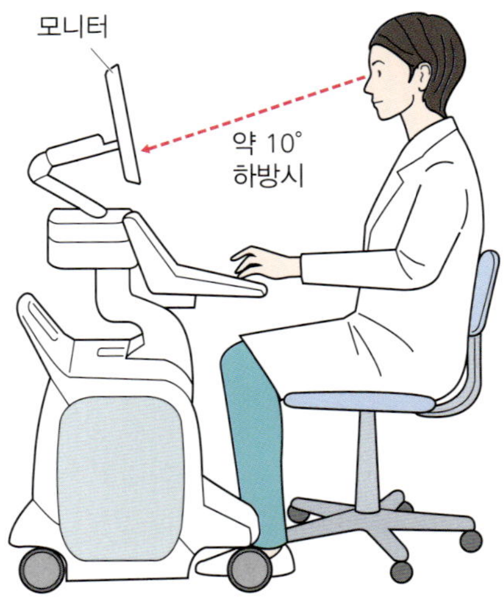

그림 1. 모니터 높이 조정
모니터의 높이는 검사자 정면에서 약 10° 하방에 위치하는 것이 이상적이다.

B모드상의 최적화

철칙 게인은 화면 밖의 검은색 부분과 비교하여 무에코 영역에서 흰색 노이즈가 약간 나타나기 직전에 멈추어야 한다

- 게인은 체내에서 반사된 미약한 에코(반사파)를 영상으로 변환할 때 그 강도를 증폭시키는 데 사용한다.
- 구체적으로는 게인 노브를 올리면(시계 방향으로 돌리면) 화면 전체의 휘도(brightness)가 높아지고(흰색), 노브를 내리면(반시계 방향으로 돌리면) 낮아진다(검은색)(그림 2).
- 노브를 시계 방향으로 천천히 돌렸을 때, 화면 밖의 검은색 부분과 비교하여 무에코 영역(검은색)이 예상되는 영역에 흰색 노이즈가 약간 나타나기 직전이 최적인 게인의 설정으로 생각된다.
- 게인은 증폭도 또는 이득이라고도 하며, 단위는 데시벨(dB)로 표시한다.

철칙 STC/TGC는 깊은 부위에서 어두움이 두드러질 때 조정해야 한다

- **STC(sensitivity time control)/TGC(time gain compensation)**란 초음파의 전파 거리에 해당하는 시간에 대해 신호의 증폭도를 조절하는 기능을 말한다. 즉, 심부 방향에 대한 휘도(brightness) 표시를 미세하게 조정하는 기능이다.
- 많은 장치에서는 조작 패널에 다수의 노브가 세로로 나란히 배치되어 있다(그림 2). 노브는 수동으로 조정한다. 최근에는 STC/TGC의 자동 조정 기능이 탑재된 장치도 등장하고 있다.
- 임상에서는 비만이나 체격이 좋은 환자의 복부 관찰에서 심부의 감쇠가 현저한 경우나 영상 전체의 휘도 밸런스에 미세한 조정이 필요한 경우 등에 사용한다. 단, 이 조정은 초음파가 가지는 특성을 불명확하게 할 가능성도 있으므로 신중하게 실시한다.

철칙 심도 및 줌은 관찰하고 싶은 부위나 병변의 크기, 위치를 조정할 때 사용한다

- 심도(시야 심도, depth)는 대상 장기나 관찰하고자 하는 병변이 바뀔 때마다 조정해야 한다. 대상물이 화면 내에 적정범위로 묘출되도록 조정한다. 화면을 확대, 축소하는 기능이라고도 할 수 있다.
- 구체적으로는 노브를 우측으로 돌리면 시야 심도가 얕아져 확대된 영상이 된다(그림 2). 기종에 따라서는 노브를 위아래로 조정하는 것도 있다.
- 관련된 기능으로 줌이 있다. 일부 관심 영역(특히, 작은 대상물이나 심부에 있는 것)만 확대하여 관찰하고 싶을 때 이용한다. 확대 관찰하고자 하는 범위를 설정 · 실행하고, 보기 쉽도록 대상을 중앙으로 이동하여 표시한다.

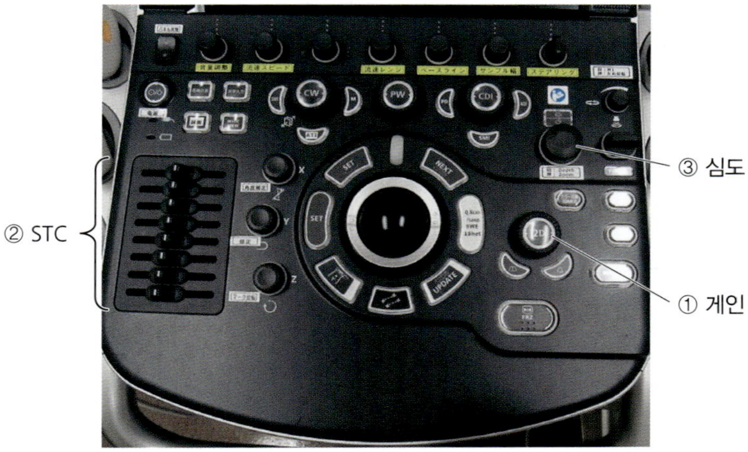

그림 2. **게인, STC의 노브 조정**

① 게인의 노브는 시계 방향으로 돌리면 화면 전체의 휘도가 밝아지고(흰색), 반시계 방향으로 돌리면 어두워진다(검은색).
② STC의 노브는 세로로 배열되어 있어 깊이 방향에 대한 휘도를 세밀하게 조정할 수 있다.
③ 심도의 노브는 시계 방향으로 돌리면 시야 심도가 얕아져 확대된 영상이 된다.

철칙 포커스 포인트는 관찰의 중심이 되는 깊이로 설정해야 한다

- 포커스 기능이 필요한 이유는 관찰하고자 하는 부위, 병변의 선명한 영상을 얻기 위함이다. 프로브에서 송신된 초음파는 그 특성상 근거리에서는 직진하지만, 원거리로 갈수록 구면 모양으로 퍼져나간다. 확산을 방지하기 위해 각 탐촉자에서 송수신되는 초음파의 지연 시간(위상량)을 제어한다. 빔을 임의의 점에 집속(focusing)시킴으로써 초점이 맞는 선명한 영상을 얻을 수 있다.
- 특히, 자세히 관찰하고 싶은 부위, 병변이 있는 경우에는 거기에 포커스(초점)를 맞추면 선명한 영상을 얻을 수 있다(그림 3). 포커스 포인트는 장치에 따라서는 1점뿐만 아니라 여러 개를 설정할 수도 있지만, 많아질수록 화면의 움직임이 느려져 실시간성이 저하된다.
- 또한, 최근에는 오토 포커스 기능이 탑재되어 있다. 이것은 심도(depth)를 바꾸어도 자동으로 표시 화면 중앙 부근에 포커스 포인트가 이동, 조정되는 기능이다.

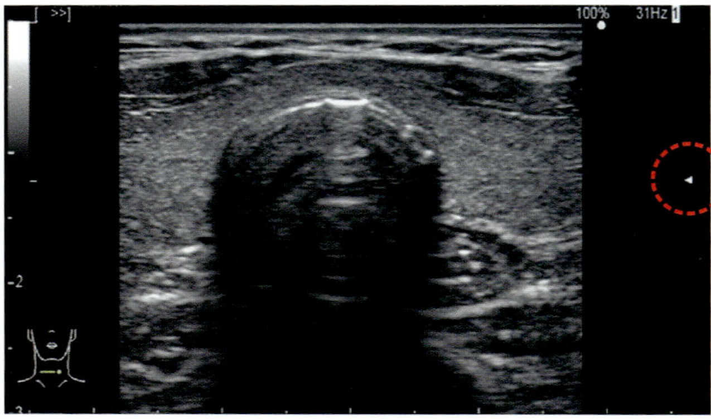

그림 3. 포커스 위치
1점 포커스(빨간색 점선)의 예시. 포커스는 관찰하고자 하는 전체 영상의 중앙부에 설정한다.

도플러법의 적절한 이용

철칙 도플러법을 사용하기 전에 '도플러 효과'의 원리를 이해해야 한다

- 초음파 검사에서 도플러법을 적절히 사용하기 위해서는 도플러 효과에 대한 이해가 필요하다.
- 도플러 효과란 음파 등의 발생원(음원)과 관측자와의 상대적인 속도에 따라 파동의 주파수가 다르게 관측되는 현상을 말한다.
- 음원이 가까워지는 경우에는 파동의 간격이 압축되어 주파수가 증가하고(음정이 높아짐), 반대로 멀어지는 경우에는 파동의 간격이 늘어나 주파수가 감소한다(음정이 낮아짐).
- 일반적으로 사람이 들을 수 있는 음정의 차이는 소리의 주파수 f(1초간에 내는 파동 수)의 차이에 의한 것으로 파장 λ, 파동의 속도 C(음속)와의 관계는 $C=f\times\lambda$가 된다. 단, 실제로는 음원과 관측자는 이동하는 있는 경우도 많다. 관측자가 관측했을 때의 주파수를 f2, 음원의 주파수를 f1이라고 하면, 도플러 효과의 원리에 따라 관측자의 주파수 f2는 다음과 같이 표현된다(그림 4).

$$f_2=f_1\times(C-V_2)/(C-V_1)$$

[C : 음속, V_2 : 관측자의 이동 속도, V_1 : 음원의 이동 속도]

- 이를 생체 내에 응용하여 검사 · 진단을 하는 것이 초음파 도플러법이다. 혈관 내 혈액의 흐름(혈류)을 측정, 표시, 분석하는 것으로 임상적으로 매우 중요한 정보를 얻을 수 있다.

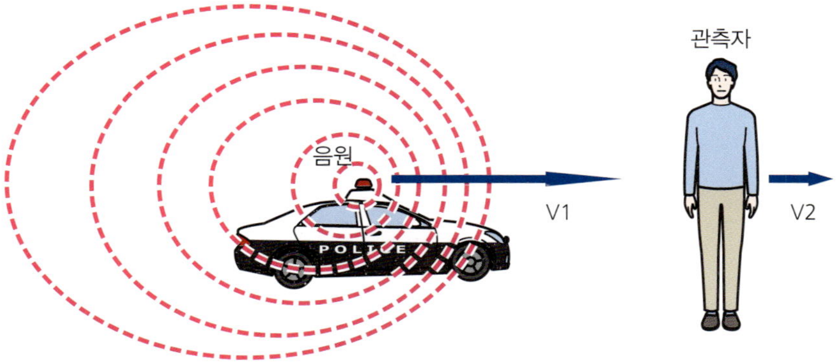

그림 4. 도플러 효과
음원과 관측자가 이동할 때, $f_2=f_1 \times (C-V_2)/(C-V_1)$의 관계식으로 표현된다. V_1 : 음원의 이동 속도, V_2 : 관측자의 이동 속도, f_1 : 음원의 주파수, f_2 : 관측자의 관측 주파수, C : 음속

철칙 도플러법은 다양한 특성을 알고 사용해야 한다

- 도플러법에는 ① 컬러도플러법(컬러 플로우 매핑), ② 펄스도플러법, ③ 연속파도플러법이 있으며, 각각 다른 특성이 있다.
- 이러한 특성은 뒤에 언급하겠지만, 각각의 장단점을 이해하고 사용하는 것이 중요하다.

철칙 컬러도플러법을 사용하여 혈류의 유무와 그 방향성을 알아야 한다

- 도플러법으로 얻은 혈류 속도의 정보를 B모드상 위에 컬러로 중첩하여 실시간으로 표시하는 방식을 **컬러도플러법** 또는 **컬러 플로우 매핑**(color flow mapping)이라고 한다.
- 일반적으로 프로브에 접근하는 혈류를 빨간색(난색계), 멀어지는 혈류를 파란색(한색계)으로 표시하고, 빠른 혈류는 밝게, 느린 혈류는 어둡게 표시된다.
- 또한, 장치의 표시 능력을 초과하는 고속 혈류나 난류의 경우에는 빨강, 파랑, 녹색 등의 각 색조가 혼재된 모자이크 패턴을 나타낸다.

철칙 유속 모드와 파워 모드의 특징을 이해해야 한다

- 컬러도플러법은 또한 ① 유속 모드(velocity mode)와 ② 파워 모드(power mode)로 크게 나뉘는데, 유속 모드를 좁은 의미의 컬러도플러법이라고도 한다.

• 유속 모드에서는 화면 좌측 옆 컬러 바의 위아래에 검출 가능한 혈류 속도 표시 폭(컬러 유속범위)의 최고 유속값이 표시된다(그림 5). 이와 같이 혈류의 방향성이나 속도를 색상으로 인식, 추정할 수 있다.
• 단점은 초음파 펄스의 송수신 방향과 직각 방향의 혈류를 묘출하는 것이 어렵다는 점이다. 또한, 속도 표시 이상의 고속류나 난류 등에서는 모자이크와 같은 혼합색 표시가 된다(그림 6).

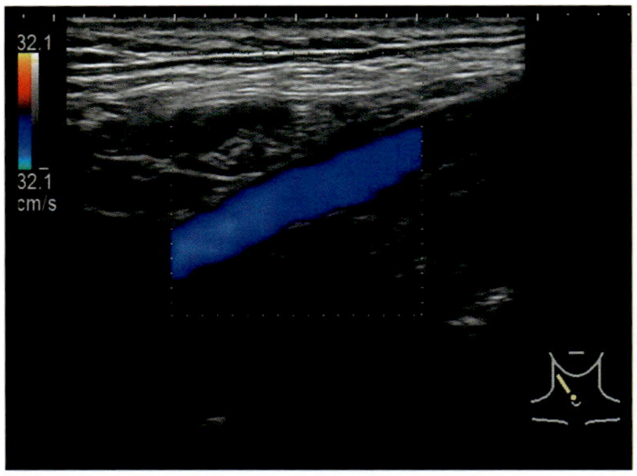

그림 5. 컬러도플러법의 유속 모드상
우측 내경동맥의 유속 모드 초음파 영상. 좌측 상단의 컬러 바는 프로브에 접근하는 혈류는 빨간색으로, 멀어지는 혈류는 파란색으로 표시됨을 의미한다.

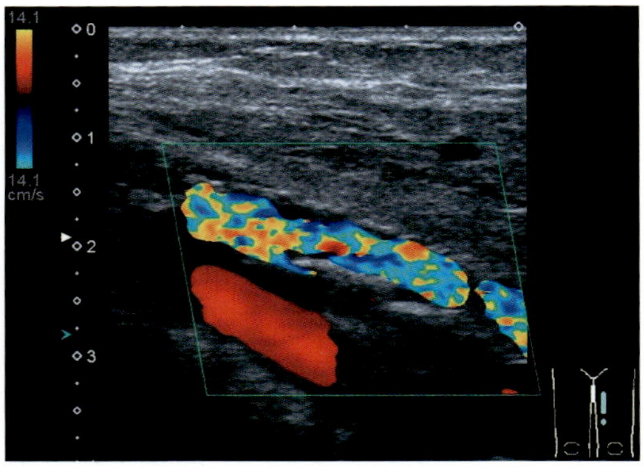

그림 6. 유속 모드에서 모자이크와 같은 혼합색 표시
좌측 대퇴동맥의 유속 모드 초음파 영상. 모자이크와 같은 혼합색으로 표시되어 협착으로 인한 고속 혈류를 시사한다.

철칙 유속 모드에서 감지하기 어려운 저유속 혈류가 의심되는 경우 파워 모드를 사용해야 한다

• 파워 모드는 도플러 신호의 반사 강도(파워) 정보를 기반으로 한 흐름의 표시법으로 파워 도플러라고도 한다(그림 7). 묘출 민감도가 우수하고 노이즈가 비교적 적으며, 저유속 혈류의 묘출에 유용하다.
• 파워 모드는 도플러 신호를 가산 처리하기 때문에 지속적으로 검출되는 신호는 보다 밝게, 순간적으로만 검출되는 신호는 보다 어둡게 표시된다.
• 단점은 혈류의 방향성을 인식할 수 없다는 것이다. 컬러 바는 오렌지색 계통의 단색 명도 변화로 표현된다. 그러나 최근에는 혈류 방향을 표시할 수 있는 것도 등장하고 있다.
• 파워 모드에서는 컬러 게인을 높이면 신호량이 증가하여 묘출되는 신호가 전체적으로 밝아지고, 낮추면 어두워진다. 유속범위를 높이면 저유속이 포함되지 않기 때문에 신호량이 줄어들어 보다 어두워지고, 낮추면 보다 밝아진다.

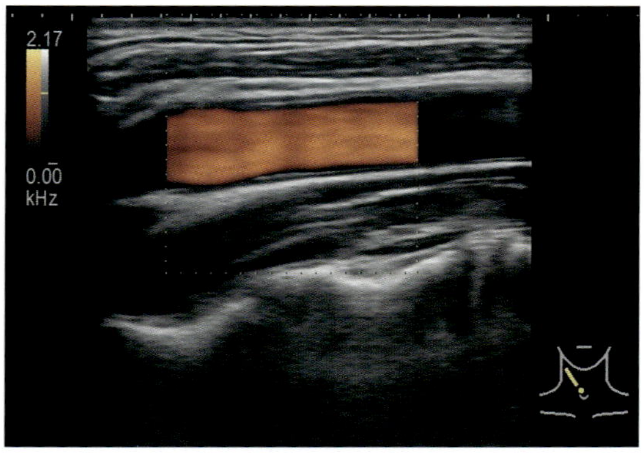

그림 7. 컬러도플러법의 파워 모드상
우측 총경동맥의 파워모드 초음파 영상. 묘출 민감도가 우수하고, 저유속 혈류를 묘출할 수 있다. 좌측 상단의 컬러 바는 오렌지색 계통의 단색 명도 변화로 표시되어 혈류의 방향성을 인식할 수 없다.

철칙 컬러도플러법의 조작 순서 ① : B모드의 게인을 약간 낮게(어둡게) 한 후에 관심 영역을 설정해야 한다

- 컬러도플러법을 실시할 때는 먼저 컬러 게인(색조 증폭)의 노브를 조정하지만, 그 전에 **배경의 B 모드 게인을 보통 관찰 시보다 약간 낮추어 어둡게 설정**하는 것이 포인트이다. 게인을 높이면 컬러도플러의 민감도가 저하되어 미세한 혈류 등이 묘출되기 어려워진다.
- 컬러 표시의 관심 영역은 필요한 최소한의 범위로 설정한다. 관심 영역을 크게 할수록 프레임률이 저하되어 영상이 어색하고 프레임이 끊기는 듯한 움직임이 된다.

철칙 컬러도플러법의 조작 순서 ② : 혈관 내에 컬러 시그널이 적정하게 표시되는지 확인해야 한다

- 주의점은 앞서 언급한 바와 같이 혈관 또는 혈류의 주행이 체표면과 평행한 경우는 이론적으로 혈관에 컬러 플로우 매핑이 되지 않는다는 점이다. 뒤에 언급하겠지만 어떤 식으로든 각도를 조절하여 컬러로 표시될 수 있도록 고안할 필요가 있다.
- 또한, 컬러 게인이 과도하게 설정되면 랜덤 노이즈가 발생하여 실제 혈관 영역을 넘어 컬러가 번져 나타나는 블루밍(blooming) 현상이 관찰된다. 반대로 게인이 과소하게 설정되면 혈류 신호가 존재하는 부위임에도 컬러가 표시되지 않게 된다.
- 따라서 실제 검사 시에는 먼저 **랜덤 노이즈가 나올 정도로 컬러 게인을 높이고, 거기에서 반대로 컬러 게인을 서서히 낮추어 표시 영상이 적정하게 되도록 조정**하는 것이 좋다.

철칙 펄스도플러법은 표시된 혈류 신호가 동맥인지 정맥인지를 판단하거나 유속을 알고 싶을 때 활용해야 한다

- 혈관 내 혈류 속도를 구체적으로 측정하고 싶을 때는 **펄스도플러법**(pulsed Doppler method)을 사용한다.
- 펄스도플러법은 간헐적인 초음파를 사용하는 도플러법으로 특정 심도에서의 계측이 가능하다.
- 펄스도플러법은 컬러도플러법에 비해 정량적이다. 혈류 방향이나 혈류의 시간적 변화, 혈류 분포를 평가할 수 있으며, 시간 분해능이 우수하다.
- 설정한 속도범위보다 고속의 혈류를 검출하게 되면, **에일리어싱(aliasing)**이 발생할 수 있다. 이는 혈류 속도가 펄스 반복 주파수(pulse repetition frequency, PRF)로 제한되는 주파수의 상한을 초과할 때 발생하는 현상으로, 상한을 초과한 주파수 성분이 반대측으로 역류되어 표시되는 현상이다(**그림 8**). 에일리어싱(aliasing)은 PRF를 높게 설정하면서 기준선(base line)을 위아래로 조정하면 피할 수 있다.

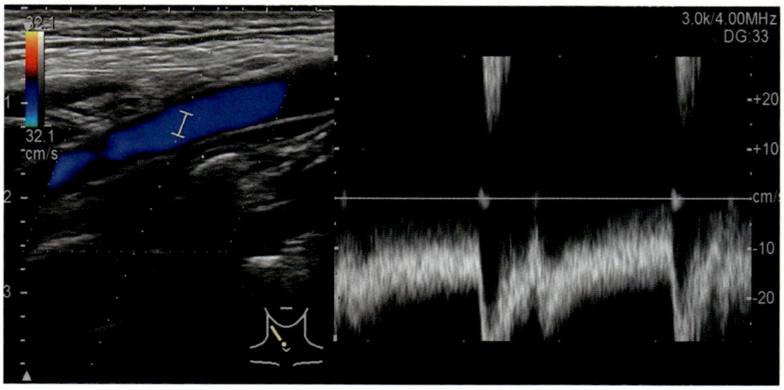

그림 8. 컬러도플러법의 파워 모드상
우측 내경동맥에서 펄스도플러법을 사용했을 때의 혈류 분석 화면(화면 우측). 설정한 속도범위보다 고속인 혈류로 인해 파형의 일부가 역류되어 위로 출현하게 나타나게 되었다(영상 우측 상단, 에일리어싱). 이 경우, 기준선을 위로 이동시키거나 펄스 반복 주파수(PRF)를 높게 설정하면 피할 수 있다.

철칙 펄스도플러법의 조작 순서 ① : 컬러 플로우 매핑의 혈관 위에 샘플 볼륨을 설정해야 한다

- 혈관강에 대해 적절하게 컬러 플로우 매핑을 표시한 후, 펄스도플러의 버튼을 눌러 샘플 볼륨(샘플 게이트) 마크를 표시하고, 측정하고자 하는 혈관의 중앙에 이 샘플 포인트를 이동시킨다(**그림 9**).

- 대상 혈관의 직경이 충분히 큰 경우, 샘플 폭은 혈관 직경의 2/3 이상으로 한다(**그림 9**).
- 샘플 포인트를 설정한 후, 도플러 빔과 목적 혈관과의 입사각이 60° 이내라면 그대로 측정하지만, 만약 도플러 입사각이 60°를 초과하는 경우에는 오차가 커지므로 뒤에 언급하는 방법으로 개선을 시도한다.

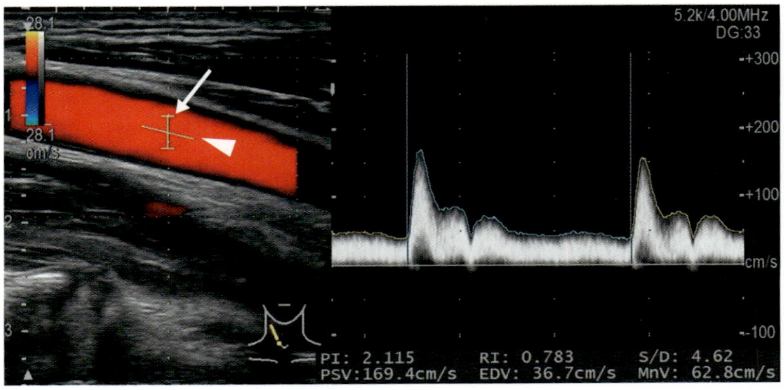

그림 9. 펄스도플러법에 의한 해석 화면

우측 총경동맥의 혈류 속도 계측 시 펄스도플러 영상. 화면 좌측에는 혈관 내에 샘플 게이트(⇨)가 설정되어 있고, 또한 혈관 방향을 따라 각도 보정을 위한 앵글(▷)도 조정되어 있다. 우측에 2개의 도플러 파형이 표시되며 혈류 속도, 박동 지수 PI, 저항 지수 RI 등의 계측 결과가 우측 하단에 표시되어 있다.

철칙 펄스도플러법의 조작 순서 ② : 동맥에 올바르게 설정할 수 있다면 같은 파형이 반복적으로 나타난다

- 또한, 변환 스위치를 누르면 도플러 신호를 고속 푸리에 변환(fast Fourier transform, FFT)하여 주파수 분석을 하고 스펙트럼을 표시한다. 이 스펙트럼은 도플러 파형으로 표시되어 혈류 속도의 계측 등에 이용되고 있다.
- 모니터에 표시되는 이 도플러 파형은 세로축에 속도, 가로축에 시간을 표시하고, 기준선은 속도가 0을 나타낸다. 기준선보다 위에 표시되는 휘점(파형)은 프로브 방향으로 향하는 흐름을 나타내고, 기준선보다 아래에 표시되는 휘점(파형)은 프로브에서 멀어지는 흐름을 나타낸다.
- 이 도플러 파형으로부터 박동 지수 PI, 저항 지수 RI를 산출할 수 있으며, 말초의 혈관 저항을 추정하는 지표가 된다.
- 마지막으로, 계측하는 목적 혈관의 혈류 방향에 도플러 앵글을 맞추고 도플러 빔과의 입사 각도를 보정함으로써 정확한 혈류 속도를 구할 수 있다.
- 그러나 계측할 수 있는 속도에는 한계가 있어 수 m/s 이상의 고속 혈류 측정은 이 방법으로는 측정이 어렵다. 이 경우에는 연속파도플러법을 이용한다.

철칙 펄스도플러법의 조작 순서 ③ : 혈관과 도플러 빔의 입사 각도는 60° 이내가 되도록 노력해야 한다

- 혈관 또는 혈류의 주행이 체표면과 평행하거나 도플러 빔과 혈관의 입사 각도가 90°(직각)에 가까울수록 정확한 컬러 표시가 어려워져 혈류를 측정할 때 오차가 커진다.
- 측정 오차를 줄이기 위해서는 입사 각도가 60° 이내에서의 계측이 권장된다. 60°를 초과하는 경우에는 다음과 같은 방법을 시도한다.
  ① 프로브를 피부에 밀착시켜 비스듬히 대고 관찰한다.
  ② 처음 맞춘 위치와는 다른 위치나 다른 방향에서 관찰하여 혈관과 각을 이루는 방향을 찾는다.
  ③ 슬랜트(slant) 또는 스티어링(steering) 기능을 이용하여 빔 방향을 강제로 비스듬히 변화시켜 각도를 맞춘다(**그림 10**).

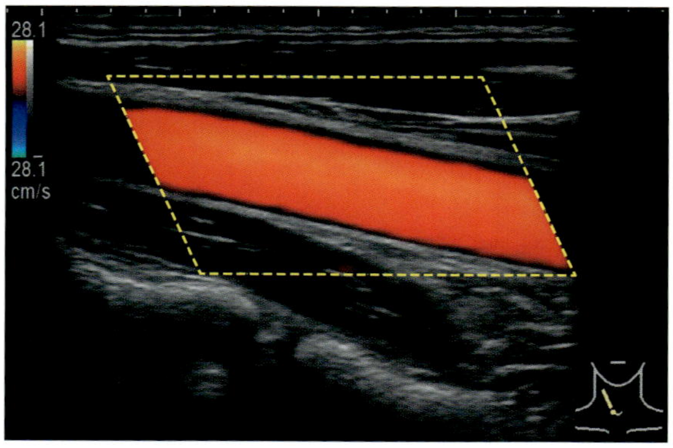

그림 10. 슬랜트 기능의 활용
우측 총경동맥의 컬러도플러 영상. 펄스도플러법을 사용할 때 컬러 플로우 매핑 화면은 기본적으로 노란색 점선 테두리가 직사각형이지만, 슬랜트 기능을 이용하여 위 그림과 같이 강제적으로 마름모꼴(경사)로 변화시켜 각도를 줆으로써 혈류 계측 시의 오차를 줄일 수 있다.

철칙 연속파도플러법은 협착 등에 의한 고속 혈류(2~3m/s 이상)가 의심되는 경우에 사용해야 한다

- **연속파도플러법**(continuous wave Doppler method)은 연속파에 의한 도플러 시프트를 이용하여 혈류를 계측하는 방법이다. 송신하고 수신하는 부분이 분리된 전용 탐촉자를 이용하여 연속적으로 초음파 빔을 송수신한다. 초음파 빔상의 모든 깊이에서 도플러 신호를 표시하며 위치 정보는

얻을 수 없다.

- 원리적으로는 에일리어싱이 없기 때문에 고속 혈류의 계측이 가능하지만, 거리 분해능이 없기 때문에 특정 부위의 동정(identification)이 불가능하다.
- 또한, 연속파도플러법에는 각도 의존성이 있기 때문에 기본 단면에 관계없이 혈류와 초음파 빔이 이루는 각도에 주의하면서 단면을 설정할 필요가 있다.
- 연속파도플러법을 사용할 수 있는 것은 대부분 부채꼴형 프로브이며, 펄스도플러법으로부터의 모드 전환이나 프로브의 구분이 필요하다.
- 조작 순서는 펄스도플러법에 준하지만, 샘플 볼륨의 설정은 불필요하며, 측정하고자 하는 방향으로 커서를 맞추는 것이 중요하다.
- 임상에서는 심초음파 시 협착, 역류, 단락(shunt) 등의 계측 외에 대동맥, 경동맥, 말초동맥의 협착이나 단락 혈류 등의 고속 혈류가 의심되는 경우에 사용한다.

참고문헌

1. 日本超音波医学会機器及び安全に関する委員会：超音波検査者が安全・快適で健康的に働くための提言—作業関連筋骨格系障害と眼の障害を予防するための機器と作業環境. 2014

5 / 복부초음파에서 볼 수 있는 허상

철칙 음향음영(acoustic shadow)은 통과하는 초음파가 극도로 적어졌다고 생각하자

- 초음파는 서로 다른 고유 음향 임피던스(acoustic impedance)를 가진 경계면에서 반사된다(**표 1**).[1-3]
- 또한, 초음파는 전파하는 과정에서 일부 반사 · 산란 · 열로 변화하는 등 점차 감쇠한다. 강한 반사체의 후방은 초음파가 극도로 감쇠하여 음향음영(어두운 영역)이 된다.

표 1. 조직의 음향 특성

조직	음속 ($\times 10^3 \cdot m/s$)	고유 음향 임피던스 ($\times 10^6 \cdot kg/m^2 \cdot s$)
간	1.549	1.65
근육	1.585	1.70
뼈	3.38	6.08
결석	1.4~2.2	1.5~2.4
물(25℃)	1.497	1.497
공기(20℃)	0.34	0.00042

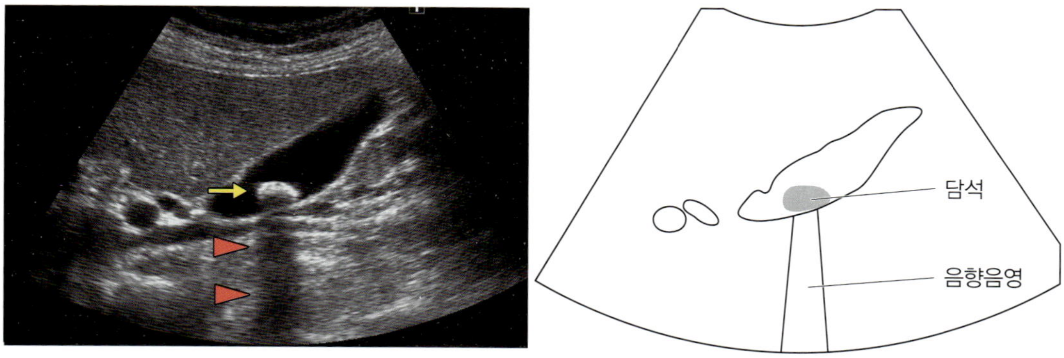

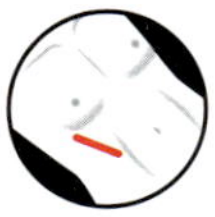

그림 1. 음향음영(결석)
담석(⇨)의 배측이 음향음영(▶)으로 되어 있다.

- 액체와 결석은 음향 특성이 크게 다르다. 결석은 강한 반사체이기 때문에 담석의 후방은 음향음영이 관찰된다(**그림 1**).
- 뼈도 생체 내의 다른 조직과 음향학적 성질이 크게 다르다. 근육과 뼈는 음향 특성이 다르며, 뼈도 강한 반사체이기 때문에 후방이 음향음영이 된다(**그림 2**). 뼈를 복강 내 종양으로 오인할 수 있으므로 주의해야 한다.

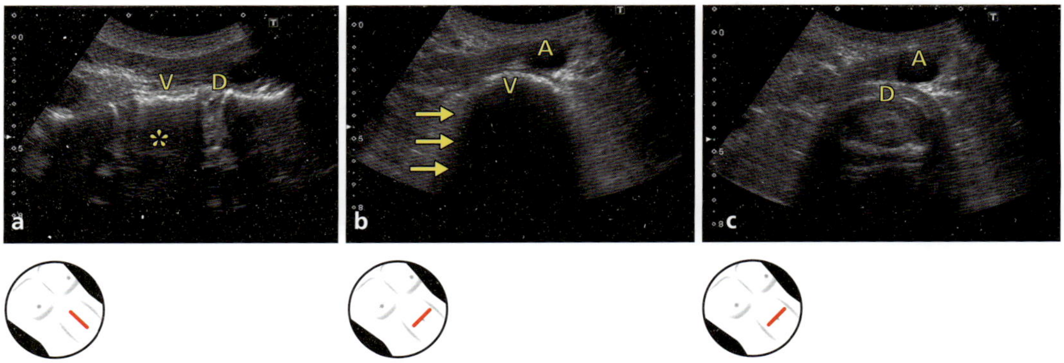

그림 2. 음향음영(뼈)

a. 추체(V)와 추간판(D)의 종단면. 배측이 음향음영(*)으로 되어 있다.
b. 추체(V) 위치의 횡단면. 배측이 음향음영(⇨)으로 되어 있다. 복강 내 종양으로 오인할 수 있으므로 주의해야 한다(A : 대동맥).
c. 추간판(D) 위치의 횡단면. 복강 내 종양으로 오인할 수 있으므로 주의해야 한다(A : 대동맥).

철칙 후방 에코 증강은 초음파의 감쇠가 적고 초음파가 모여서 발생한다

- 초음파는 전파됨에 따라 감쇠한다. '전파 거리에 비례하여 일정한 비율로 감쇠한다'는 가정에 근거하여 초음파 장치는 추정되는 보정을 통해 영상 전체가 균일하게 표시되도록 조정한다. 따라서 감쇠가 적은 조직의 후방은 고에코 영역이 되어 후방 에코가 증강하게 된다.
- 간낭종 내부는 액체이기 때문에 주변의 간실질보다 감쇠가 적어 후방 에코가 증강된다(**그림 3**).
- 간낭종의 후방 에코 증강이 혈관종처럼 보일 수 있다(가성혈관종, **그림 4**). 이는 낭종 내부의 감쇠가 적어 후방 에코가 증강되는 것과 더불어 주변 간실질과 간낭종 내 액체와의 음속차로 인해 굴절이 생겨 초음파가 집속되면서 후방 에코에 농담(gradation)이 발생하기 때문으로 생각된다(**그림 5**).[4)]
- 충실성 종양이라도 내부가 주변의 간실질보다 감쇠가 적으면 후방 에코는 증강된다(**그림 6**).

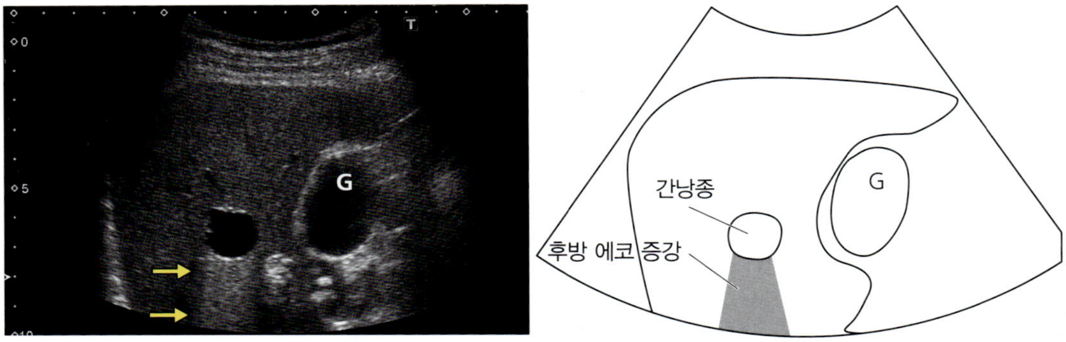

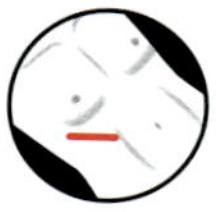

그림 3. 후방 에코 증강(간낭종)

간낭종의 후방 에코가 증강되어 있다(⇨, G : 담낭).

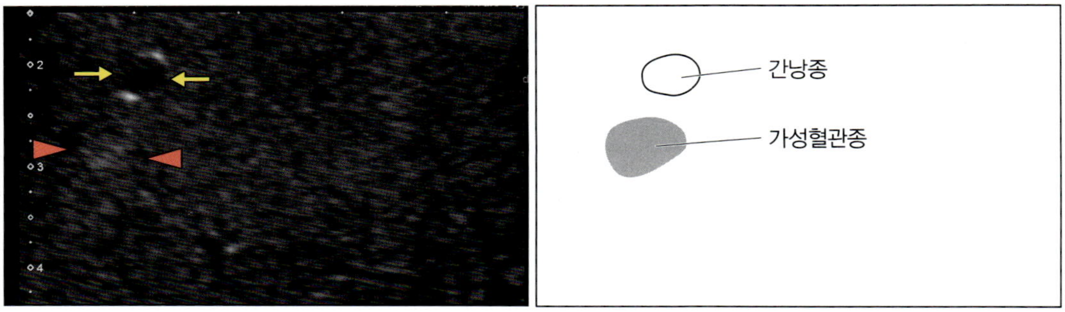

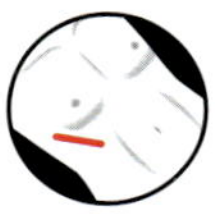

그림 4. 가성혈관종

간낭종(⇨)의 후방 에코 증강이 혈관종처럼 보일 수 있다(▶, 가성혈관종).

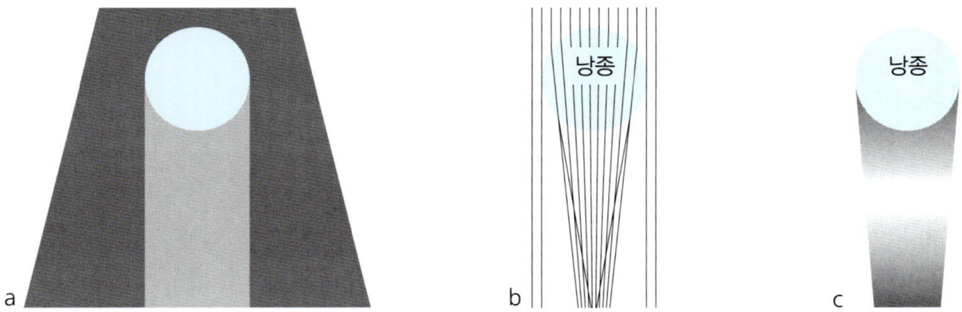

그림 5. 후방 에코 증강이 발생하는 메커니즘

a. 종양 내부의 초음파 감쇠가 주변 간보다 적으면 후방 에코가 증강된다.
b. 간 음속 1,540m/s, 낭종 내부 음속 1,480m/s로 컴퓨터 시뮬레이션한 모델. 낭종 내부의 음속이 주변 간 조직의 음속보다 느려 초음파가 집속된다.
c. 간낭종의 후방 에코 증강이 불균일하게 발생한다.

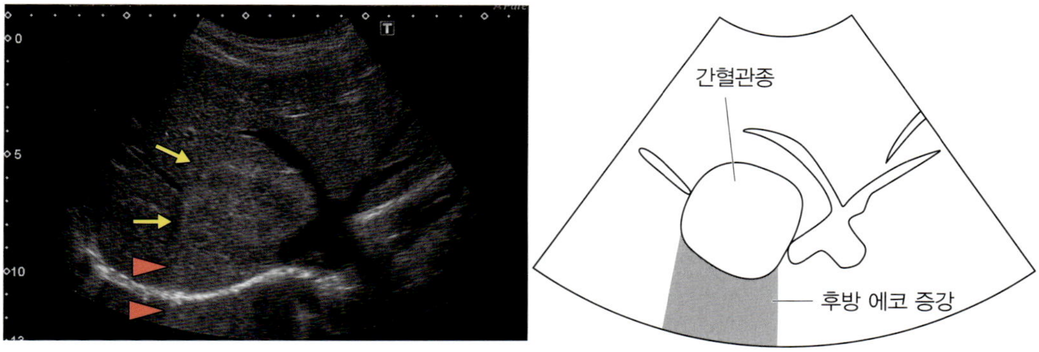

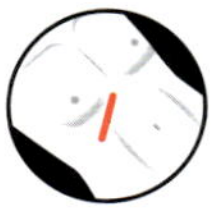
그림 6. 후방 에코 증강(간혈관종)
간혈관종(⇨)의 후방 에코 증강을 확인할 수 있다(▶).

철칙 미러 이미지는 반사에 의한 허상

- 간의 배측에는 **횡격막 에코**라는 선상 고에코가 보이고, 그 배측에는 간의 미러 이미지(거울상)가 나타난다(그림 7). 이는 횡격막 후방에 존재하는 폐의 가스가 평활한 반사면(거울)이 되어 초음파가 그 거울에 반사되고, 반사 후 포착한 신호를 거울의 배측에 표시하기 위해 일어나는 현상이다.

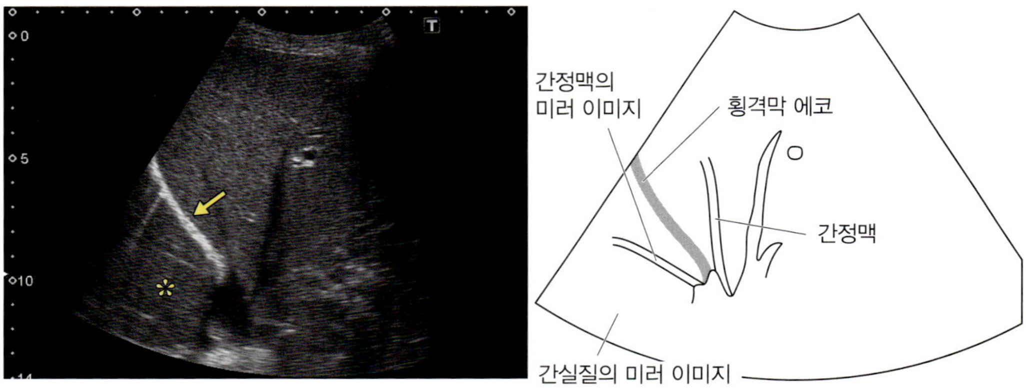

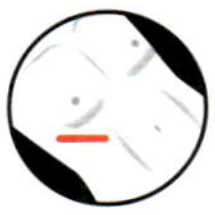
그림 7. 미러 이미지(정상 간)
횡격막 에코(⇨)의 배측에 정상 간의 미러 이미지(*)가 보인다.

- 간낭종이나 복수의 미러 이미지가 마치 흉수가 존재하는 것처럼 보이는 경우가 있으므로 주의해야 한다(**가성흉수**). 미러 이미지는 실상보다 크게 변형되어 보이기 때문에 간낭종이나 복수의 미러 이미지가 흉수처럼 보인다(그림 8).

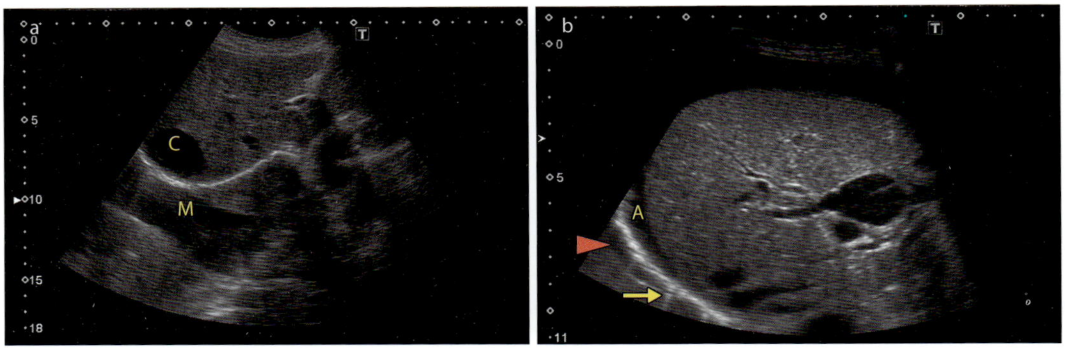

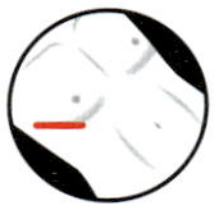

그림 8. 미러 이미지(간낭종, 복수)

a. 간낭종(C)의 미러 이미지(M)가 마치 흉수처럼 보이는 것에 주의한다.
b. 복수(A)의 미러 이미지(▶)가 마치 흉수처럼 보이는 것에 주의한다. B-line(⇨)에 주목.

- 진성흉수와의 감별점은 다음과 같다.
  ① 호흡에 의한 움직임과 연동되어 있는 경우는 가성흉수
  ② B-line(그림 8, ⇨)이 보이는 경우는 가성흉수
- 전이성 간종양이 간변연에 존재하는 경우, 더 나아가 종양 내부가 불균일한 경우는 횡격막 에코가 왜곡되어 표시될 수 있다. 또한, 종양 내부의 초음파 감쇠 · 산란 · 사이드 로브 등으로 인해 종양 자체의 윤곽도 불분명해져 실상과 거울상이 유합되어 보일 수 있다. 횡격막으로의 침윤이나 폐 병변과 혼동될 수 있으므로 주의가 필요하다(그림 9).

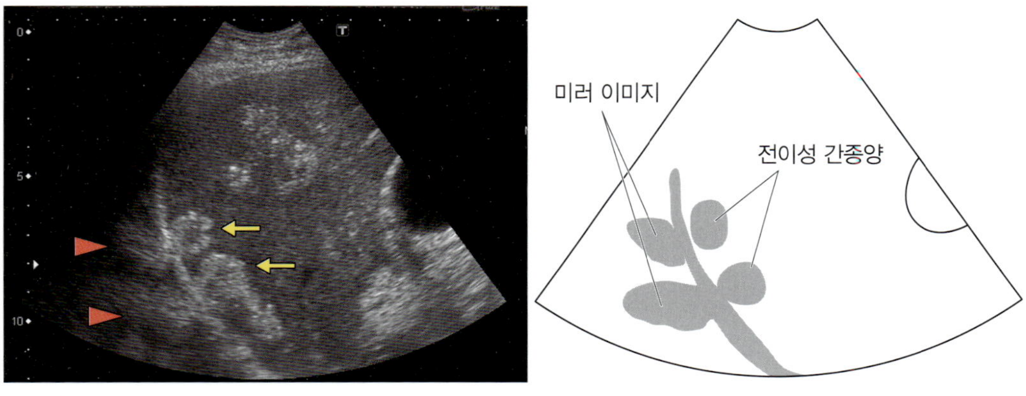

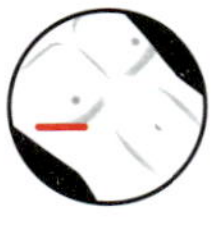

그림 9. 미러 이미지(전이성 간종양)

전이성 간종양(⇨)의 미러 이미지(▶). 흉강 내 병변처럼 보일 수 있으므로 주의가 필요하다.

철칙 다중반사는 강한 반사체가 근접하여 존재할 때 일어난다

- **다중반사**는 강한 반사체끼리 초음파가 오가고, 이로 인한 신호를 초음파 장치가 생체로부터의 신호로 오인하여 표시하기 때문에 일어나는 허상이다.
- 흔히 볼 수 있는 다중반사로는 다음과 같은 것이 있다.

(1) 강한 반사체가 초음파의 음원 근처에 존재하는 경우

- 복벽은 비교적 강한 반사체이기 때문에 프로브와의 사이에 초음파가 오가며, 이로 인해, 선상(linear) 고에코가 담낭 저부(fundus)나 간표면 등에 겹쳐서 표시된다(그림 10a). 프로브를 기울여 거리를 두면 다중반사를 피할 수 있고, 다중반사에 숨어 있던 폴립이 묘출된다(그림 10b).

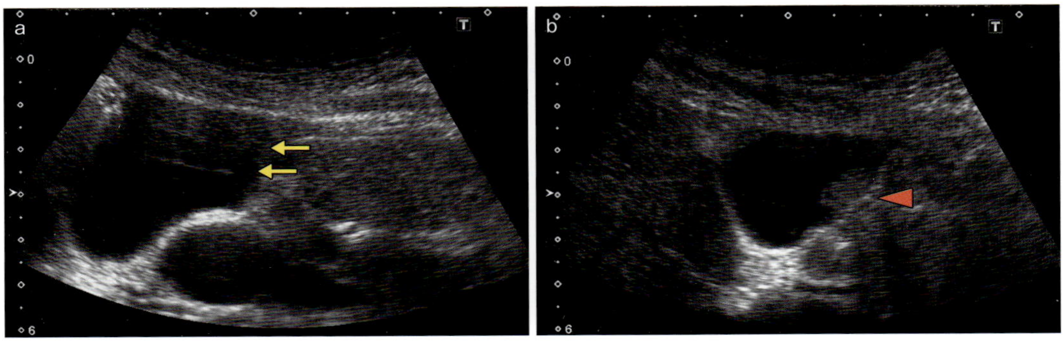

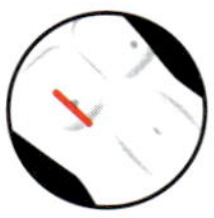

그림 10. 다중반사

a. 담낭 저부에 겹쳐진 다중반사(⇨).

b. 프로브를 기울여 거리를 두면 다중반사를 피할 수 있고, 다중반사에 숨어 있던 폴립이 묘출된다((▶).

(2) 작지만 강한 반사체가 근접하여 존재하는 경우

- 소낭종이나 결석의 후방에서는 **혜성 에코**(comet-tail echo)가 관찰될 수 있다. 낭종의 전후벽 또는 결석의 내부에서 초음파가 오가면서 한 무리의 선상 고에코로 표현된다(그림 11). 다중반사는 초음파가 오가는 동안 감쇠되어 점차 약해진다. 혜성 에코란 혜성이 꼬리를 남기듯 점점 가늘어지고 소실되는 에코 패턴을 의미한다.

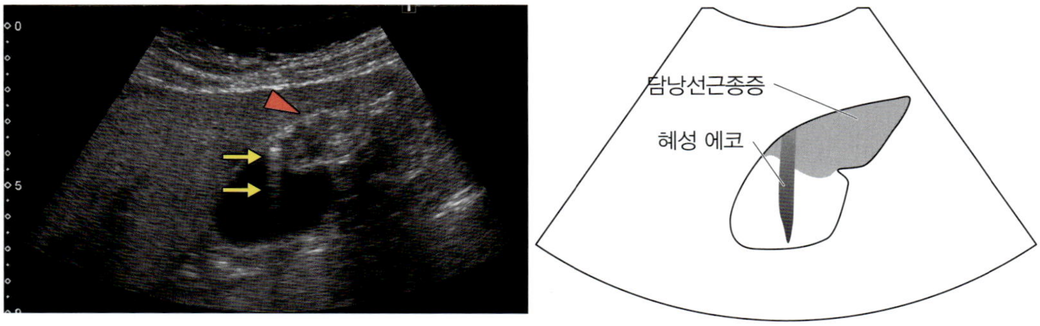

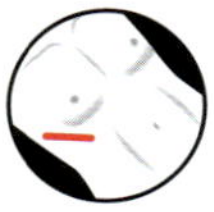

그림 11. 혜성 에코(comet echo)

담낭선근종증(▶)의 Rokitansky-Aschoff sinus에서 발생한 혜성 에코(⇨).

철칙 폐의 관찰에는 공간 컴파운드법을 사용하지 않는다

- 폐 질환의 진단에 이용되는 흉막에서 심부에 이르는 감쇠하지 않는 에코는 **B-line**이라고 하며, 다중반사가 관련된 허상으로 여겨지고 있다(**그림 12**).[5)]
- 현재의 초음파 장치에서는 여러 방향으로부터의 초음파 빔을 합성하여 영상 처리하는 **공간 컴파운드법**을 이용하는 경우가 많다. 공간 컴파운드법을 이용하면 하나의 B-line이 여러 개의 B-line으로 표시되므로 주의가 필요하다. 폐를 관찰할 때는 공간 컴파운드 기능을 사용하지 않는 것이 좋다.

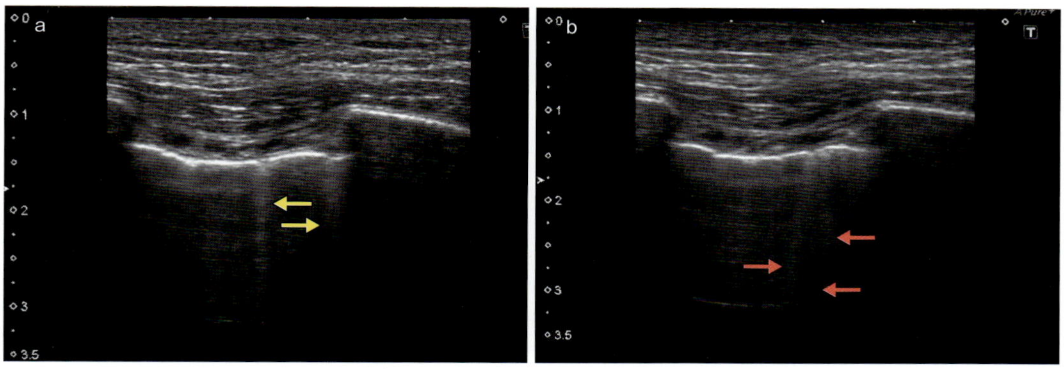

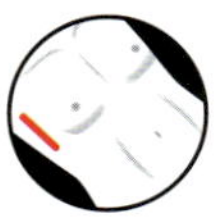

그림 12. B-line

a. 흉막에서 심부에 이르는 감쇠하지 않는 에코 B-line(⇨).

b. B-line은 공간 컴파운드법으로 하면 원래는 하나의 것이 여러 개로 표시된다 (⇨).

철칙 여운허상(Ring down artifact)은 가스에 의해 감쇠하지 않는 후방 에코

- 소화관이나 담도 기종 등에서 가스에 기인하는 ① 감쇠가 적고 ② 띠 모양의 신호가 ③ 반복되고 있는 신호를 **ring-down artifact**라고 한다(**그림 13**).
- 1985년에 Avruch 등이 제안한 것으로, 그들은 공명(resonance)에 의한 허상으로 보고 있다.[6)]
- 가스와 액체가 존재하는 상황, 예를 들어 소화관 등에서는 버블에 둘러싸인 나팔 모양의 액체가 프로브에서 나온 초음파에 의해 공명(resonance)하고 그것에 의해 발생된 초음파가 되돌아오기 때문에 감쇠하지 않는 신호가 된다고 설명하고 있다. 그러나 현재 이 가설은 의문시되고 있다. ring-down artifact의 존재에 대해서는 의심의 여지가 없지만, 그 기전에 대해서는 자세히 밝혀지지 않았다.

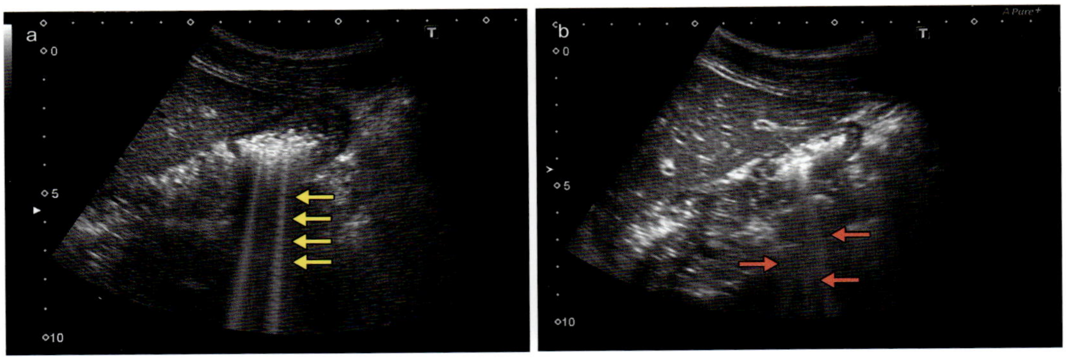

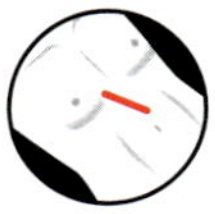

그림 13. 여운허상(ring-down artifact)

a. 위 내 가스에 의한 ring-down artifact. 감쇠가 적고 띠 모양의 신호가 반복되고 있다(⇨).

b. ring-down artifact도 공간 컴파운드법으로 하면 원래는 하나의 것이 여러 개로 표시된다(➡).

철칙 렌즈 효과로 2개 또는 3개가 보여도 당황하지 말자

- 복직근이 발달한 경우 상복부 횡스캔에서는 복강동맥, 복부대동맥, 문맥 제대부 등이 2개 또는 3개로 표시되는 경우가 있다(**그림 14**). 이를 **렌즈 효과(double image)**라고 한다.
- 복벽 내 지방-복직근-복벽 내 지방을 초음파가 통과할 때 굴절하는 것이 원인으로, 근육의 음속(약 1,580m/s)이 주변의 지방조직(약 1,460m/s)보다 빠른 것에 기인한다.
- 명확하게 2개가 아닌 흐릿하게 보이거나 왜곡되어 보이는 경우가 많으므로 주의한다.
- 종스캔으로 보면 좋다(**그림 15**).

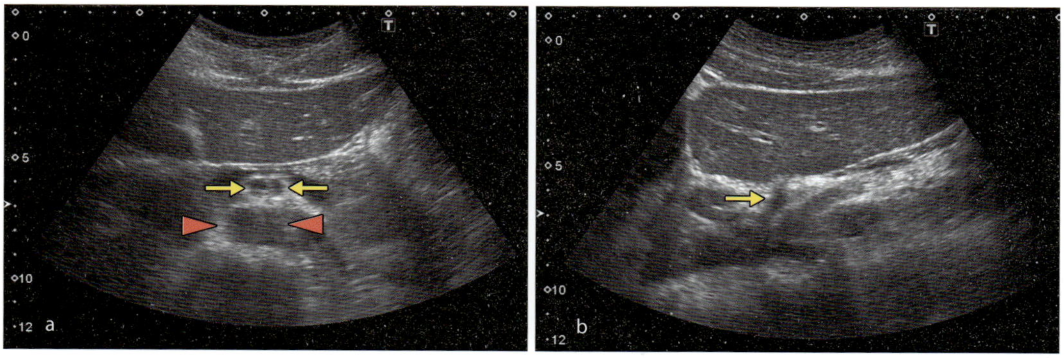

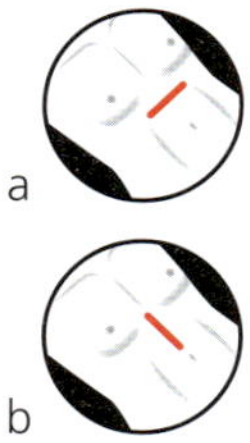

그림 14. 렌즈 효과(double image)

a. 복강동맥의 double image(⇨). 흐릿하게 두 개로 보인다. 대동맥도 흐릿하게 두 개로 보인다(▶).

b. 종스캔하면 하나가 된다(⇨).

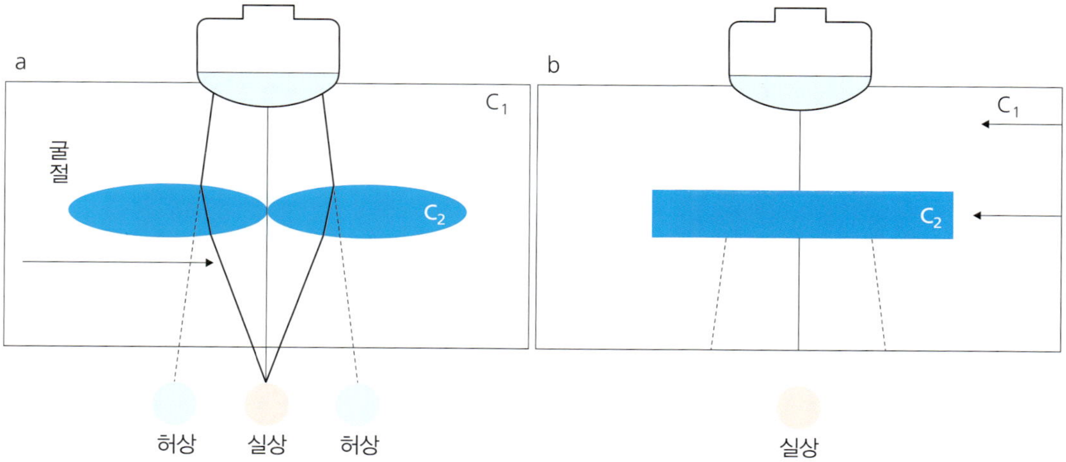

그림 15. double image의 도식(Schema)

a. double image의 도식(늑골궁하 횡스캔).
b. double image의 해결법 도식(늑골궁하 종스캔).
음속 $C_1 < $음속 C_2.

철칙 Twinkling artifact는 결석이나 금속 등 강한 반사체에서 볼 수 있는 컬러 허상

- **Twinkling artifact**는 컬러도플러상의 허상이며, 결석이나 금속 등 강한 초음파 반사체의 후방에 출현하는 모자이크 형태의 컬러 띠이다.[7)]
- 결석이나 이물(금속, 유리 등)의 미세 반사체에서 발생하는 무작위 반사를 초음파 장치가 방향

성과 도플러 편이가 없는 신호로 인식하여 컬러로 표시하기 때문에 발생한다(그림 16, 17). Fast Fourier transform(FFT)에서는 흔들릴 수 있는 선상의 신호가 된다(그림 16).

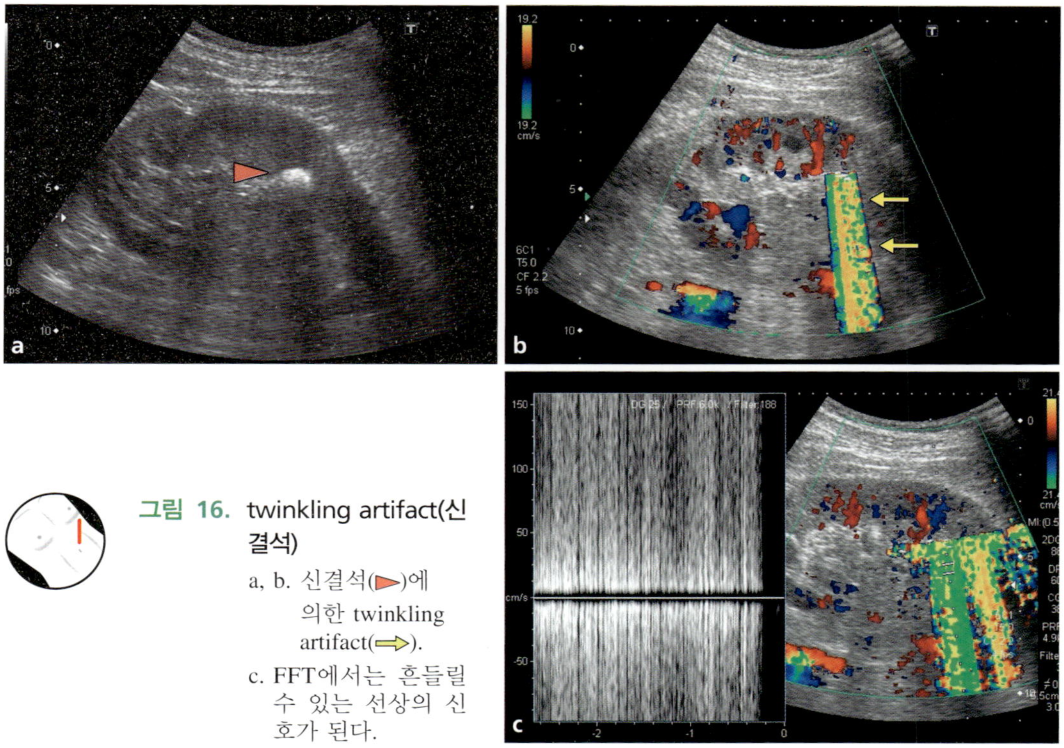

그림 16. twinkling artifact(신결석)

a, b. 신결석(▶)에 의한 twinkling artifact(⇨).

c. FFT에서는 흔들릴 수 있는 선상의 신호가 된다.

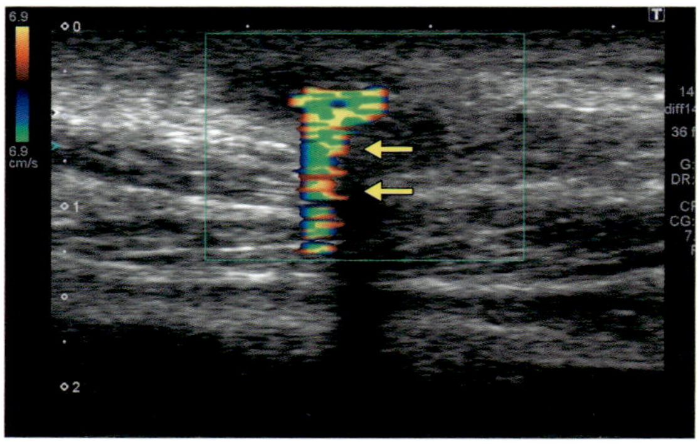

그림 17. twinkling artifact(피부의 이물)

피부의 이물(유리)에 의한 twinkling artifact (⇨).

철칙 에코는 직접 프로브를 대고 진찰해야 한다!

- 직접 프로브를 대고 진찰해 보자.
- 그러면 모니터나 사진을 보는 것만으로는 전해지지 않는 생체의 소리가 실제의 소리로 전달된다.
- CT나 MR에서는 얻을 수 없는 실시간 정보이며, 그것이 초음파의 장점이다.

참고문헌

1. 長井裕(著)：絵で見る超音波　改訂第3 版. p162, 南江堂, 2012
2. Goss SA, et al：Comprehensive compilation of empirical ultrasonic properties of mammalian tissues. J Acoust Soc Am 64：423-457, 1978
3. Hedrick WR, et al：Image artifacts. Hedrick WR, et al(eds)：Ultrasound physics and instrumentation 4th ed. pp183-196, Mosby, St. Louis, 2005
4. Naganuma H, et al：Refraction artifact on abdominal sonogram. J Med Ultrason 48：273-283, 2001
5. Kameda T, et al：Ultrasonic B-line like artifacts generated with simple experimental models provide clues to solve key issues in B-lines. Ultrasound Med Biol 45：1617-1626, 2019
6. Avruch L, et al：The ring-down artifact. J Ultrasound Med 4：21-28, 1985
7. Rahmouni A, et al：Color Doppler twinkling artifact in hyperechoic regions. Radiology 199：269-271, 1996

6 / 초음파 검사 및 의료 안전

철칙 ALARA의 원칙을 잊지 말자

- 초음파 검사는 매우 안전한 검사방법으로 여겨지지만, 초음파 에너지에는 생체작용이 있다는 것을 유의해야 한다.
- 결석이나 담낭 결석을 파쇄하는 체외충격파결석파쇄술(extra corporeal shook wave lithotripsy, ESWL)[1]이나 암 치료 등에 이용되는 고밀도초점식초음파치료(high intensity focused ultrasound, HIFU)으로 사용되는 초음파[2]는 출력이 높고, 생체에 큰 영향을 미친다.
- 강한 초음파 빔을 생체에 조사(irradiation)하면 열적 작용(발열)과 비열적 작용(cavitation 공동 형성)이 발생한다. 초음파 기기의 안전성 평가를 위해 표시가 의무화된 지표로 mechanical index[MI=최대 부음압(MPa)/주파수(MHz)의 제곱근]와 thermal index(TI)가 있으며, 각각 생체 내에서의 초음파에 의한 기계적 힘과 열 상승에 대한 영향을 나타낸다(→10p).[1]
- TI값은 조직에 따라 TIS(연부조직의 TI) · TIB(뼈의 TI) · TIC(두개골의 TI)로 구분된다.[2] MI와 TI값은 각각 1.0 이하가 안전 사용범위로 되어 있다.[3]

철칙 검사를 하면 프로브는 주로 피부 상재균으로 오염된다

- 검사를 할 때마다 프로브의 표면은 무수한 세균으로 오염된다. 검사 후 프로브에 부착된 세균 중 가장 많은 것은 coagulase-negative *Staphylococcus*이며, 그 다음으로 *Corynebacterium* spp.,

Column ALARA(as low as reasonably achievable)의 원칙

초음파가 생체에 미치는 영향을 고려하면서 '검사를 충분히 수행할 수 있는 범위의 최소 초음파 출력으로 장치를 사용하고, 검사는 가능한 한 단시간에 실시해야 한다'는 안전성에 대한 생각을 ALARA의 원칙이라고 한다.[3]

미국초음파의학회(AIUM)는 '지금까지 I_{SPTA} 100mW/cm^2 미만의 초음파를 조사받은 포유동물 조직에 유의미한 생체작용이 발생했다는 보고는 없다'고 밝히고 있다. 또한, 일본초음파의학회 안전위원회는 '주파수가 수 MHz의 영역에서 조사 시간이 10초~1시간 반 사이에 재현성이 있는 확실한 문헌 검토를 통해 얻은 생체작용을 나타내는 최소 초음파의 강도 값은 연속 초음파 조사의 경우 1W/cm^2, 펄스 초음파 조사의 경우 I_{SPTA} 240mW/cm^2'라는 견해를 나타내고 있다.[4] 미국식품의약국(FDA)의 규격값(TRACK 3)에서 초음파 진단기기의 허용 가능한 상한치로 I_{SPTA} 720mW/cm^2, MI 1.9를 나타냈다. 안과 영역에서는 이보다 낮은 값으로 I_{SPTA} 50mW/cm^2, MI 0.23으로 하고 있다.[3]

Bacillus spp., *Staphylococcus aureus*가 분리되었다.

- 이것들은 대부분 피부 상재균으로, 프로브 표면에 부착된 젤을 페이퍼 타월 등으로 닦아내면 그 수는 급감하고, 또한 알코올 함유지로 닦아내면 거의 0이 된다.[5)]
- 더불어 프로브에 부착된 세균은 다음 환자에게 전파될 가능성이 있다. 페이퍼 타월로 닦아내는 것만으로도 그 수는 급감하지만, 알코올로 닦아낸 프로브에서는 세균이 거의 전파되지 않는다(**그림 1a** : 경부 검사 후, **b** : 복부 검사 후).[5)] 전파되는 세균의 종류는 프로브에 부착된 세균과 거의 비슷하였다. 즉, **프로브를 오염시킨 세균은 프로브를 통해 다음 환자에게 전파될 우려가 있다**고 할 수 있다.
- 만약 프로브가 다제내성균(multidrug-resistant bacteria)에 오염되면 그것이 병원 내 감염의 원인이 될 수 있다. 사용 후의 프로브에는 어떠한 조치가 필요하다고 생각된다.

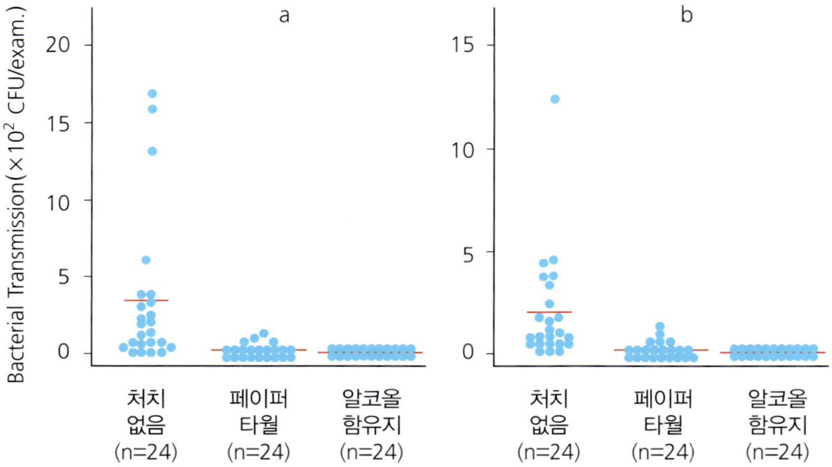

그림 1. 피검사자로부터 멸균된 소가죽으로 전파된 세균의 콜로니(colony) 수
(a 경부, b 복부. 평균값을 —로 표시)
[Hayashi S, et al Evaluation of procedures for decontaminating ultrasound probes. J Med Ultrason 39 : 11-14, 2012에서 일부 수정]

철칙 소독약의 선택은 신중하게

- 검사 사용 후 매번 알코올로 닦으면 프로브의 열화를 앞당길 수 있다.
- **그림 2**[7)]는 직선형 프로브를 검사할 때마다 알코올 함유지로 닦아냈을 때 얻을 수 있는 영상의 휘도 변화이다. 시간이 지날수록 알코올로 소독한 프로브에서 얻은 영상의 휘도는 저하되고 있어,[7)] 프로브가 열화되었음을 알 수 있다.

• 앞서 언급한 바와 같이, 페이퍼 타월로 닦아내는 것만으로도 프로브 표면에 부착된 세균의 수는 급감한다. 검사 후 페이퍼 타월로 닦아내고 표면의 젤을 완전히 제거하는 습관을 들이는 것만으로도 프로브의 오염을 방지할 수 있다고 생각한다. 단, 다제내성균 보균자의 검사 후, 1일 검사 종료 시에는 알코올 함유지나 이에 상응하는 소독약 함유지로 닦아내야 한다.

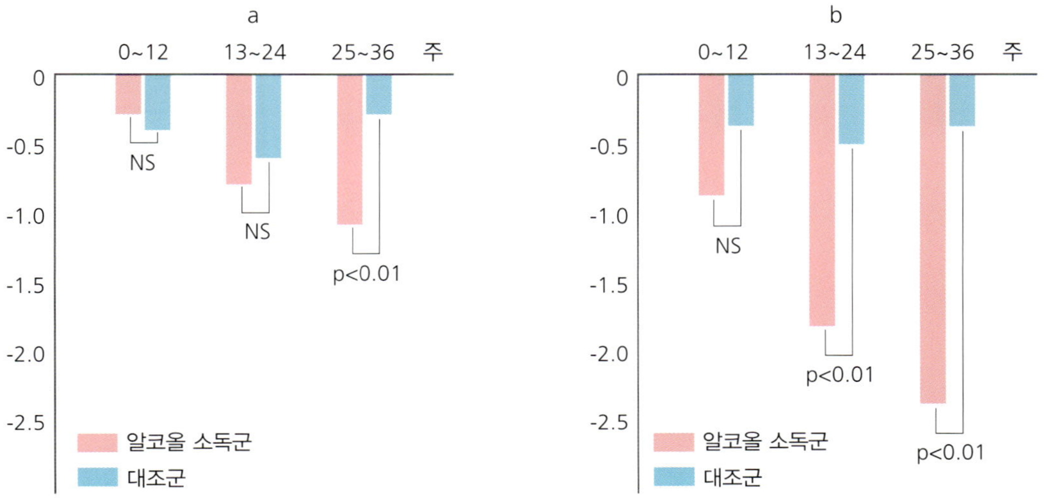

그림 2. 직선형 프로브의 휘도 변화 비교
a. 심부(초점부), b. 천부.
[Koibuchi H, et al : Degradation of ultrasound probes caused by disinfeCTion with alcohol. J Med Ultrason. 38 : 97-100, 2011에서 일부 수정]

Column SARS-CoV-2 감염 확산 시

2020년부터 시작된 SARS-CoV-2(신종 코로나 바이러스) 감염 확산 시에는 프로브를 종이로 닦아내는 것만으로는 충분하지 않다고 생각되었다. 따라서 본원에서는 검사 종료 시마다 제4급 암모늄염을 주성분으로 한 소독약 함유지로 닦아내기로 하였다. 각 초음파기기 제조사의 웹사이트 등에는 프로브에 사용 가능한 소독약이 명시되어 있으므로 참고하기 바란다.

철칙 초음파 검사실 내 감염 대책에도 신경 쓰자

• 초음파 검사실을 시간을 두고 두 차례 환경조사를 실시한 결과, 초음파기기나 컴퓨터에서 피부 상재균으로 추정되는 *Staphylococcus* spp.와 *Corynebacterium* spp.가 검출되었다. 또한, 싱크대에서는 *Pseudomonas aeruginosa*가 검출되어, 초음파 검사실 내에는 상재균이나 병원체가 될 수

있는 세균이 잠재하고 있음을 알 수 있었다. 특히 싱크대에서는 녹농균이 검출되고 있어 물 주변은 대책을 중시해야 한다고 생각된다.[8)]

- 초음파 젤리는 프로브의 미끄러짐을 개선하고, 프로브와 피부 사이의 공기를 제거하기 위해 사용된다.[9)] 젤리 내에는 파라벤이나 은 이온 등의 방부 효과가 있는 물질이 포함되어 있는 경우가 많으며, 젤리 내에 세균이 혼입되어도 내부에서 증식할 가능성은 낮다고 알려져 있다.[10)]
- 젤리는 환자의 불편함을 줄이기 위해 적정 온도로 데워지는 경우가 많지만, 감염 대책상 물을 사용하지 않는 드라이 워머를 사용해야 한다.[11, 12)]
- 워머 내부는 환자와 직접 접촉할 우려가 있는 병 입구의 젤리로 인해 오염되기 쉽다.[13)] 워머 내에 보관할 때는 병 입구의 뚜껑을 닫아 보관하고, 주기적으로 워머 내부를 청소하는 것이 좋다.[13)]

참고문헌

1. 重田浩一郎，他：腹部エコーでどこまでわかるのか．谷口信行(編)：基本をおさえる腹部エコー 改 訂版．pp 32-40，羊土社，2014
2. 伊東正安，他：音響エネルギーとその応用．伊東正安，望月剛(編)：医用音響工学．pp209-232， 東京電機大学出版局，2014
3. 甲子乃人：安全管理．甲子乃人(編)：超音波の基礎と装置．pp204-218，ベクトルコア，2014
4. 日本超音波医学会：超音波診断装置の安全性に関する資料　第4 版．2020
https://www.jsum.or.jp/committee/uesc/pdf/safty.pdf
5. Koibuchi H, et al：Ultrasound probes as a possible vector of bacterial transmission. Med Ultrason 15： 41-44, 2013
6. Hayashi S, et al：Evaluation of procedures for decontaminating ultrasound probes. J Med Ultrason 39：11-14, 2012
7. Koibuchi H, et al：Degradation of ultrasound probes caused by disinfection with alcohol. J Med Ultrason. 38：97-100, 2011
8. 鯉渕晴美，他．超音波検査室の細菌学的汚染調査．臨床病理 61 補册：185，2013
9. 関根智紀：腹部超音波検査の進め方．関根智紀，南里和秀(編)：日超検腹部超音波テキスト第2 版．pp1-41，医歯薬出版，2014
10. 平田千広，他：院内感染対策を目的とした超音波ゼリーの衛生管理に関する研究．超音波検査技術 41：485-491，2016
11. Nyhsen CM, et al：Infection prevention and control in ultrasound - best practice recommendations from the European Society of Radiology Ultrasound Working Group. Insights Imaging 8：523-535, 2017
12. American institute of ultrasound in medicine：Guidelines for Cleaning and Preparing External- and Internal-Use Ultrasound Transducers and Equipment Between Patients as well as Safe Handling and Use of Ultrasound Coupling Gel.

https://www.aium.org/resources/official-statements/view/guidelines-for-cleaning-and-preparingexternal--and-internal-use-ultrasound-transducers-and-equipment-between-patients-as-well-as-safehandling-and-use-of-ultrasound-coupling-gel

13. 柿沼藍，他：超音波ゲルボトルとウォーマーの細菌学的汚染と院内感染対策．超音波医学 48：187-92，2021

7 / 피검사자에 대한 사전 요청 및 배려

철칙 복부초음파 검사는 공복에 시행해야 한다

1. 식사의 영향 ① : 담낭의 수축

- 식사를 하면 십이지장이나 공장의 세포에서 소화관 호르몬 중 하나인 콜레시스토키닌(cholecystokinin, CCK)이 분비된다. 이 호르몬은 담낭을 수축시켜 Oddi 괄약근의 이완을 촉진하고 담즙을 십이지장으로 배설시킨다. 담낭 수축은 식후 30분 정도에 시작된다고 한다.
- 담낭이 수축하면 담낭 내강이 협소해져 벽이 전체적으로 비후해지기 때문에 **담낭벽의 융기성 병변이 잘 보이지 않게 되고**, 또한 **벽 비후성 병변의 정확한 평가를 할 수 없게 되는 경우**가 많다.[1)]
- 따라서 오전 검사는 조식을 금식으로 하고, 오후 검사는 조식을 가볍게 섭취한 후 물·차 등의 수분만으로 한다. 우유 등 지방이 함유된 음료는 담낭 수축을 유발할 수 있으므로 금지한다.[2)]

2. 식사의 영향 ② : 위나 소장에 음식물이 들어가면 상태가 악화

- 소화관 내강에 음식물이나 기포가 들어가면 그 후방의 관찰이 어려워진다.
- 급성 복통 등 위급한 경우에는 식사의 유무에 관계없이 시행한다.
- 또한, 검사 전 복용하는 약에 대해서는 주치의와 상담한다.

철칙 금식 시에는 혈당에 주의!

- 인슐린을 사용하는 당뇨병 환자에서는 주치의의 지시에 따라 적절하게 혈당 조절을 해야 한다.
- 또한, 비대상성(decompensated)의 간경변 환자에서는 8시간 정도의 금식으로도 당 생성이 불충분하여 혈당치가 저하될 수 있으므로 금식 시간에 유의해야 한다.[1)]

철칙 상부소화관내시경 검사 전 복부초음파 검사

- 복부초음파 검사는 상부소화관내시경 검사나 위·장 X선 투시 검사와 병행하는 경우가 많은데, 발포제나 바륨이 초음파 검사에 악영향을 미치므로 이러한 검사 전에 시행하도록 한다.[2)]

철칙 전립선 · 자궁 · 난소를 관찰할 때는 방광 내에 소변을 저류시킨다

- 골반강 내 장기를 관찰할 때는 소화관 가스의 영향을 최소화하기 위해 방광 내에 소변을 저류시킨 상태에서 검사한다.[2)]

철칙 환자에게 말을 거는 것을 잊지 말자

- 필요에 따라 환자에게 검사 내용을 설명하고, 문진을 한다.
- 초음파 검사 시는 전등을 끄는 경우가 많은데, 갑자기 눈앞이 어두워지거나 밝아지면 깜짝 놀라는 환자도 있다. 전등을 끄거나 켤 때는 환자에게 한마디 건네는 것이 좋다(예 : '전등을 끕니다', '밝아집니다').
- 또한, 환자를 만지기 전에는 한마디 건네고 나서 한다[예 : '기계가 닿습니다', '조금 미지근합니다(젤 사용 시)'].

철칙 환자의 프라이버시를 배려하자

- 복부초음파 검사의 경우, 상복부에서 하복부까지 넓게 노출시킬 필요가 있다. 하복부는 치골 바로 위까지, 상복부는 비만체로 횡격막이 밀려 올라간 체형에서는 유두 부근까지 노출이 필요한 경우도 있다.[3)]
- 환자에게 그 취지를 설명하고 타월을 사용하는 등 수치심을 배려한다(**그림 1a**). **그림 1**에서는 타월이 환자의 피부에 직접 닿지 않도록 타월 아래에 페이퍼 타월을 끼워 넣었다.
- 또한, (상급의를 부를 때 등) 자리를 떠날 때는 반드시 복부에 타월을 덮는 등 배려한다(**그림 1b**).

철칙 환자의 불편함을 최대한 없애자

1. 타월이나 일회용 페이퍼 타월의 사용

- 검사 종료 후 체표에 묻은 젤리를 닦아내기 위해 타월이나 일회용 페이퍼 타월을 준비한다. 타월은 따뜻하게 데워두면 닦아내기 쉽고, 환자의 불편함도 줄여준다.[4)]

2. 젤리

- 초음파 젤리는 프로브의 미끄러짐을 개선하고, 프로브와 피부 사이의 공기를 제거하기 위해 도포한다.[2)] 젤리는 도포하기 전에 적정 온도로 데워 둔다.

• 젤 워머는 병원 내 감염 대책상 물을 사용하지 않는 드라이 워머를 사용해야 한다.[5, 6] 또한, 워머 내부는 젤이 부착되기 쉽고, 오염되기 쉬우므로 정기적으로 청소한다.[7]

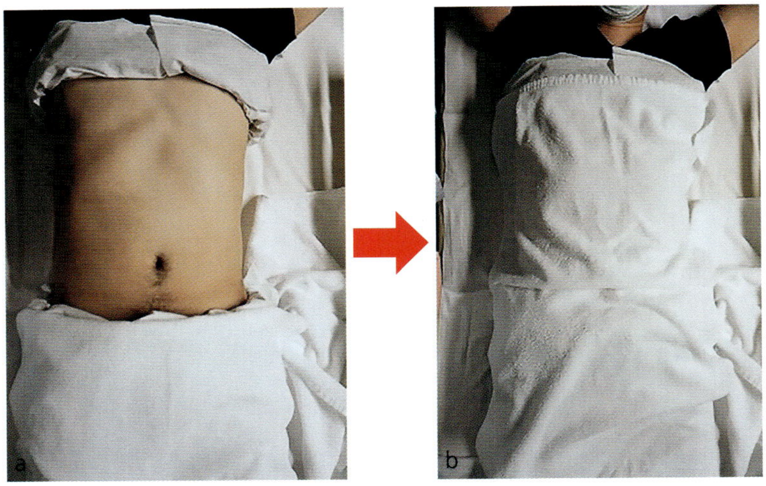

그림 1. 피검사자에 대한 배려

a. 검사 시. 옷에 젤리가 부착되지 않도록 페이퍼 타월을 끼우고, 추가로 타월을 끼운다.
b. 검사를 중단할 때는 복부에 타월을 씌운다.

철칙 검사 중에는 체위 · 호흡법에 주의하자

1. 체위

• 일반적으로는 **바로 누운 자세**에서 늑간이 열리도록[4](늑간 스캔이 용이하도록) 양팔은 머리 위로 교차하도록 한다(**그림 2a**). 단, 고령자 등에서는 팔을 머리 위로 올리는 것이 어려운 환자도 있으므로 가슴 위에서 교차하도록 하는 등 배려한다.

• **좌측 옆으로 누운 자세**는 간문부가 체표에 가까워지기 때문에 특히 총담관의 묘출이 용이해진다(**그림 2b**). 또한, 간이 미측으로 이동하기 때문에 특히 간이 거상(elevation)하고 있는 경우는 관찰이 용이해진다.[8] 더불어 담낭 결석의 가동성을 보기 위해 옆으로 누운 자세 등 체위를 변환하여 관찰하는 경우도 있다.

• 또한, **바로 누운 상태에서 상체를 45도로 높여 앉은 자세**(반좌위)는 췌장이 묘출되지 않는 경우에 이용한다. 반좌위에 의해 간은 미측으로 내려가 췌장에 대한 음향창이 되고, 동시에 소화관 가스를 피할 수 있어 췌장의 묘출능이 향상된다.[2]

• 더불어 급성 복통 등으로 피검사자의 체위가 제한되는 경우에는 가장 편안한 체위로 시행한다.[3]

2. 호흡법

- 복식 심호흡 등으로 복부를 부풀리거나 움푹 들어가게 할 필요가 있음을 설명한다. '숨을 들이마셔 주세요'만으로는 적절한 호흡을 할 수 없는 사람도 있으므로, 말을 바꾸는 등의 노력이 필요하다(예 : '배를 크게 부풀려 주세요', '복식 호흡으로 숨을 들이마셔 주세요' 등). 말을 바꿔서 지시하여 잘 되면 '그 상태로 해 주세요'라고 말하면 그 후는 문제없이 검사할 수 있는 경우가 많다.
- 일반적으로 흡기 시에는 호기 시와 비교하여 묘출능이 높아지지만, 간이나 비장의 횡격막하 부근의 관찰에는 호기 시 쪽이 폐의 영향을 덜 받는 경우도 있다.[2)]

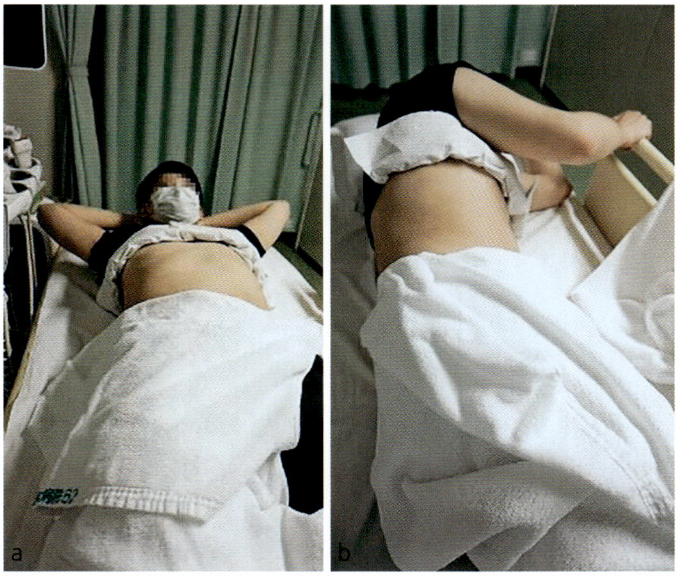

그림 2. 복부초음파 검사 시의 체위
a. 바로 누운 자세. 양손은 머리 위에 깍지를 낀다. b. 좌측 옆으로 누운 자세.

참고문헌

1. 鶴岡尚志：臨床医からの質問—胆囊摘出後の患者でも腹部超音波検査前の食事制限は必要ですか？. 臨床検査 57：1400-1401, 2013
2. 関根智紀：腹部超音波検査の進め方. 日本超音波検査学会(監)：日超検腹部超音波テキスト第2 版. pp1-41, 医歯薬出版, 2014
3. 畠二郎：腹部超音波検査スクリーニングの進め方. 遠田栄一, 谷内亮水(編)：Medical Technology 別冊 超音波エキスパート2 腹部超音波スクリーニング—見落としをしないコツ. pp7-16, 医歯薬出 版, 2004

4. 紺野啓：腹部エコーの実際—検査の前に．谷口信行(編)：基本をおさえる腹部エコー 改訂版—撮り かた，診かた，考えかた．pp42-53, 羊土社, 2014
5. Nyhsen CM, et al：Infection prevention and control in ultrasound - best practice recommendations from the European Society of Radiology Ultrasound Working Group. Insights Imaging 8：523-535, 2017
6. American institute of ultrasound in medicine：Guidelines for Cleaning and Preparing External- and Internal-Use Ultrasound Transducers and Equipment Between Patients as well as Safe Handling and Use of Ultrasound Coupling Gel.

   https://www.aium.org/resources/official-statements/view/guidelines-for-cleaning-and-preparingexternal--and-internal-use-ultrasound-transducers-and-equipment-between-patients-as-well-as-safehandling-and-use-of-ultrasound-coupling-gel
7. 柿沼藍，他：超音波ゲルボトルとウォーマーの細菌学的汚染と院内感染対策．超音波医学 48：187-192, 2021
8. 糸井隆夫，他：膵胆道系疾患における体外式超音波検査法と所見の読み方．超音波医学 35：155-162, 2008

8 / 체계적 초음파 검사 및 Point-of-Care Ultrasound(POCUS)

복부초음파 검사 의뢰 시

철칙 소속 기관의 체계적 복부초음파 검사 내용을 이해한다

- 검사자의 끊임없는 노력은 물론, 일본초음파의학회에 의한 초음파 검사사 자격제도, 검사실 내 및 지역에서 실시되고 있는 정밀도 관리로 이제는 어느 초음파 검사실에서나 질 높은 복부초음파 검사가 이루어지고 있다.
- 단, 체계적(루틴) 복부초음파 검사의 내용은 기관에 따라 다소 차이가 있을 수 있으므로 사전에 확인해야 한다.
- 어떤 기관에서는 소화관의 스크리닝이 루틴에 포함되어 있고, 다른 기관에서는 하복부가 루틴에 포함되지 않는 경우도 있다.

철칙 쉽게 복부초음파 검사를 의뢰하기 전에 자신의 임상 추론을 되돌아보자

- 대부분의 복부 질환은 체계적 복부초음파 검사로 발견할 수 있지만, 초음파 검사의 적응증이라 하더라도 체계적 초음파 검사의 항목에 포함되지 않는 부위도 있다(예 : 충수).
- 또한, 복통이라 하더라도 그 원인이 복부 이외의 장기나 부위, 즉 복부초음파 검사의 범위 밖에 있는 경우도 있다. 예를 들어, 우상복부 통증의 원인이 폐렴 · 흉막염, 심와부 통증의 원인이 심근경색인 경우이다.
- 따라서 '복통'이라는 키워드만으로 쉽게 복부초음파 검사를 의뢰하기 전에 **병력 · 바이탈 사인 · 신체소견에 따라 적절히 임상 추론을 전개하고 복부초음파 검사의 타당성을 검토**해야 한다.
- 위의 예에서 흡기 시 증강하는 우상복부 통증이라면 흉막 통증을, 식은땀이 선명하고 압통이 뚜렷하지 않은 심와부 통증이라면 심장 유래를 고려한다.

철칙 복부초음파 검사를 의뢰할 때는 검사 목적을 명확하게 전달한다

- 추정되는 질환이나 검사 목적이 명확하지 않은 상태에서 복부초음파 검사가 검사실에 의뢰되는 경우가 있다.
- 루틴으로 시행되는 체계적 복부초음파 검사로 어느 정도 발견은 가능하지만, 추정되는 질환이

사전에 거론되고 있는 것이 검사의 질은 높아진다.

- 검사 목적이 불분명하면 복부초음파 검사의 적응 질환이라도 원하는 결과를 얻지 못하는 경우가 있다. 예를 들어, 급성 충수염이 감별진단 중 하나로 꼽히는 경우, '복통의 평가를 부탁드립니다'라는 코멘트만으로는 충수의 평가가 이루어지지 않은 채 검사 결과를 받는 처지가 된다.

복부초음파 검사 결과의 해석

철칙 다른 임상 소견과 함께 해석한다

- 검사실에서 시행한 초음파 검사 결과가 병력 · 신체소견이나 다른 검사 소견과 일치하는지 확인한다.
- 검사 결과에 의문이 있을 경우, 담당 검사자에게 직접 문의하면 리포트에서 표현하기 어려운 중요한 부분을 파악할 수 있어 임상적 판단에 도움이 될 수 있다(검사실 상황을 고려하여 실례가 되지 않는 범위 내에서).

철칙 과거의 초음파 검사 결과와 비교하는 습관을 기른다

- 과거의 복부초음파 검사 결과와 비교하여 시간축 안에서 소견의 변화를 파악하는 것이 중요하다.
- 초음파 검사에 의한 계측에 관해서는 베테랑이라도 검사자 내, 검사자 간에 재현성이 문제가 되므로 그 점을 염두에 두고 계측치를 평가해야 한다. 또한, 가장 최근의 검사 결과와 비교하여 '특이사항 없음'이라고 리포트에 기재되어 있더라도 과거의 초음파 검사 결과를 확인하면 시간이 지남에 따라 유의미한 변화가 발생했음을 알 수 있는 경우도 있다.

POCUS(Point-of-Care Ultrasound)란?

철칙 체계적 초음파 검사와 POCUS의 차이점을 이해한다

- 초음파 진단기기의 소형화와 병상 보급으로 급성기 진료의 장면을 중심으로 초음파 검사가 적극적으로 활용되고 있다.
- 임상의를 비롯한 의료 종사자가 병상에서 관찰 범위를 좁혀 임상적 판단과 침습적 수기의 질 향상을 위해 실시하는 초음파 검사를 최근 POCUS라고 부르게 되었다.

- 체계적 초음파 검사와 대조하면 POCUS의 개념을 이해하기 쉬워진다(**표 1**).
- 초음파 검사를 전문으로 하지 않는 임상의가 시행하는 복부 POCUS로서 합의된 주요 항목으로는 **복강 내 액체 저류(출혈, 복수), 급성 담낭염, 복부대동맥류, 요관결석(수신증)**이 있다.[1]

표 1. **체계적 초음파 검사와 POCUS의 대조**

체계적 초음파 검사	POCUS
초음파 검사 전문가가 시행	병상에서 진료하는 임상의가 시행
임상의의 의뢰 내용에 따라 진찰	진단 추론에 근거하여
체계적 · 포괄적으로	관심 부위에 초점을 맞추어
계측을 통한 정량적 평가를 중시	시력 중심(간이 계측 포함)
1일 1회(수일에 1회)가 한도	1일 수회도 시행 가능
습득에 상당한 수련이 필요	일정한 교육으로 습득 가능 일상 진료로 스킬을 유지

철칙 POCUS의 질은 사전 임상 추론의 질에 크게 좌우된다

- 제한된 시간에 관찰 범위를 좁혀서 실시하는 POCUS를 적절히 이용하기 위해서는 병력 · 바이탈 사인 · 신체소견을 바탕으로 원인을 밝혀 나가는 인지 프로세스인 '**임상 추론**'이 특히 정확해야 한다.[2] 사전 임상 추론이 부적절하면 관찰 범위 밖에 있는 긴급성이 높은 질환을 놓칠 우려가 있다.
- POCUS 시행 중에도 임상 추론을 활용하는 것이 중요하다. 구체적으로는 ① POCUS 시행 전에 거의 하나의 질환으로 좁힐 수 있으며, POCUS로 확증을 얻고 ② POCUS 시행 전에 감별질환이 몇 가지 거론되고, POCUS를 이용하여 분석적 접근법(가설연역법)으로 진단을 한다. ②에서는 POCUS로 얻은 해부학적 · 생리학적 소견, POCUS에 의한 신체소견의 확인(sonographic Murphy's sign, sonographic McBurney's sign), POCUS 시행 중 대화(문진)를 통해 POCUS 시행 전의 가설을 검증해 나간다(**그림 1**).[2]
- POCUS에서는 복부뿐만 아니라 심장이나 흉부(폐) 등 영역 횡단적으로 활용되는 경우도 많다.[1] 복통이 주 증상이라도 임상 추론으로 심장이나 흉부에 원인이 있을 가능성이 있다면, 영역 횡단적으로 POCUS를 활용하여 정확한 진단으로 연결하고자 한다.

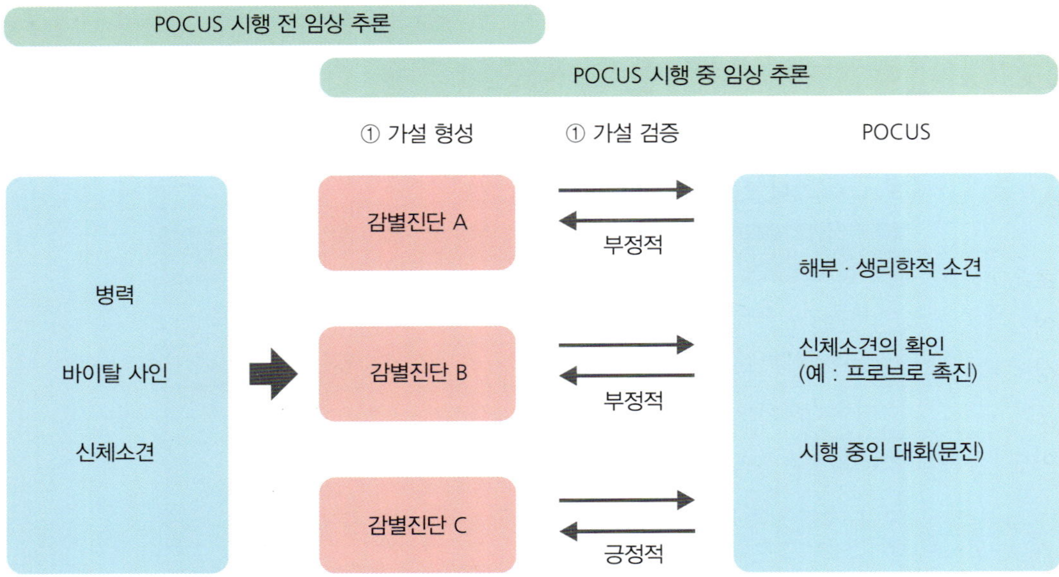

그림 1. POCUS를 통합한 임상 추론 모델(가설연역법)

참고문헌

1. 日本救急医学会Point-of-Care 超音波推進委員会(編)：日本救急医学会救急point-of-care 超音波診 療指針. 日救急医会誌 33：338-383, 2022
2. 亀田徹：急性期診療におけるPOCUS の現状と展望. Jpn J Med Ultrasonics 46：5-15, 2019

9 / 휴대용 초음파 진단기기

철칙 포켓 초음파, 포터블 초음파, 거치형 초음파 - 초음파의 종류를 파악하자!

- 초음파 진단기기는 크기, 성능, 가격대 등에 따라 다양하게 분류할 수 있다.
- 여기에서는 ① 포켓에 들어가는 사이즈의 **휴대용 초음파 진단기기(포켓 초음파)**, ② 외래나 병상에서 사용할 것을 예상하여 비교적 컴팩트한 카트에 실려 탈부착이 가능하고 휴대도 가능한 **포터블 초음파**, ③ 검사실 등에서 체계적으로 검사할 수 있는 **거치형 초음파**로 나눈다.
- 이번 장에서는 포켓 초음파에 대해 설명한다.

철칙 포켓 초음파의 현황을 알아보자

- 2010년 GE(제너럴 일렉트릭)사에서 포켓 초음파로서 포켓에 들어가는 사이즈의 Vscan이 발매된 것을 시작으로 최근 각 회사에서 다양한 포켓 초음파가 속속 등장하고 있다.[1)]
- 휴대성의 향상은 물론 리니어, 섹터, 컨벡스와 프로브의 종류도 다양해지고 있다. 컬러도플러가 탑재된 기종도 늘어났다. 거리나 면적의 계측뿐만 아니라 방광 용량이나 심장의 자동 계측이 가능한 기종 및 바디 마크 대신에 주변 영상을 촬영하여 초음파 영상과 동시에 기록할 수 있는 기종도 있어 기능이 점점 더 충실해지고 있다.
- 일본에서 허가된 포켓 초음파는 몇 가지 그룹으로 나눌 수 있다(그림 1). 듀얼 프로브라는 획기적이고 독창적인 진화를 거듭하고 있는 Vscan 시리즈, 특히 심초음파 분야에서 자동 계측이 강화된 KOSMOS나 원격 통신 기능을 탑재한 Lumify, 그리고 최근 기종이 늘어나고 있는 태블릿 단말기를 이용한 초음파 군이다. 태블릿 단말기는 전용 기종과 자신의 스마트폰과 같은 태블릿 단말기를 가리지 않고 사용할 수 있는 기종이 있다.

철칙 프로브가 닿지 않으면 영상이 나오지 않는다 - 포켓 초음파를 충전하여 가까이 두자!

- 당연히 프로브가 닿지 않으면 영상이 나오지 않는다. 영상을 나오게 하기 위해서는 휴대하거나 근처에 두고 충전된 상태에서 전원을 켜면 바로 사용할 수 있도록 준비해야 한다.
- 물론 에코 젤리, 닦아낼 타월, 페이퍼도 필요하다.
- 막상 사용하려고 하면 배터리가 충전되어 있지 않아 사용할 수 없는 경우가 종종 있으므로 주의해야 한다. 또한, **많은 포켓 초음파는 충전하면서 사용할 수 없다**는 점도 알아두면 좋다.

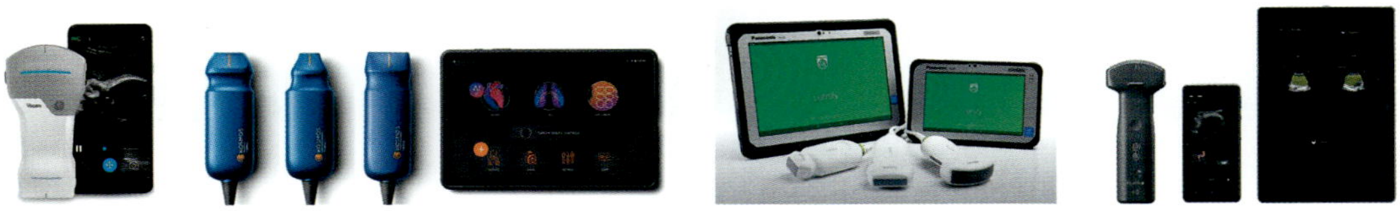

Vscan Air
(GE)
2021.7

KOSMOS
(유만네트워크)
2021.3 섹터
2022.3 리니어

Lumify
(필립스)
2020.6

iViz air Ver.4
(후지필름)
2021.10

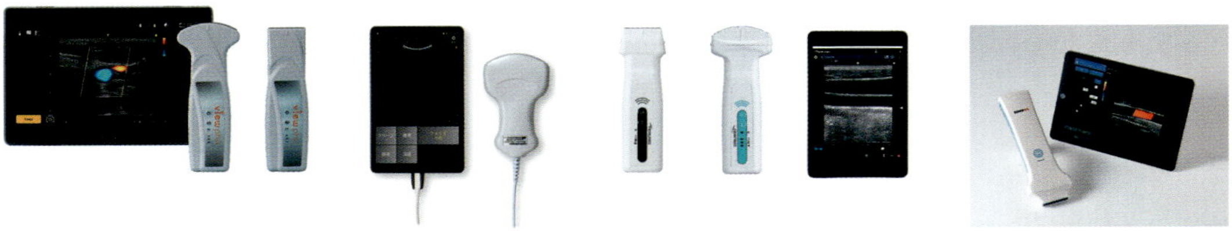

Viewphii
(소시오넥스트)
2020.1

Miruco
(일본 시그맥스)
2016.7 컨벡스
2019.9 리니어

포터사운드
(테루모)
2021.11 컨벡스
2020.12 리니어

SONON 300C/L
(아이손)
2019.10 컨벡스
2018.10 리니어

그림 1. 주요 포켓 초음파
화면 표시 사이즈가 10.2인치 이하인 것을 대상으로 하였다(2022년 12월 기준).

철칙 시작하는 데는 수십 초가 걸린다

- 전원 오프에서 시작하는 시간은 비교적 빠르며 20초 내외인 경우가 많다. 이른바 슬립 모드(대기 상태)에서는 몇 초 만에 시작한다.
- 단, 슬립 모드에서도 배터리는 소모되며, 대부분 몇 시간 안에 충전이 끝나기 때문에 충전 상태에 신경을 써야 한다.

철칙 포켓 초음파가 압도적으로 뛰어난 분야는 액체의 유무

- 하이엔드 기종에 비해 포켓 초음파의 화질은 떨어지지만, 초음파의 특성상 액체의 유무, 즉 **방광 용적이나 흉수, 복수 등의 유무**에 관해서는 어느 포켓 초음파도 충분히 기능을 수행할 수 있다.
- 물론, 압도적인 휴대성을 고려할 때, **응급 현장에서의 FAST(focused assessment with sonography for trauma), 폐초음파 등에 최적**임은 말할 필요도 없다.

철칙 가장 중요한 것은 임상 추론이다

- 무턱대고 프로브를 댄다고 해서 진단이 금방 나오는 것은 아니다. **문진, 신체 검진 등을 통해 질환을 떠올리고, 초음파 소견을 상상하면서 프로브를 대는 것**이 필요하다.
- 예를 들어 문진, 신체 검진에서 우상복부 통증으로 담낭염이 의심되면 담낭을 묘출해서 sonographic Murphy's sign[2)]을 체크한다. 요로 결석이 의심되면 신우(renal pelvis)와 신배(renal calyx)의 확장을 확인하고, 요로 결석이 잘 발견되는 상위 요관과 요관 방광 이행부를 의식하면서 결석을 동정할 수 있도록 노력한다.[3)]

철칙 고민감도에서 rule out, 고특이도에서 rule in

- **민감도가 높은 에코 소견이 없는 것으로 rule out 한다**. 예를 들어, 초음파에 의한 복부대동맥류의 묘출은 민감도가 99%[4)]로 되어 있어 복부동맥류(파열)를 배제해야 할 때는 유용하다.
- **또한, 특이도가 높은 소견을 발견하면 rule in이 된다**. FAST 등은 그 전형으로, 원래 있어서는 안되는 곳에 무에코 영역이 있고, 액체의 존재가 의심되면 FAST 양성이 되어 CT나 응급수술 등 다음 조치로 이어진다.

철칙 POCUS는 단시간에! 붙들고 있지 마라

- 최신 포켓 초음파는 화질도 향상되어 자세히 보면 꽤 많은 정보를 얻을 수 있는 가능성이 있다. 그러나 하이엔드 기종이나 포터블 기종에 비해서는 여전히 화질의 한계가 있다. 또한, 병상에서는 세팅이나 체위가 최적의 상태가 아닌 경우가 많다.
- 초음파 소견이 있든 없든 **검사에 소요되는 시간은 항상 염두**에 두어야 한다. 묘출이 어렵고, 소견을 얻기 어렵다면 다른 영상진단 디바이스에서의 정밀검사나 다음 처치를 고려한다.

철칙 가능하면 동영상으로 기록을 남긴다

- 일반적으로 포켓 초음파는 '그냥 보기만 하는 것'이라고 생각하기 쉽지만, **가능한 한 기록을 남기라고 하고 싶다**. 대부분의 기종에서 동영상 기록이 가능하며, DICOM 규격으로 PACS에 무선 송신이 가능한 기종도 있다. 동영상으로 기록을 남기면 실시간으로 지도자가 없어도 피드백을 받을 수 있어 초음파 실력 향상에 지름길이 된다.

• 많은 포켓 초음파는 바디 마크를 남길 수 없어 프로브를 어디에, 어떻게 대고 있는지 알 수 없는 것이 문제이다. 일부 기종에서는 태블릿 단말기의 카메라 기능을 이용하여 picture in picture의 형태로 매크로 영상을 남길 수 있으므로 꼭 이용하길 바란다.

철칙 컬러도플러는 배터리를 소모한다

• 컬러도플러 기능을 탑재한 기종이 늘고 있지만, 사용 시 배터리를 많이 소모한다. 또한, 포터블 초음파에 비해 컬러도플러의 정확도는 아직 부족하다.
• 유속범위의 설정이나 컬러 게인의 조정 등이 충분하지 않은 경우가 많으며, 도플러 시그널이 없는 경우 정말 혈류가 없는지 여부에 관해서는 주의가 필요하다.

철칙 포켓 초음파의 진화는 계속된다!

• 현재도 각 제조사들은 더 나은 포켓 초음파의 개발을 계속하고 있으며, 앞으로도 버전 업이나 새로운 기종의 출시가 예정되어 있으니 주목하기 바란다.

참고문헌

1. 白石吉彦：POCUS のための携帯型超音波診断装置の動向. INNERVISION 37：30-33, 2022
2. Ralls PW, et al：Prospective evaluation of the sonographic Murphy sign in suspected acute cholecystitis. J Clin Ultrasound 10：113-115, 1982
3. Kamo M, et al：There are no three physiological narrowings in the upper urinary tract： a new concept of the retroperitoneal anatomy around the ureter. Jpn J Radiol 39：407-413, 2021
4. Rubano E, et al：Systematic review：emergency department bedside ultrasonography for diagnosing suspected abdominal aortic aneurysm. Acad Emerg Med 20：128-138, 2013

실습편 1
초음파 해부 및 스캔법

59

1 / 초음파 해부 및 스캔법

- 이 교재의 독자는 레지던트 여러분들은 물론, 복부초음파를 다시 배우고자 하는 분이나 기본적인 복부 POCUS에서 조금 더 시야를 넓히고자 하는 분들을 대상으로 한다. 먼저 복부초음파를 통해 해부학을 복습해 주셨으면 한다.
- 초음파 검사는 해부학 학습에 도움이 되는 것으로 밝혀져 있다.[1)] 초음파 해부(sonoanatomy)를 통해 장기를 입체적으로 파악할 수 있도록 인접한 장기와의 위치 관계를 이해할 수 있기를 바란다. 본 장은 본문과 초음파 영상 그리고 주변을 동기화한 동영상으로 구성되어 있으며, 꼭 삼위일체가 되어 학습에 도움이 되었으면 한다.
- 본 장에서는 먼저 복부초음파 전체의 포인트에 대해 설명한다. 그리고 Point of Care의 관점도 고려하여 장기·영역별로 ① 체표에서 장기를 이미지, ② 초음파 해부 및 스캔법의 순서로 설명한다.
- 초음파 검사에서는 '스캔'이라는 단어가 사용된다. 스캔이란 초음파의 방향이나 프로브의 위치를 이동시켜 장기를 빔으로 횡단하는 것을 의미한다.
- 검사실에서 시행되는 체계적 복부초음파 검사에서는 한 장기의 스캔·관찰을 마치고 다음 장기로 넘어가는 것이 아니라, 검사의 효율화와 시간 단축을 고려하여 정해진 일정한 절차에 따라 복부 전체를 스캔하게 된다. 그 방법은 기관마다 다소 차이가 있다. **병상에서의 에코 유저로서는 장기별 스캔법을 습득하고, 그 응용으로 체계적 스캔법으로 넘어가도 좋다.** 지면 관계상 체계적 복부초음파 검사에 대한 설명은 생략하지만, 논문이나 다른 서적에서 확인하길 바란다.[2, 3)] POCUS 영역의 체계적 스캔법도 제안되어 있어 흥미롭다.[4)]

본 항목의 동영상에 대하여

- 부위별로 20개의 동영상이 수록되어 있습니다.
- 동영상에는 음성 해설이 포함되어 있습니다.
- 본문의 그림은 동영상에서 발췌하여 해설을 덧붙인 것입니다. 시청 시에도 초음파 해부에 대한 이해를 돕기 위해 참고하시기 바랍니다.
- 본문 중의 QR코드 또는 아래 URL을 통해 접속해 주십시오.

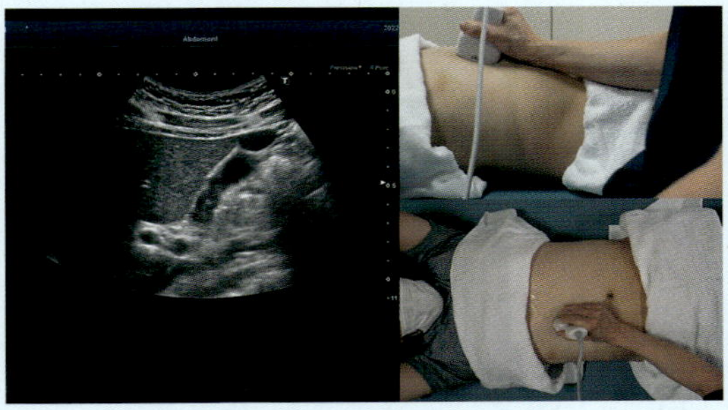

https://www.igaku-shoin.co.jp/prd/05085/

- 본 장은 **부록 동영상을 포함하여 핸즈온 세미나나 검사실 교육의 '사전 학습 교재'로도 활용될 수 있도록 가정하고 배려하였다.** 동영상의 장점을 살려 시각과 음성을 통해 단시간에 수기 포인트를 파악할 수 있도록 편집하였다. 효과적인 교육과 지도를 위해 본서를 사전 학습 교재로도 유용하게 활용하면 좋겠다.

복부초음파의 포인트

1. 프로브의 선택

- 컨벡스 프로브를 선택하여 전체를 관찰한다.
- 5cm 정도의 얕은 부위를 자세히 관찰할 경우에는 리니어 프로브를 선택한다. 실질 장기에서도 얕은 부위는 리니어 프로브가 적합하다.
- 한편, 소화관은 컨벡스 프로브로 빠르게 확인한 후, 리니어 프로브를 많이 사용할 기회가 많다.

2. 프로브의 이동 방법

- '프로브와 오리엔테이션'(→16p)에서 나타낸 바와 같이 5가지의 이동 방법, **슬라이딩**(sliding), **회전**(rotating), **틸팅**(tilting), **로킹**(rocking), **압박**(compression)을 의식한다.[5)] 복부초음파에서 프로브를 이동하는 방법의 호칭은 교재에 따라 (다소) 다르며, 다른 호칭도 보급되어 있지만, 여기에서는 POCUS 영역을 의식하고, 복부 이외의 영역과 일치하는지도 고려하고 있다.
- 초심자는 무턱대고 프로브를 이동하는 것이 아니라, 하나하나의 이동 방법을 의식하면서 연습하는 것을 추천한다. 또한, 관찰 범위가 넓은 복부에서는 빗자루로 쓸어내듯이 **슬라이딩**과 **틸팅**을 동시에 실시하는 경우가 많으므로 처음부터 두 가지를 조합하여 연습해도 좋다.
- 또한, 프로브는 천천히 이동하는 것이 좋다. 익숙하지 않은 동안에는 실제 관찰 시야가 좁고, 스캔이 빠르면 화면에 비정상 소견이 묘출되도 눈치채지 못하는 경우가 적지 않기 때문이다.

3. 프로브에 의한 압박

- 복부초음파에서는 프로브에 의한 압박을 많이 사용한다. 압박을 통해 프로브와 관찰 대상 부위와의 거리를 짧게 하고, 묘출을 방해하는 소화관 가스를 압배출할 수도 있다.
- 의심되는 병변을 화면으로 보면서 촉진과 같이 프로브로 압박을 가함으로써 병변의 존재를 확인할 수 있다. sonographic Murphy sign(담낭염), sonographic McBurney sign(충수염)이 유명하다.
- 한편, 과도한 압박은 피검사자에게 통증을 유발하게 되며 장기의 변형을 동반할 수 있으므로 주의한다.

본 장 전체의 web 동영상 보기 ▶

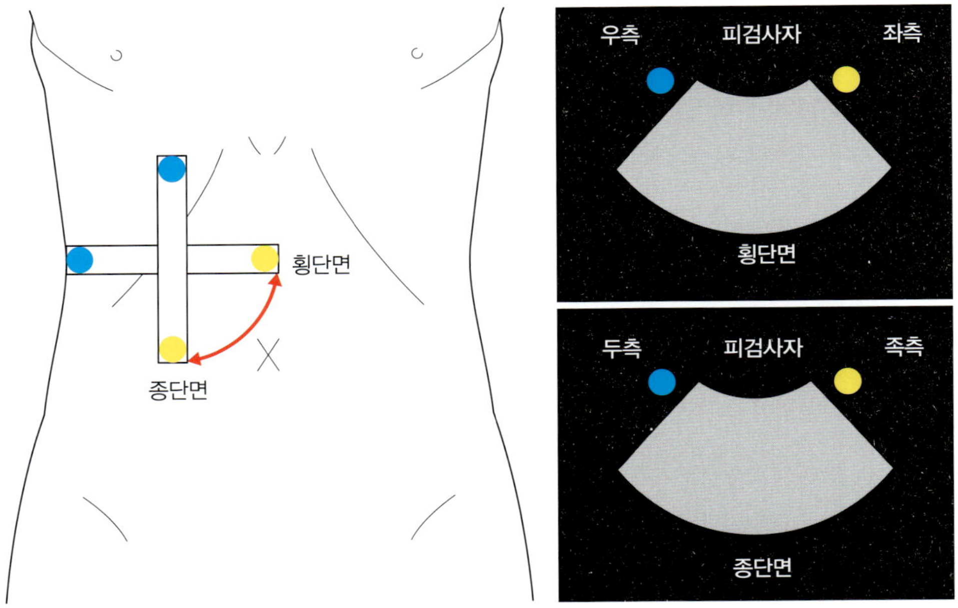

그림. 두 방향에서 장기를 묘출하는 경우 프로브의 회전

4. 다방향에서의 관찰

- 일반적으로 장기는 적어도 두 방향(예 : 장축 방향과 단축 방향)에서 관찰한다. 장기에는 적지 않은 에코의 사각지대가 있기 때문에 다방향에서 관찰하면 사각지대를 줄일 수 있어 존재 진단능이 향상된다.
- 병변을 여러 방향에서 관찰함으로써 성질과 형상의 진단능도 향상된다.
- '프로브와 오리엔테이션'에서 언급했듯이 횡단면에서 피검사자 우측은 화면 좌측에, 종단면에서 피검사자 두측은 화면 좌측에 표시하는 규칙이 있다(→13p). 각 장기를 두 방향에서 관찰할 때, 횡단면을 먼저 묘출하는 것이 오리엔테이션을 하기 쉬운 장기와 종단면을 먼저 묘출하는 것이 오리엔테이션을 하기 쉬운 장기가 있다. 횡단면에서 종단면으로 하는 경우는 프로브를 **시계 방향으로 회전**, 종단면에서 횡단면으로 하는 경우는 **반시계 방향으로 회전**하게 된다(그림).

5. 호흡 조절

- 먼저 안정호흡으로 관찰해도 되지만, 필요에 따라 호흡을 조절한다. 특히 간이나 담낭을 늑골궁하에서 묘출하는 경우에는 심흡기가 효과적이다.
- 단, 피검사자에게 '숨을 들이마셔 주세요'라고 말해도 흉식호흡이 우세하면 간은 족측으로 이동하기 어렵다. 그런 경우에는 '배를 부풀려 주세요'라고 말하면 간은 족측으로 이동하기 쉬워져 늑골궁하에서의 묘출이 개선되는 경우가 있다.
- 췌장을 관찰하는 경우에도 호흡의 타이밍이 중요하지만, 개인차가 커서 흡기 자세가 좋다고는

할 수 없다. 비만인 경우 깊은 흡기 상태에서는 췌장의 위치가 깊어져 오히려 묘출이 어려워진다.

- 피검사자에게 흡기 유지를 지시하고 관찰 후 적절한 타이밍에 호기 지시를 잊지 않도록 한다. 검사에 너무 열중하여 피검사자가 힘들어하지 않도록 한다.

6. 체위 변환

- 먼저 바로 누운 자세에서 관찰하되, 피검사자의 협조가 얻어지면 필요에 따라 체위를 변환한다.
- 간이나 담낭을 우늑골궁하에서 관찰할 경우, 묘출이 불충분하면 좌측 옆으로 누운 자세로 한다.
- 췌장에서는 좌위나 좌우 옆으로 누운 자세가 유효한 경우가 있다.
- 신장에서는 반 옆으로 누운 자세로 하여 후액와선(posterior axillary line)보다 약간 배측에서 관찰하면 잘 보이는 경우가 있다.

초음파 해부 및 스캔법

1. 담낭 · 간외담관

체표에서 담낭을 이미지화한다!

- **그림 1-A, B**를 참고하여 담낭을 체표에서 이미지화해보자.
- 담낭 경부는 간 뒤쪽에 위치한다. 담낭 저부의 위치는 개인차가 있다. 담낭은 그 일부는 간을 통해 우늑골궁하와 우늑간에서 관찰한다. 늑골을 피해 늑골궁하에서 담낭의 묘출을 잘 관찰하기 위해서는 심흡기나 좌측 옆으로 누운 자세를 이용하여 간과 함께 담낭을 족측으로 이동시킨다.

스캔의 실제 - 동영상 시청도!

우늑골궁하에서 담낭을 관찰한다

- 담낭은 먼저 바로 누운 자세로 관찰한다. 늑골궁하에서 세로 방향(약간 비스듬한 방향)으로 프로브를 댄다. 환자를 **깊은 흡기로 유지**시켜 늑골궁을 따라 심와부에서 외측으로 **슬라이딩**한다. 담낭의 일부를 동정할 수 있으면 회전을 가하면서 장축을 포착한다. 그리고 **틸팅**과 **슬라이딩**을 병용하여 담낭 전체를 관찰한다(**그림 1-1**).
- 다음으로 **반시계 방향으로 회전**하여 늑골궁하에서 다른 방향에서 관찰한다. **틸팅**과 **슬라이딩**을 조합하여 담낭 전체를 관찰한다(**그림 1-2, 3**).
- 담낭상 근처는 묘출되어 있어도 담낭의 수축(위축)이나 담낭 적출의 기왕력이 불분명하여 판단에 어려움을 겪을 수 있다. 이 경우는 **담낭와(gallbladder fossa)와 하대정맥(IVC)을 연결하는 Cantlie line을 의식**하면 된다. Cantlie line을 포함하는 면에 중간정맥(middle hepatic vein)이 있으며, 중간정맥(간에서 언급)을 단서로 담낭을 동정하면 된다(**그림 1-4, 5**).

담낭 · 간외담관의 web 동영상 보기 ▶
그림 1-1~8에 해당

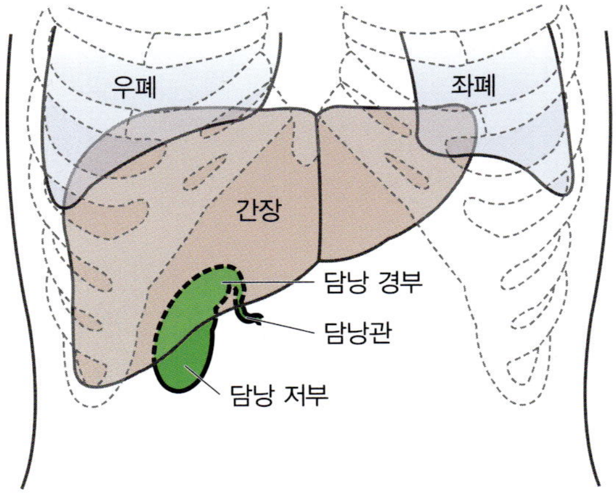

그림 1-A. 체표 정면에서 이미지화한 담낭

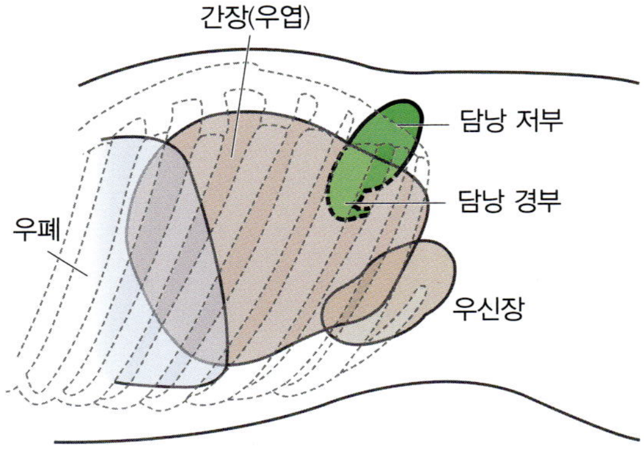

그림 1-B. 체표 우측면에서 이미지화한 담낭

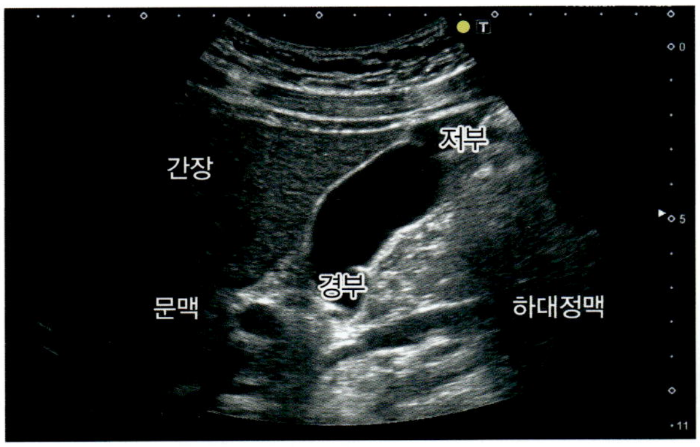

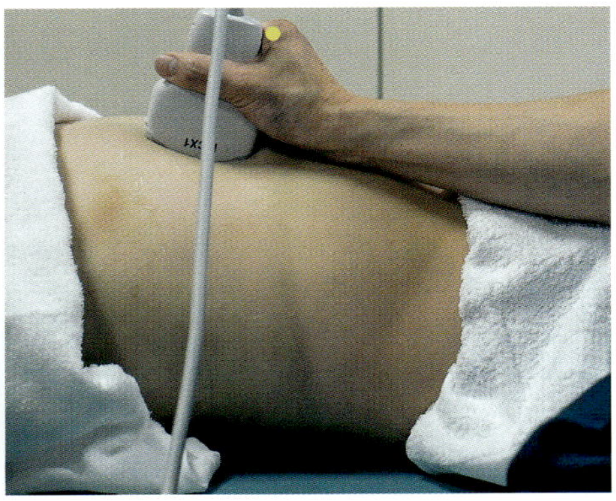

그림 1-1. 우늑골궁하 종(경사단면)스캔 : 담낭 장축단면

좌측 옆으로 누운 자세를 추가한다

- 바로 누운 자세로 담낭의 묘출이 어려울 때는 좌측 옆으로 누운 자세로 묘출을 시도한다(일반적으로는 루틴으로 행해진다).

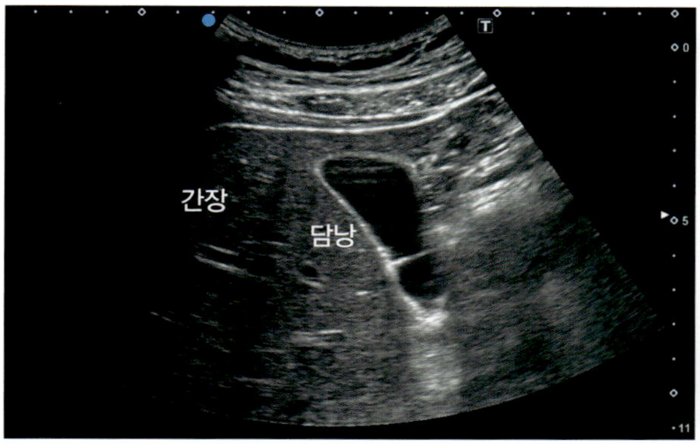

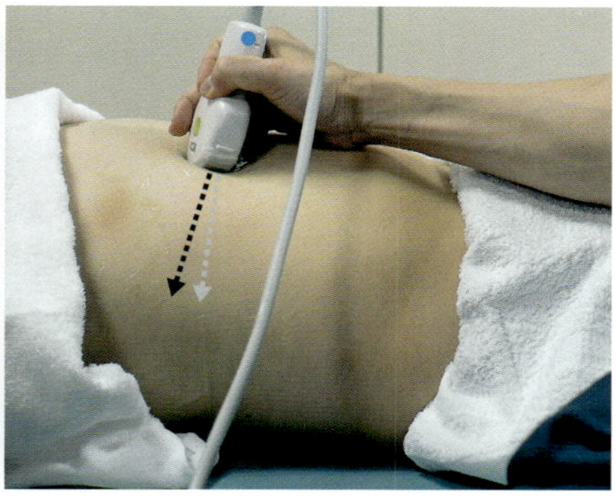

그림 1-2. 우늑골궁하 스캔 : 담낭 단면

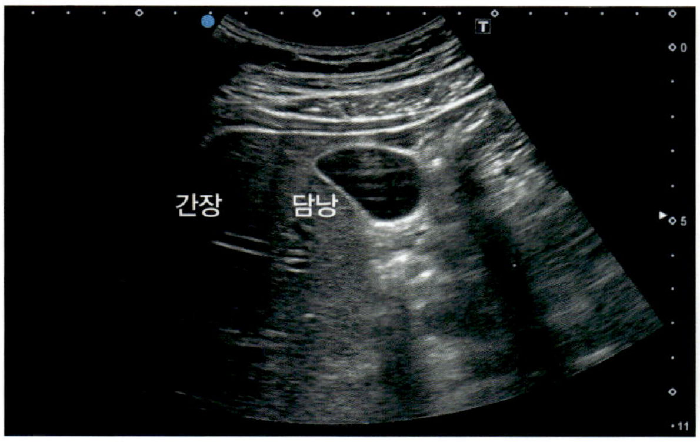

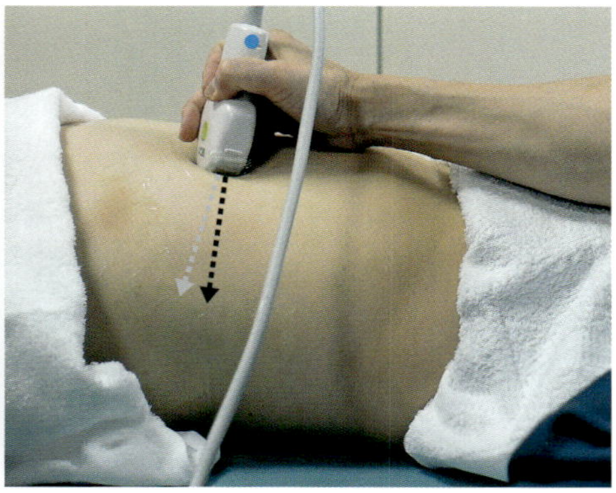

그림 1-3. 우늑골궁하 스캔 : 담낭 단면(화살표 : 틸팅으로 그림 1-2와 다른 단면을 묘출)

- 바로 누운 자세와 마찬가지로 담낭의 장축을 먼저 포착하고, 틸팅과 슬라이딩으로 담낭 전체를 관찰한다. 그 다음 반시계 방향으로 회전하여 늑골궁하에서 다른 방향으로 틸팅과 슬라이딩으로 담낭 전체를 관찰한다(그림 1-6).

우늑골궁하에서 간외담관을 관찰한다

- 우늑골궁하에서 담낭을 찾는 요령으로 문맥을 지표로 삼으면 좋다. 간외담관은 문맥의 복측에 위치한다(그림 1-C, 그림 1-7).
- 젊은 사람은 간외담관이 가늘기 때문에 우간동맥과 구별하기 어려운 경우가 있다. 이런 경우에는 컬러도플러를 병용하여 양자를 구별하는 것이 좋다. 간혹 간외담관의 복측에 우간동맥이 위치하는 경우가 있다. 간외담관에 대해서도 좌측 옆으로 누운 자세에서 더 잘 묘출되는 경우가 많다.

우늑간에서 담낭을 관찰한다

- 늑골궁하(costal arch)에서 담낭 묘출이 어려운 경우, 늑간 스캔으로 담낭 묘출을 시도한다(일반적으로는 루틴으로 행해진다).

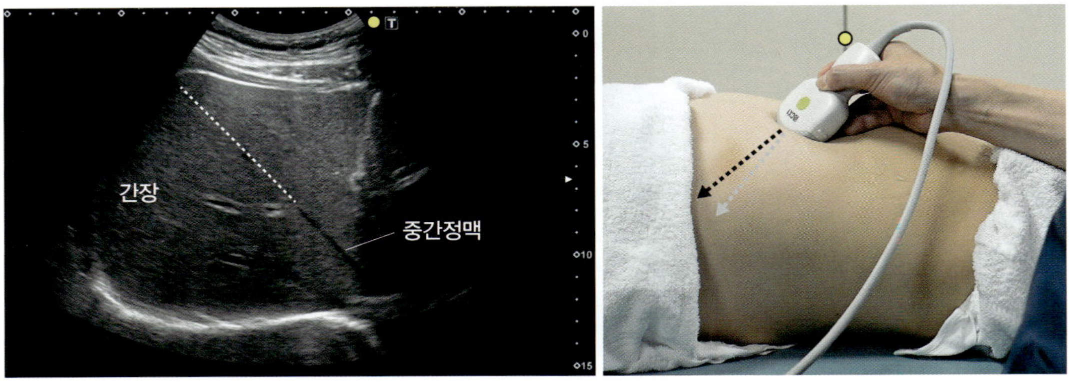

그림 1-4. 우늑골궁하 스캔 : 중간정맥

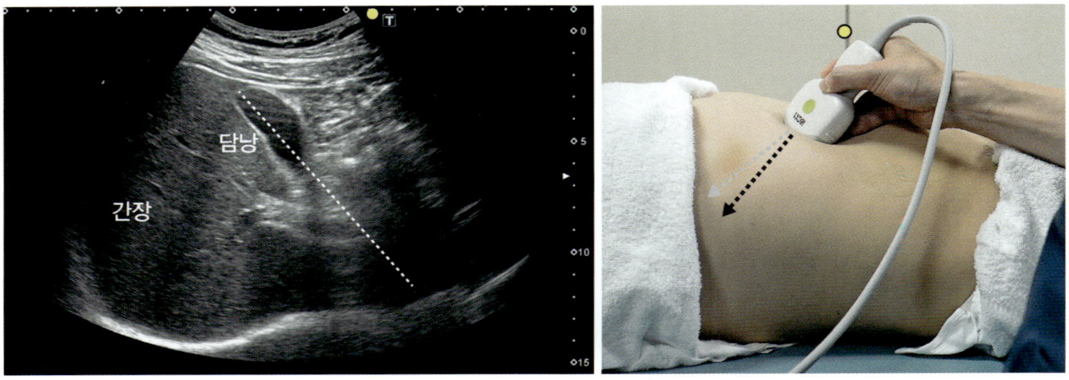

그림 1-5. 우늑골궁하 스캔 : 담낭(화살표 : 틸팅으로 그림 1-4와 다른 단면을 묘출)

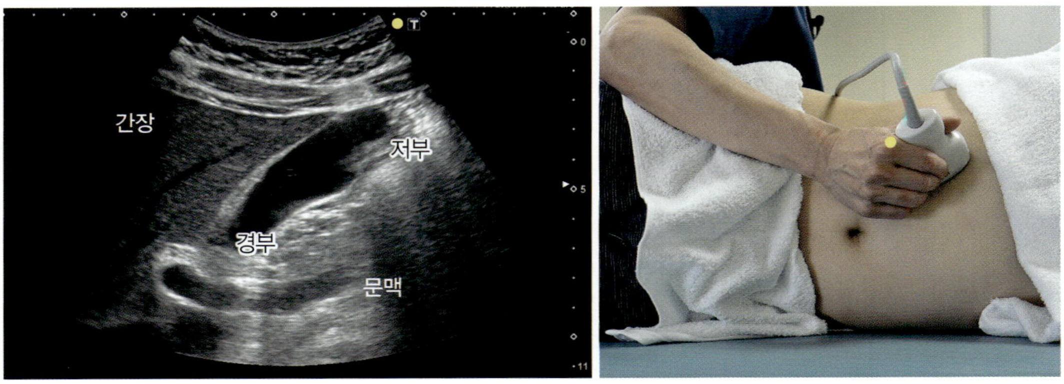

그림 1-6. 좌측 옆으로 누운 자세에서 우늑골궁하 종(경사단면)스캔 : 담낭 장축단면

- 늑간과 평행하게 프로브를 대고, 늑간을 따라 **슬라이딩**하며 **틸팅**을 주면서 담낭을 찾는다. 최적의 늑간을 선택한 후 **틸팅**으로 담낭을 충분히 관찰한다. 늑간이더라도 약간의 **회전**을 가해도 좋다. 늑간에서는 담낭 경부가 잘 묘출된다(**그림 1-8**).

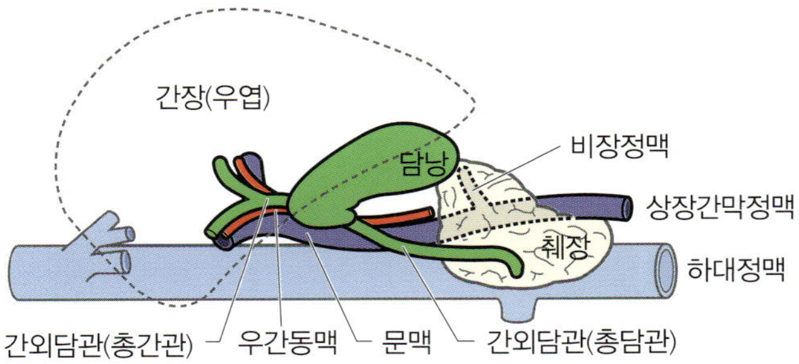

그림 1-C. 우측면에서 이미지화한 담도계와 주변 장기

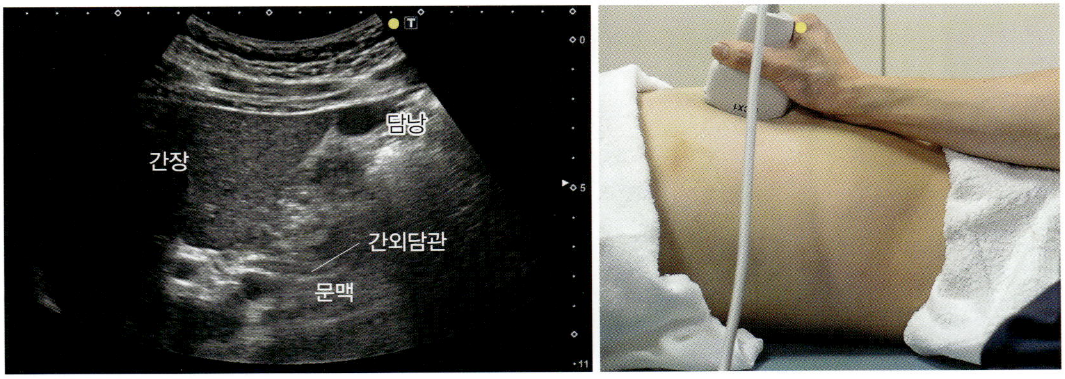

그림 1-7. 우늑골궁하 경사단면 스캔 : 간외담관 단면

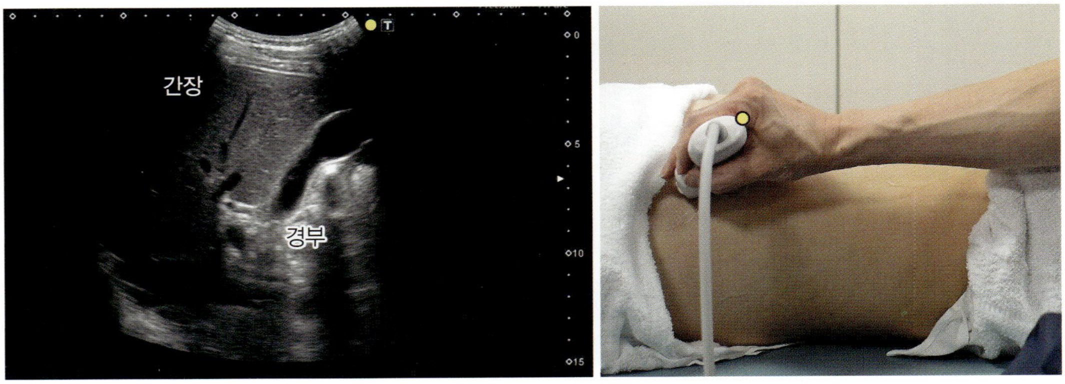

그림 1-8. 우늑간 스캔 : 담낭 단면

2. 간장

체표에서 간을 이미지화한다!

- **그림 2-A, B**를 바탕으로 간을 체표에서 이미지화해보자.
- 간은 대부분 흉곽(늑골)에 의해 보호된다. 우횡격막하(우엽 돔 부분)에는 폐가 덮여 있다. 간 높

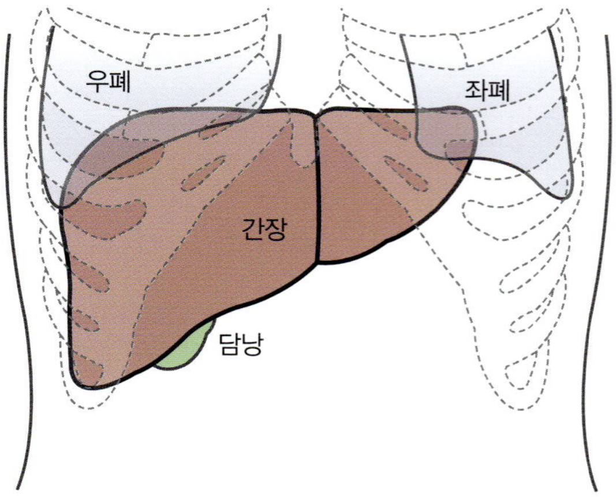

그림 2-A. 체표 정면에서 이미지화한 간장

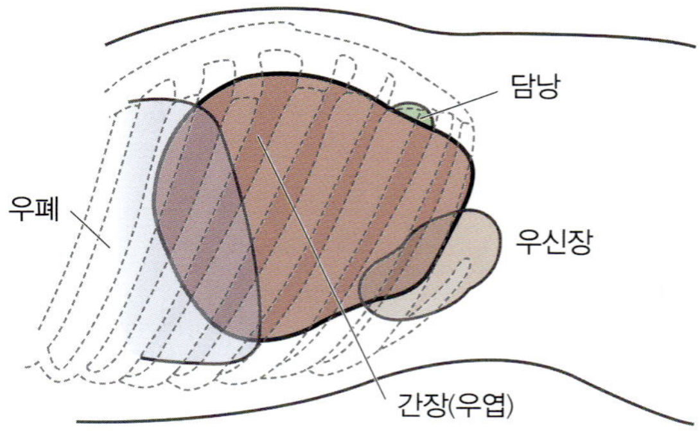

그림 2-B. 체표 우측면에서 이미지화한 간장

이에는 다소 개인차가 있으며, 횡격막의 거상에서 두측으로 치우친 케이스도 있고, 늑골궁하와 간 하연의 위치 관계도 일률적이지 않다. 간혹 흉곽과 간 사이에 결장이 끼어 있는 경우도 있다 (Chilaiditi 증후군).

- 간은 심와부, 우늑골궁하, 우늑간에서 관찰한다. 에코의 사각지대가 되기 쉬운 곳은 폐가 덮고 있는 우횡격막하와 간 변연(margin) 전반이다. 늑골을 피하고 늑골궁하에서 간을 잘 묘출하기 위해서는 **심흡기나 좌측 옆으로 누운 자세를 이용**하여 간을 족측으로 이동시킨다. 실제로 좌측 옆으로 누운 자세에서 간은 약간 반시계 방향으로 회전하면서 좌측 비스듬히 족측으로 이동한다.[6]
- 간에서는 Couinaud의 분류에 의한 구역의 이해가 중요하다. **그림 2-C**에 구역과 간정맥과의 관계를 간략하게 나타냈으나, 자세한 내용은 해부학 등의 책을 참고하기 바란다. 여기에서는 **체표에서 구역도 이미지화할 수 있도록 하는 것**을 목표로 한다.
- 간은 Cantlie line(하대정맥-담낭와)을 따라 중간정맥이 주행하고 있으며, 그 환자의 좌측이 좌엽, 우측이 우엽이다. 좌엽은 겸상인대(falciform ligament) 및 문맥좌지 제대부(umbilical portion of the left portal vein)에 따라 외측구역(S2+S3)과 내측구역(S4)으로 나뉜다. 잊혀지기 쉬운 미상엽(S1)은 하대정맥 주위에 있다. 우엽은 우간정맥에 따라 복측 전구역(S5+S8)과 배측 후구역

* S는 segment(구역)를 의미함.

(S6+S7)으로 나뉜다.*

- 그림 2-D를 바탕으로 경계가 되는 혈관과 함께 정면에서 간 구역을 이미지화해 보도록 한다. 심와부와 우늑골궁하에서 에코로 관찰할 때 **정면에서 각 구역을 이미지화**할 수 있으면 매우 유용하다. S2의 복측에 S3가 있고, 문맥좌지 제부(umbilical portion of the left portal vein)를 사이에 두고 S2+S3의 환자 우측에 S4가 있다. 중간정맥(또는 Cantlie line)을 사이에 두고 환자 우측에 S5~S8이 있다. 우간정맥을 사이에 두고 복측에 S5+S8, 그 배측에 S6+S7이 있다.
- 다음으로 그림 2-E를 바탕으로 우측 흉부에서 우엽의 구역을 이미지화한다. 우늑간에서 에코로 관찰할 때 **S5~S8을 이미지화**할 수 있다면 강력하다. 사실 에코에서는 우늑골궁하 스캔보다 우늑간 스캔이 S5~S8의 위치 관계를 더 잘 파악할 수 있다. S5에서 시계 방향으로 S6→S7→S8→S5로 기억하면 된다.
- 체표에서 간의 각 구역을 이미지화할 수 있게 되면, 그림 2-F와 그림 2-G를 바탕으로 간내를 주행하는 맥관의 이미지를 겹쳐서 그려본다. 간정맥은 구역을 나누고, 문맥의 제3분지(P2~P8)는 각 구역(S2~S8)의 대략 중앙에 위치한다고 파악하면 된다.

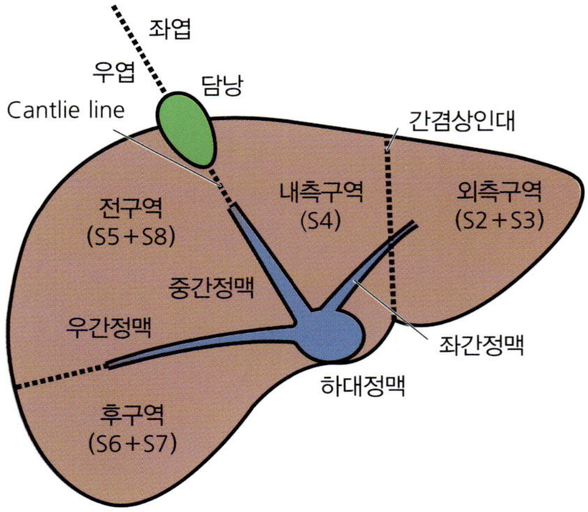

그림 2-C. 구역과 간정맥의 관계

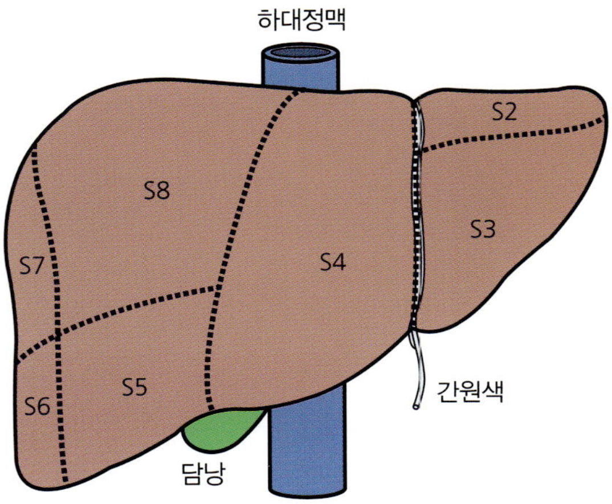

그림 2-D. 정면에서 이미지화한 간 구역

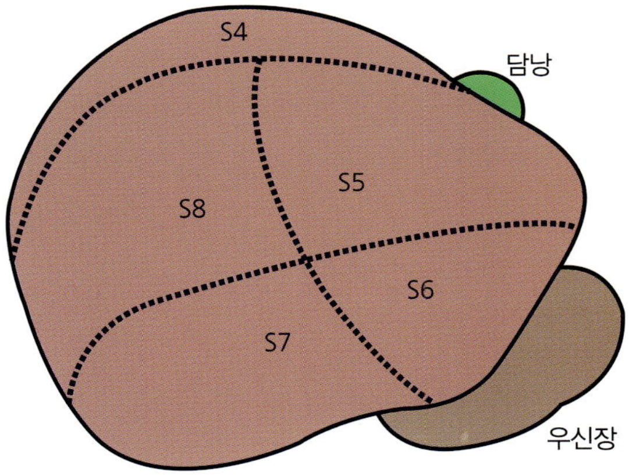

그림 2-E. 우측면에서 이미지화한 간 구역

스캔의 실제 - 동영상 시청도!

심와부에서 좌엽을 관찰한다

- 기본은 **심흡기로 유지**하도록 한다. 심와부에 세로 방향으로 프로브를 대면 좌엽이 나타난다. 환자 좌측으로 틸팅과 슬라

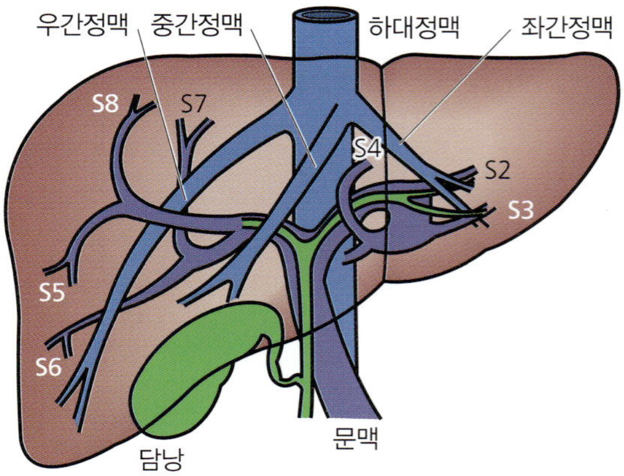

그림 2-F. 정면에서 이미지화한 간내 맥관 구조 (그림 2-D와 겹쳐서 이미지화)

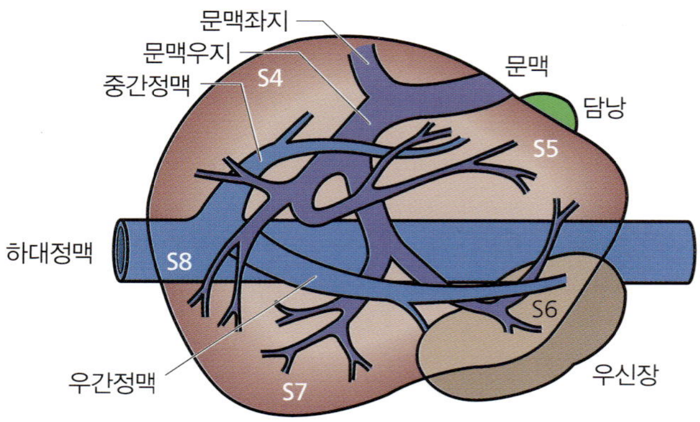

그림 2-G. 우측면에서 이미지화한 간내 맥관 구조(그림 2-E와 겹쳐서 이미지화)

이딩하여 외측구역의 변연을 의식적으로 관찰한다. 그리고 다시 돌아온다. 이 방향으로 외측구역과 내측구역 전체, 그리고 미상엽을 관찰한다(**그림 2-1~3**).

- 다음으로 **반시계 방향으로 회전**하여 횡단면에서 관찰한다. 외측구역이 좌측까지 뻗어 있을 때는 좌늑골궁하에서도 관찰한다. 프로브를 눕혀서 가장 복측을 관찰하고, 그 다음 프로브를 일으켜 세우듯이 **틸팅**과 **슬라이딩**을 조합하여 외측구역과 내측구역 전체를 관찰한다. 미상엽은 복측에서 발생하는 음향음영으로 잘 보이지 않으므로 여러 단면으로 관찰한다(**그림 2-4~6**).

우늑골궁하에서 우엽을 관찰한다

- 심와부에서 우늑골궁하로 약간 **슬라이딩**한다. 필요에 따라 압박도 조금 가하며 프로브를 눕혀서 가장 복측을 관찰한 후 프로브를 일으켜 세우듯이 **틸팅**과 **슬라이딩**을 조합하여 간이 사라지는 곳까지 관찰한다. 또한, 프로브를 우늑골궁을 따라 약간 외측으로 **슬라이딩**하여 비슷한 스캔을 시행한다. 즉, 우늑골궁하를 몇 군데로 나누어 관찰한다. 우늑골궁하의 가장 외측에서는 의식적으로 간의 우연(right margin)을 잘 살펴보는 것이 중요하다(**그림 2-7~9**).

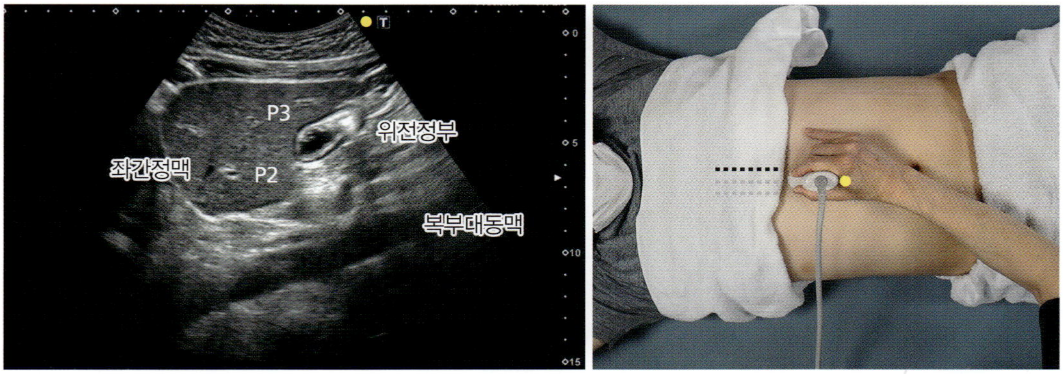

그림 2-1. 심와부 종스캔 : 외측구역(S2, S3), 복부대동맥[P : 구역에 해당하는 문맥의 제3분지(이하 동일)]

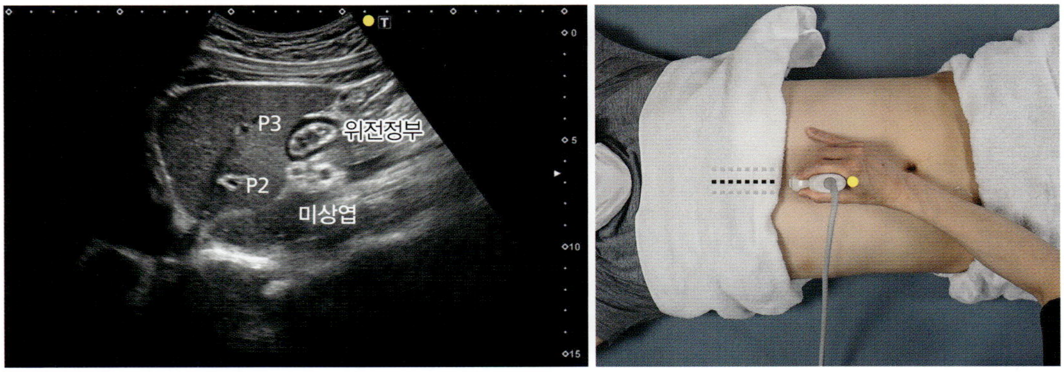

그림 2-2. 심와부 종스캔 : 외측구역(S2, S3), 미상엽(S1)
(점선 : 틸팅과 슬라이딩으로 그림 2-1과 다른 단면을 묘출)

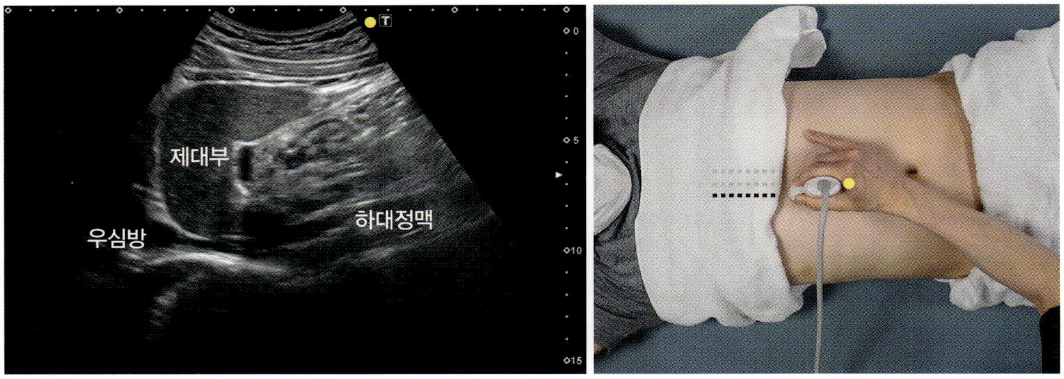

그림 2-3. 심와부 종스캔 : 문맥좌지 제대부, 하대정맥
(점선 : 틸팅과 슬라이딩으로 그림 2-2와 다른 단면을 묘출)

간장의 web 동영상은 여기 ▶
그림 2-1~16에 해당

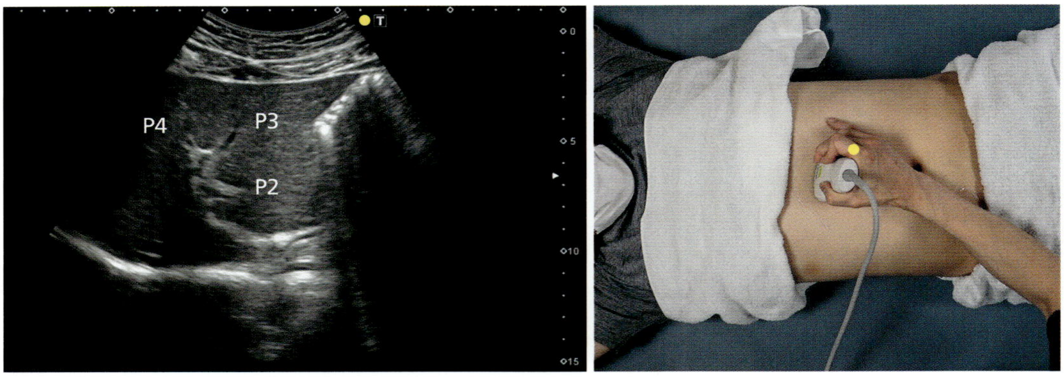

그림 2-4. 심와부 횡스캔 : 외측구역(S2, S3)

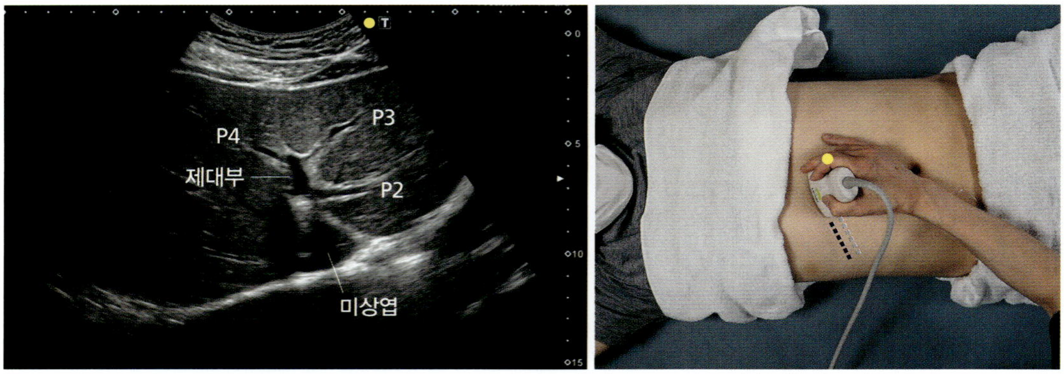

그림 2-5. 심와부 횡스캔 : 외측구역(S2, S3), 내측구역(S4), 문맥좌지 제대부

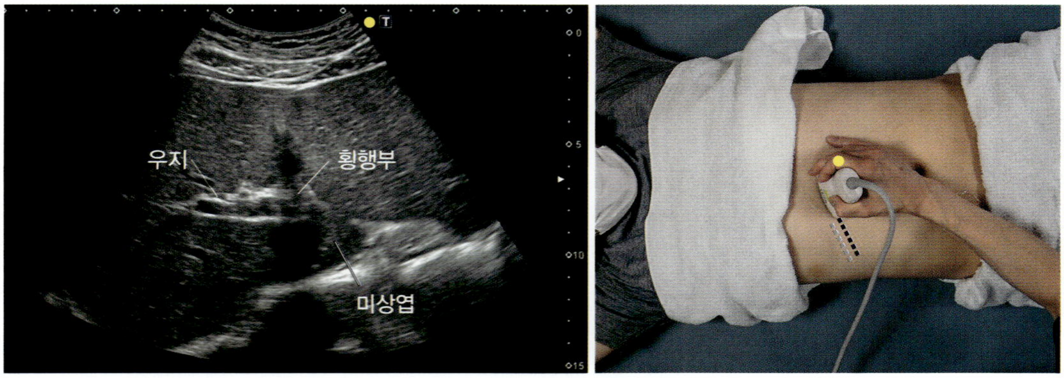

그림 2-6. 심와부 횡스캔 : 외측구역(S2, S3), 내측구역(S4), 문맥좌지 횡행부
(점선 : 틸팅과 슬라이딩으로 그림 2-5와 다른 단면을 묘출)

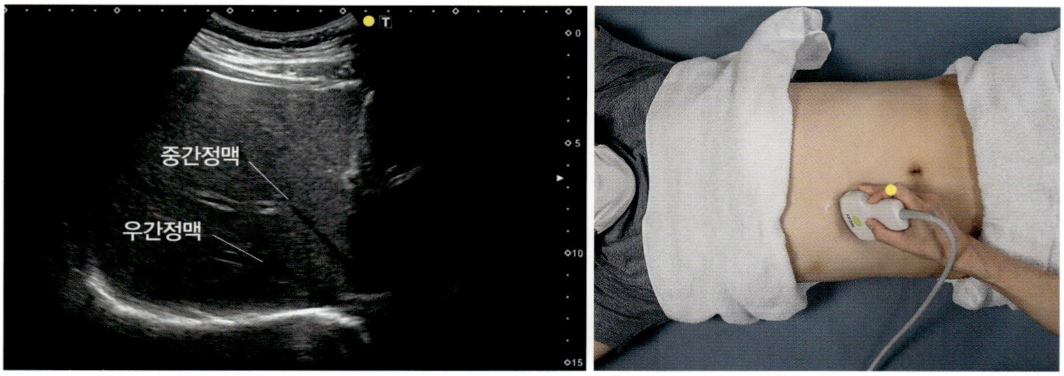

그림 2-7. 우늑골궁하 스캔 : 중간정맥, 우간정맥

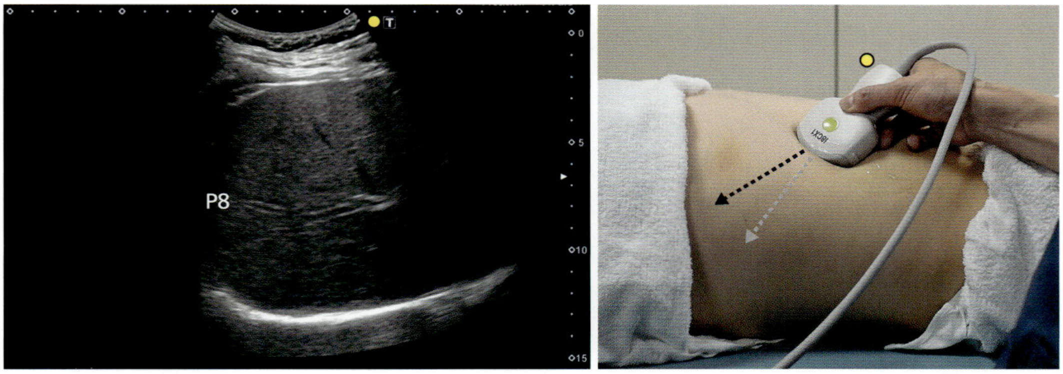

그림 2-8. 우늑골궁하 스캔 : 전구역(S8)

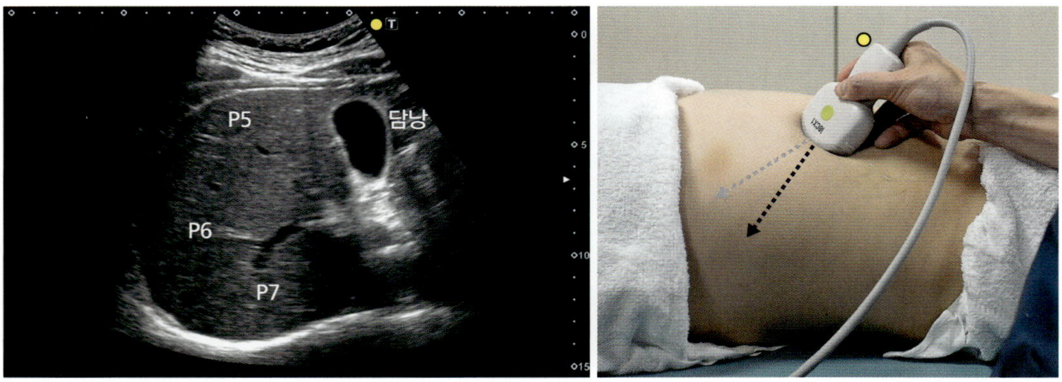

그림 2-9. 우늑골궁하 스캔 : 전구역(S5), 후구역(S6, S7)
(점선 : 틸팅과 슬라이딩으로 그림 2-8과 다른 단면을 묘출)

- 또한, 우엽 하연의 묘출을 보완하기 위해 담낭의 관찰과 같이 늑골궁하에서 세로 방향(약간 비스듬한 방향) 또는 늑골궁에 대해 수직으로 프로브를 대고 늑골궁을 따라 슬라이딩하면서 관찰한다.

우늑간에서 우엽을 관찰한다

- 여기에서는 하위 늑간에서 상위 늑간의 순서로 관찰하기로 한다. 늑골궁하 스캔과는 달리 일반적인 안정호흡으로 충분하다.
- 먼저 하위 늑간을 따라 프로브를 댄다. 늑골이 묘출을 방해하기 때문에 가능한 한 **틸팅**으로 늑골의 뒷면도 관찰한다. 그리고 늑간을 따라 **슬라이딩**한 다음 **틸팅**을 반복한다. 한 늑간에서의 관찰이 끝나면 두측(복측)의 늑간으로 이동하여 동일하게 스캔하면서 관찰한다. 하위 늑간에서 상위 늑간으로 이동하면서 후구역, 우간정맥, 전구역, 중간정맥과 내측구역의 순으로 단면을 쉽게 포착할 수 있다(**그림 2-10~15**).

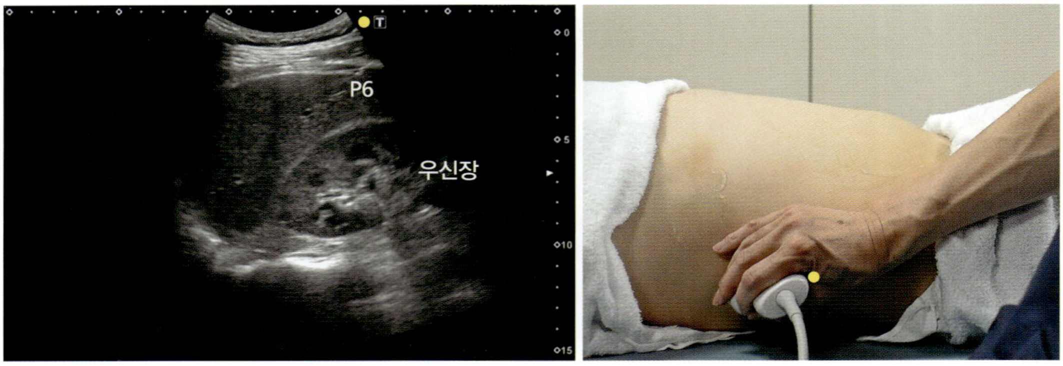

그림 2-10. 우늑간 스캔 : 후구역(S6), 우신장

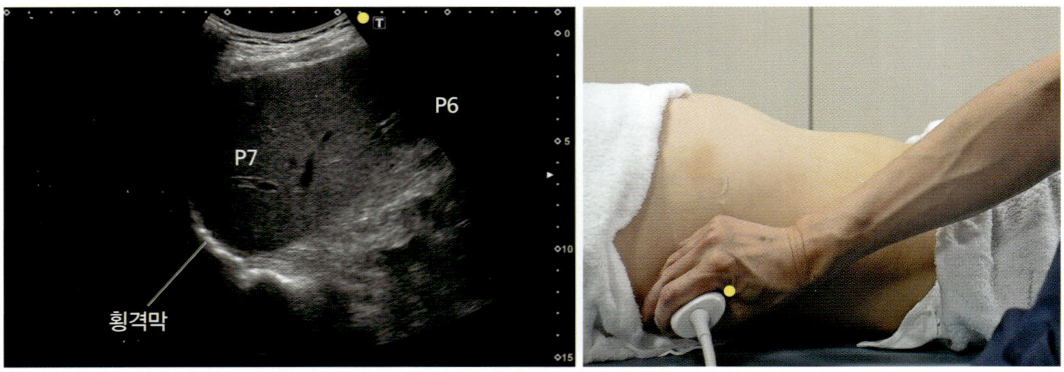

그림 2-11. 우늑간 스캔 : 후구역(S6, S7)

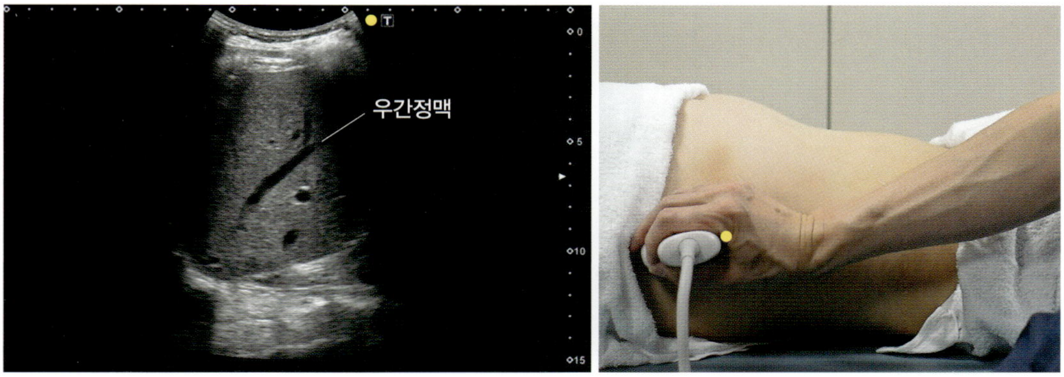

그림 2-12. 우늑간 스캔 : 우간정맥

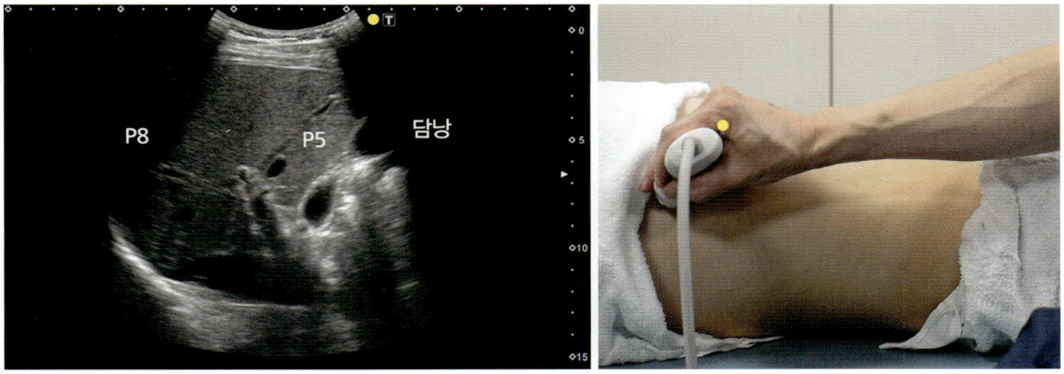

그림 2-13. 우늑간 스캔 : 전구역(S5, S8), 담낭

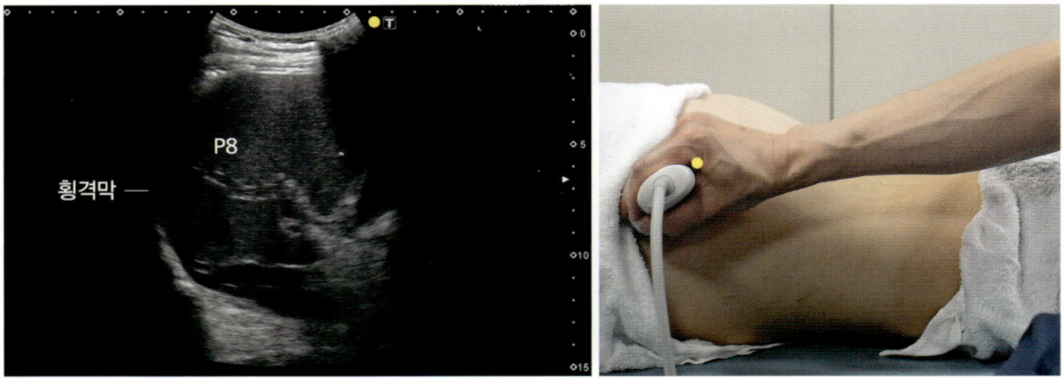

그림 2-14. 우늑간 스캔 : 전구역(S8), 횡격막

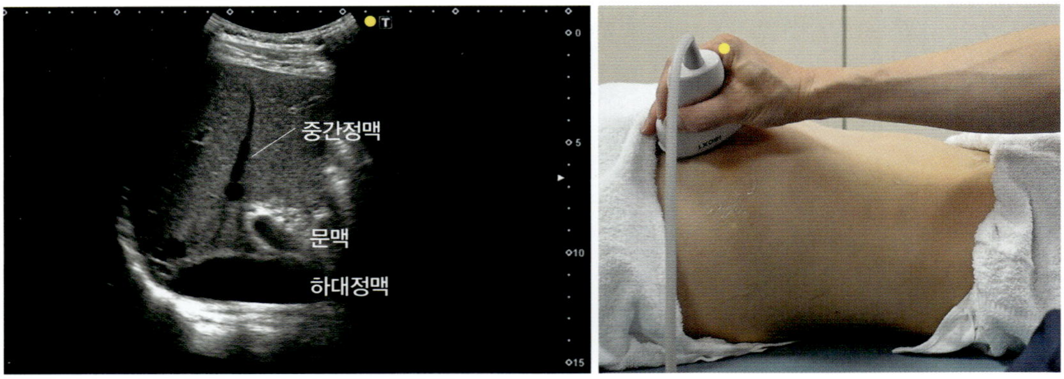

그림 2-15. 우늑간 스캔 : 중간정맥, 하대정맥

좌측 옆으로 누운 자세를 추가한다

- 바로 누운 자세에서 심와부와 우늑골궁하에서 보기 어려운 경우, 좌측 옆으로 누운 자세에서 관찰한다(일반적으로는 루틴으로 행해진다). 앞서 언급한 바와 같이 좌측 옆으로 누운 자세를 취하면 간은 약간 반시계 방향으로 회전하면서 좌측으로 기울어 족측으로 이동하기 때문에, 바로 누운 자세에서 동일하게 프로브를 대었을 때와 비교하면 포착하는 단면이 조금 다르다(그림 2-16).

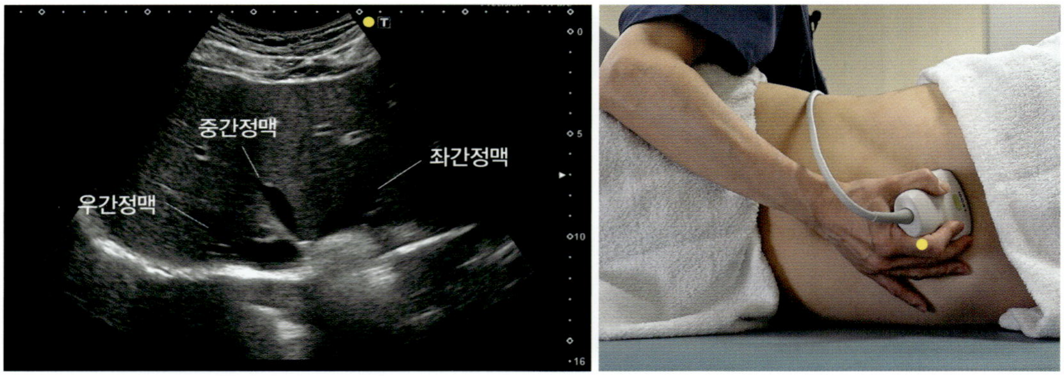

그림 2-16. 좌측 옆으로 누운 자세에서 심와부 횡스캔 : 3개의 간정맥

3. 췌장

체표에서 췌장을 이미지화!

- 그림 3-A를 바탕으로 췌장을 체표에서 이미지화해보자. 또한, 그림 3-B를 바탕으로 췌장과 그 주변과의 위치 관계를 확인한다. '실습편 2-3 췌장'의 그림 5(→137p)도 매우 도움이 되므로 함께 보길 바란다.

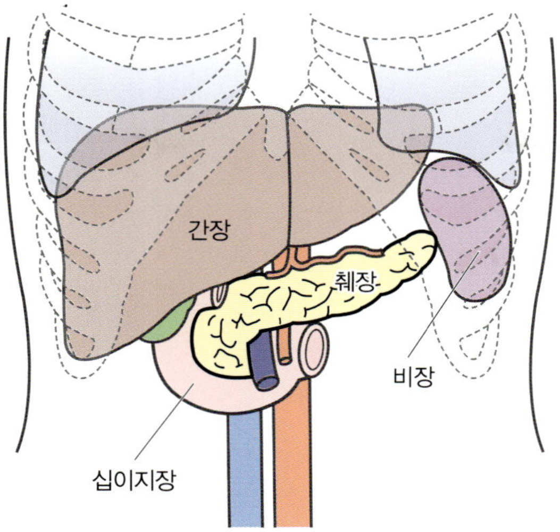

그림 3-A. **체표 정면에서 이미지화한 췌장**

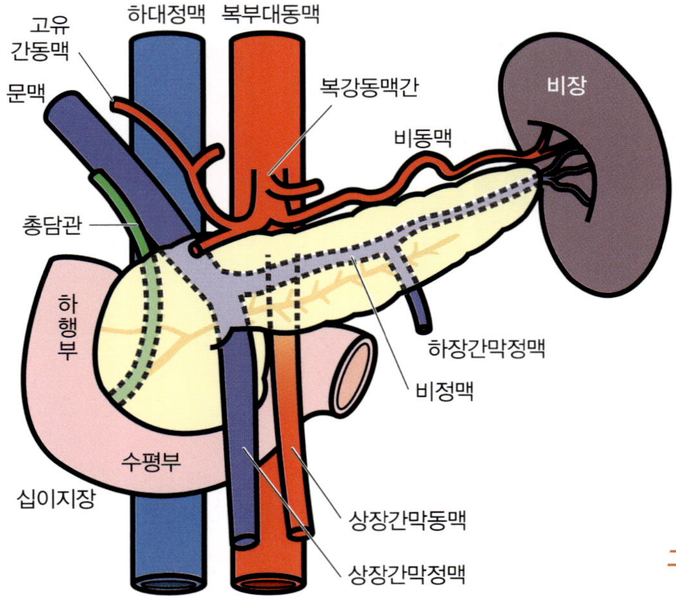

그림 3-B. **정면에서 이미지화한 췌장과 주변 장기**

- 췌장은 후복막강(retroperitoneum)에 있지만, 마른 체형에서 두부 · 체부의 복측은 의외로 체표에서 얕은 위치에 있다. 하지만 췌미부는 배측 깊숙이 위치한다. 초음파 검사 중에는 잊기 쉽지만, **구상돌기(uncinate process)를 포함한 두부는 두미 방향으로 길다.** 두부에서 미부 방향, 즉 췌장의 장축 방향은 두부를 기점으로 하면 약간 좌측 어깨 위로 올라가서 배측으로 향한다. 췌두부(pancreas head)는 십이지장 하행부와 수평부로 둘러싸여 있다. 췌미부 끝은 비문(Hilum of spleen) 부위에 위치하지만 닿지 않는 경우도 많다. 췌장의 두측에 위나 횡행결장(transverse colon)이 위치하는 경우가 많다.

- 여러 가지 써 왔지만, 상상할 수 있듯이 복부초음파에서는 췌장의 관찰이 가장 어렵고, 묘출 기술의 차이가 발생하기 쉽다. 일반적으로 베테랑이라 할지라도 전체를 파악하는 것은 어렵다는 것을 인식해야 한다.
- 가장 문제가 되는 것은 복측에 위치한 위와 횡행결장이다. 가스가 없으면 양자를 통해 췌장을 묘출할 수 있는 경우도 있지만, 많은 경우는 내부의 가스가 췌장 묘출을 방해한다. 양자를 어떻게 피해서 초음파 빔을 입사시키는가가 심와부에서 췌장 묘출의 최대 포인트이다.
- 입사 부위의 후보로는 위(전정부)의 두측, 위와 횡행결장 사이, 횡행결장의 족측(결장의 안쪽을 들여다보듯)을 들 수 있지만, 췌장과의 위치 관계는 개인차가 크다.[3)] 미리 **심와부에서 종단면으로 췌장과 위·횡행결장과의 관계성을 확인**해 두면 적절한 입사 부위의 오리엔테이션이 용이하다(**그림 3-1**).

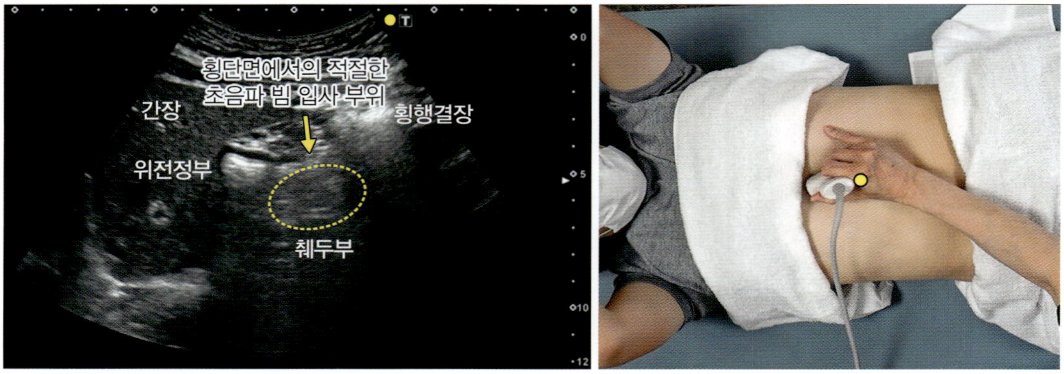

그림 3-1. 심와부 종(경사단면)스캔 : 췌장과 위전정부 · 횡행결장과의 관계
(개인차가 크다는 점에 유의)

스캔의 실제 — 동영상 시청도!

심와부에서 췌장을 관찰한다

- 호흡은 안정호흡으로 좋으나, 약간의 호흡 조정으로 보기가 쉬워질 수 있다. 췌장은 주위 장간막 지방조직과의 경계가 불분명한 경우가 많다. 비정맥의 장축상은 쉽게 동정할 수 있으므로 심와부의 횡단면에서 비정맥을 동정하고, **비정맥에 접하여 복측에 있는 췌장**을 관찰하면 된다. 소화관 가스를 피하거나 프로브와 췌장과의 거리를 다소 짧게 하기 위해 압박을 가하면서 **틸팅**과 **슬라이딩**으로 가시범위를 스캔한다. 췌미부는 약간 좌늑골궁하에서 관찰해도 좋다(**그림 3-2~4**).
- 다음으로 **시계 방향으로 회전**하여 종단면에서 관찰한다. **틸팅**과 **슬라이딩**으로 췌두부 우연, 문맥/상장간막정맥 주위의 췌두부와 구상돌기, 췌체부 · 미부를 관찰한다. 췌장도 두 방향으로 관찰하는 습관을 들인다(**그림 3-5, 6**).

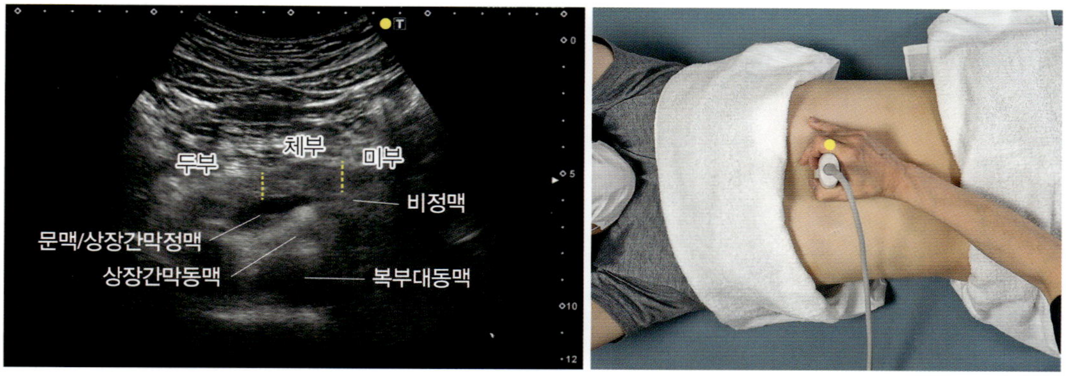

그림 3-2. 심와부 횡스캔 : 췌두부 · 체부 중심

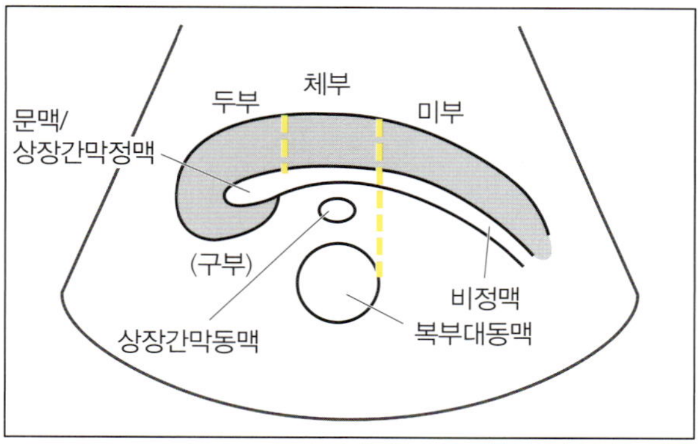

그림 3-3. 췌장 초음파 소견의 모식도

췌구부(췌장 구상돌기)는 췌두부에 포함된다. 췌두부와 체부의 경계는 문맥/상장간막정맥의 좌측연, 췌체부와 미부의 경계는 복부대동맥의 좌측연이 된다.

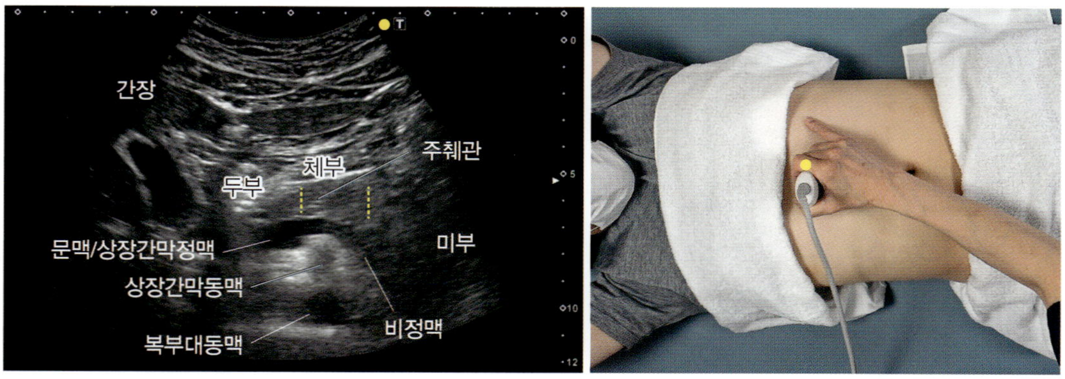

그림 3-4. 심와부 횡스캔 : 췌체부 · 미부 중심, 주췌관

췌장의 web 동영상은 여기 ▶
그림 3-1~8에 해당

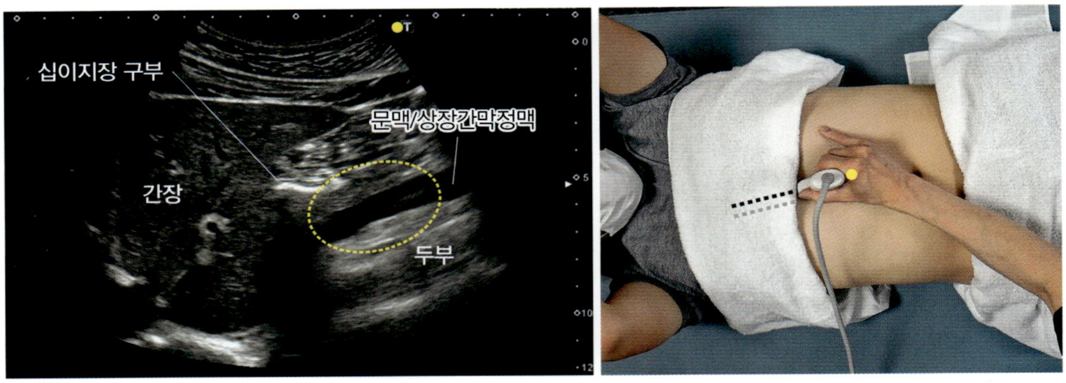

그림 3-5. 심와부 종(경사단면)스캔 : 췌두부, 문맥/상장간막정맥

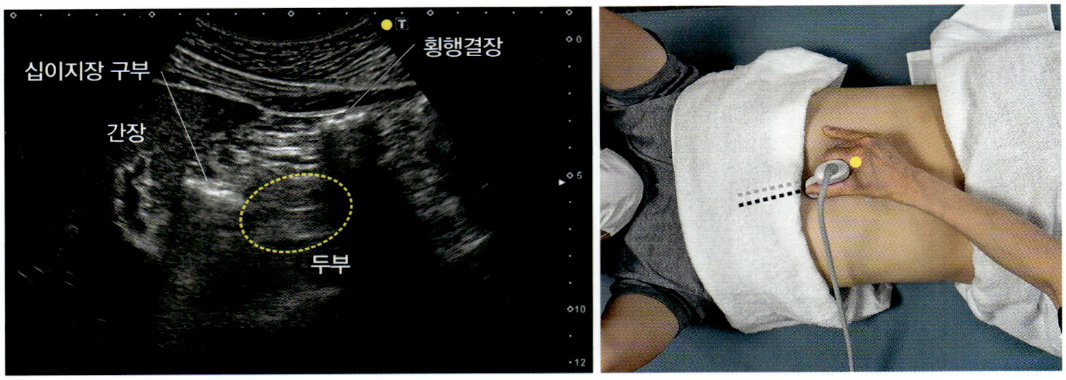

그림 3-6. 심와부 종(경사단면)스캔 : 췌두부(우외측)
(점선 : 틸팅과 슬라이딩으로 그림 3-5와 다른 단면을 묘출)

좌늑간에서 췌미부를 관찰한다

- 췌미부는 비문부까지 뻗어 있는 경우가 많다. 먼저 배측의 좌늑간에서 비장을 묘출한다. 늑간에서 **틸팅**하여 다양한 단면을 포착하면서 비문부에서 화면 심부에 걸쳐 췌미부가 있는지 찾는다.
- 단, 여기에서도 췌미부는 주위와의 경계가 불분명하여 오리엔테이션이 어려운 경우가 많다. 컬러 도플러(혈류는 멀어지므로 파란색으로 표시)를 병용하면서 비정맥을 동정하고, **비정맥에 접하여 족측에 있는 췌미부**를 관찰하면 된다(그림 3-7).

앉은 자세를 추가한다

- 심와부에서 췌장이 잘 보이지 않을 때는 횡행결장이 방해가 되는 경우가 많은데, 이때는 앉은 자세가 효과적이다. 앉은 자세가 되면 횡행결장이 족측으로 이동한다(그림 3-8). 단, 비만으로 하복부가 나온 환자에서는 안타깝지만 이동이 어렵다.

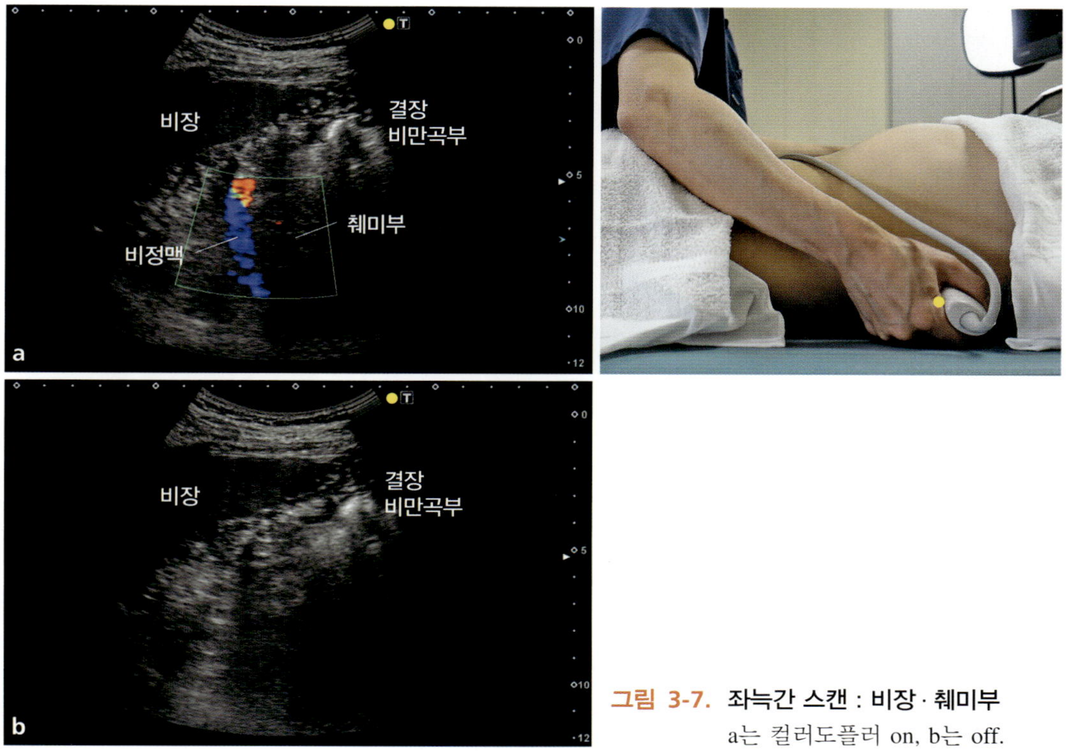

그림 3-7. 좌늑간 스캔 : 비장 · 췌미부
a는 컬러도플러 on, b는 off.

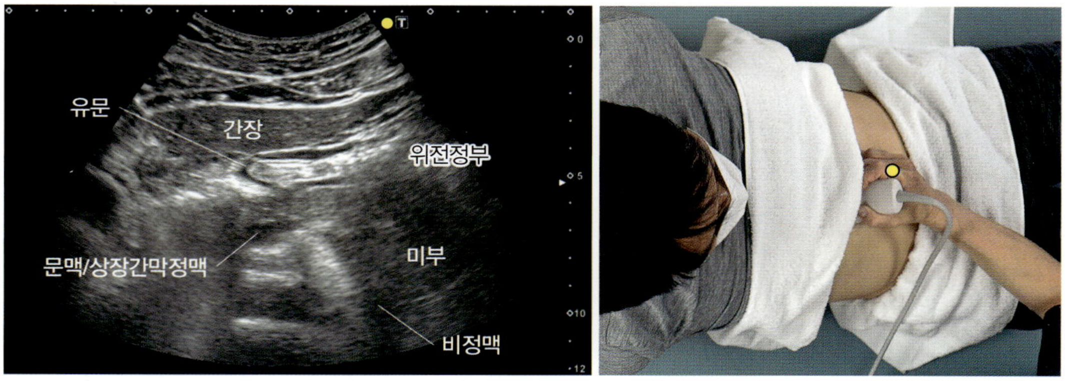

그림 3-8. 앉은 자세에서 심와부 횡스캔

음수를 시도한다

- 췌장이 도저히 보이지 않는 경우에는 음수법을 시도해 볼 수 있다. 발상을 전환하여 위에 저류된 액체를 통해 췌장을 관찰하는 것이다. 음수한 액체를 위전정부에 모으기 위해서는 우측 옆으로 누운 자세를 취하면 된다(그림 3-9).

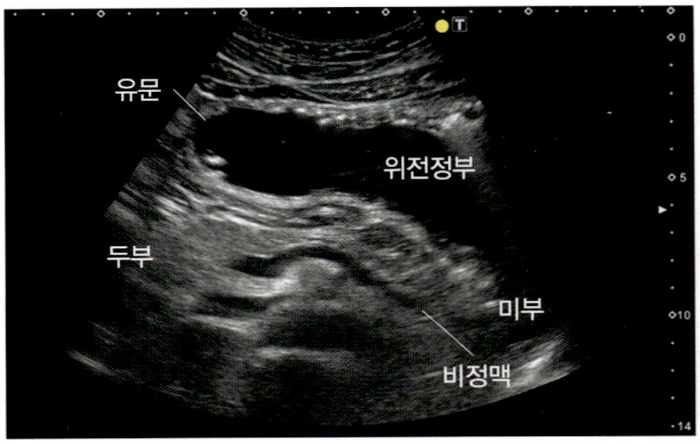

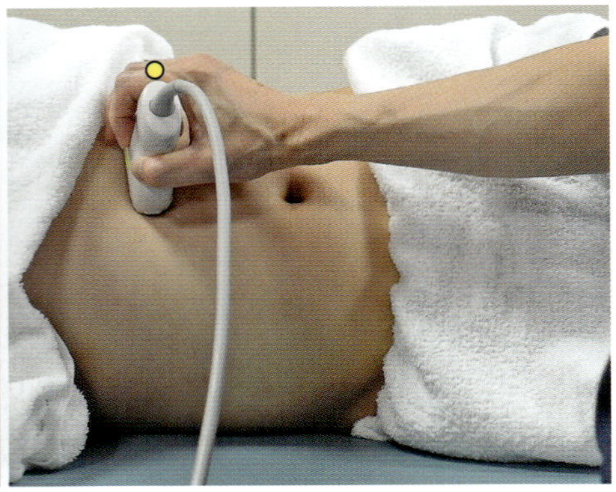

그림 3-9. 음수 후 우측 옆으로 누운 자세에서 심와부 횡스캔

4. 비장

체표에서 비장을 이미지화!

- **그림 4-A, B**를 바탕으로 비장을 체표에서 이미지화해보자.
- 비장은 흉곽으로 완전히 덮여 있다. 횡격막에 접하고 횡격막과 좌신 사이에 위치한다. 비장의 상부 외측과 후면은 폐로 덮여 있다. 전우측에 위저부가 있다. 비문부에는 췌미부가 뻗어 있다.
- 폐가 덮고 있는 횡격막하 등은 에코로 묘출하기 쉽지 않을 수 있다.

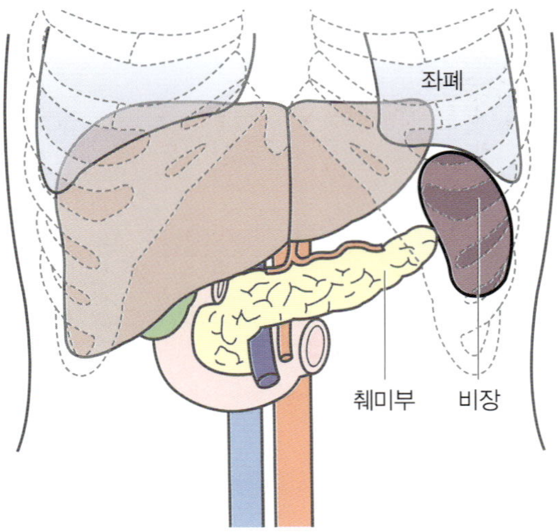

그림 4-A. 체표 정면에서 이미지화한 비장

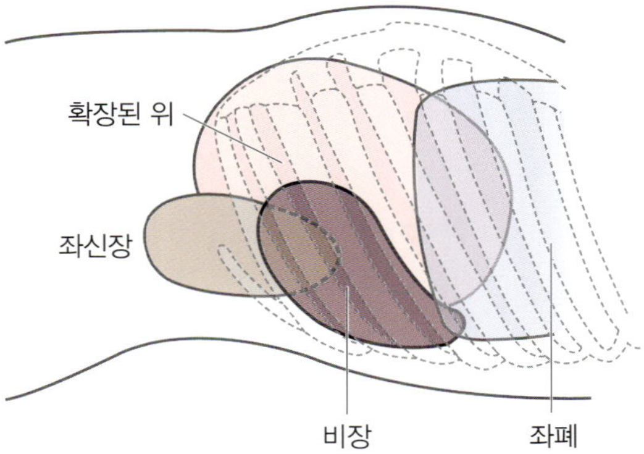

그림 4-B. 체표 좌측면에서 이미지화한 비장

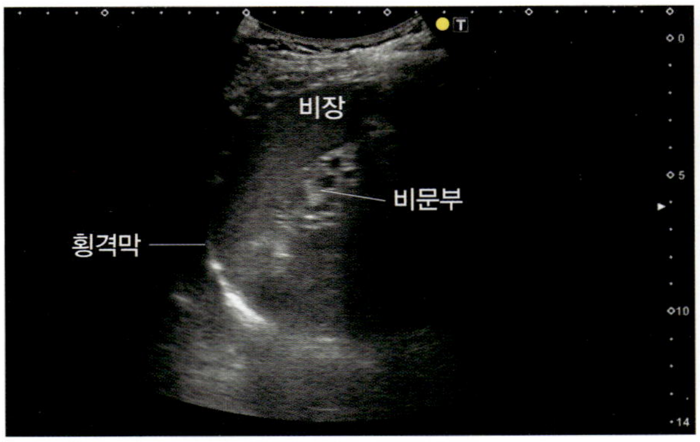

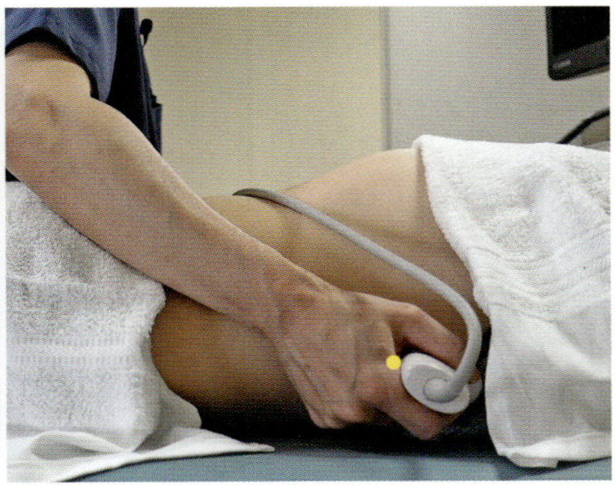

그림 4-1. 좌늑간 스캔 : 비장

스캔의 실제 — 동영상 시청도!

좌늑간에서 비장을 관찰한다

- 기본적으로 바로 누운 자세에서 안정호흡을 하면 된다. 먼저 배측의 좌늑간을 따라 프로브를 대고 슬라이딩하면서 비장을 찾고, 비장이 나오면 **틸팅**하여 최대한 비장 전체를 관찰한다. 프로브를 늑간을 따라 대는 것뿐만 아니라 필요에 따라 늑간에 약간의 **회전**을 가하면 된다. 비장을 계측하는 경우에는 비문부를 묘출하여 비장이 가장 크게 묘출되도록 조정한다(**그림 4-1**).
- 비장에 대해서는 좌우 반대로 표시하는 기관이 있음을 덧붙여둔다.
- 비장을 통해 초음파 빔을 약간 복측으로 향하게 하면 액체가 저류된 위저부를 관찰할 수 있다(**그림 4-2**).

비장의 web 동영상은 여기 ▶
그림 4-1~2에 해당

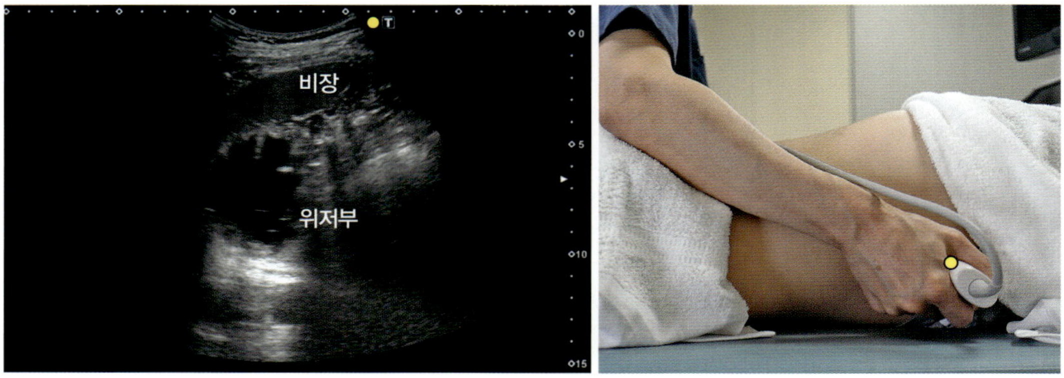

그림 4-2. 좌늑간 스캔 : 비장, 액체가 저류된 위저부

5. 소화관

체표에서 소화관을 이미지화!

- 검사실의 복부초음파에서는 소화관 평가가 생략되는 경우가 많다. 그 이유는 정상에서는 벽이 얇고, 관강 내 가스의 영향도 있어 스크리닝이나 검진에 적합하지 않기 때문이다. 그러나 **병적인 소화관은 벽이 두꺼워지고, 내강에 액체가 저류**되므로 초음파에 (매우) 적합한 조건이 된다. 이것이 복부초음파에서 실질 장기와 크게 다른 점이다.
- 꼭 소화관 초음파를 마스터하여 복통(급성 복통)의 평가 등에 도움이 되었으면 한다.
- 정상에서는 평가하기 어려운 부위가 많지만, 복부의 소화관은 모두 초음파의 대상이 될 수 있다. 그림 5-A(십이지장은 그림 3-A, B 참조)에서 체표로부터 소화관을 이미지화할 때, 에코상의 포인트를 순서대로 설명한다.
- 위에서는 복부 식도~분문부와 위전정부가 초음파로 평가하기 쉽다. 복부 식도~분문부는 간좌엽 배측 깊숙이 위치한다. 일반적으로 위전정부는 간좌엽 하연의 배측·족측에 위치한다. 위저부~체부는 비장의 전우측에 있다. 위전정부에서 우측으로 유문(pyloric), 십이지장 구부(duodenal bulb)가 있다.
- 십이지장 하행부와 수평부는 췌두부를 둘러싸듯이 주행한다. 십이지장 수평부는 복부대동맥과 상장간막동맥에 끼어 있다.
- 대략적으로 공장(jejunum)은 좌상복부, 회장(ileum)은 우하복부 중앙에 있다.
- 상행결장과 하행결장은 후복벽에 접해 가동성이 떨어지며, 일반적으로 복강에 있는 소화관의 최외측·최배측에 위치한다. 횡행결장과 S자결장(sigmoid colon)은 가동성이 풍부하고, 변형이 많다.
- 항문 측의 직장은 방광과 전립선의 배측에 위치한다.
- '실습편 2-5 소화관'에서의 '소화관의 초음파 정리'(→156p)를 함께 확인해주기 바란다.

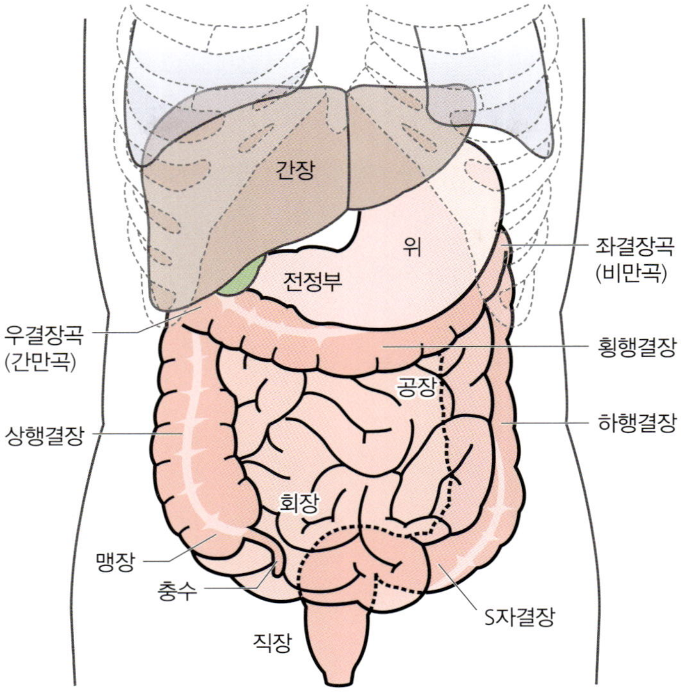

그림 5-A. 체표 정면에서 이미지화한 소화관(십이지장은 그림 3-A, B 참조)

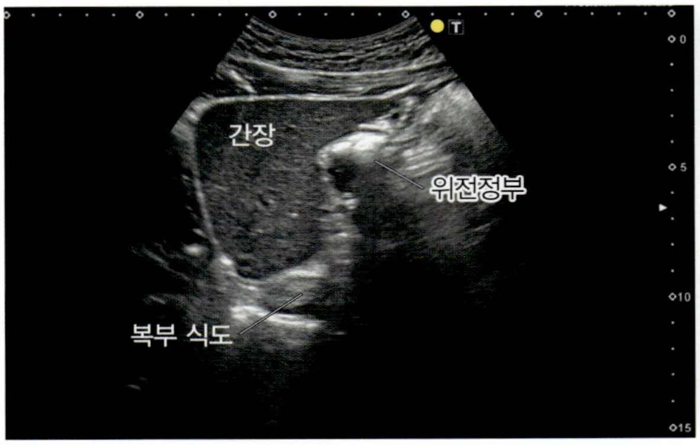

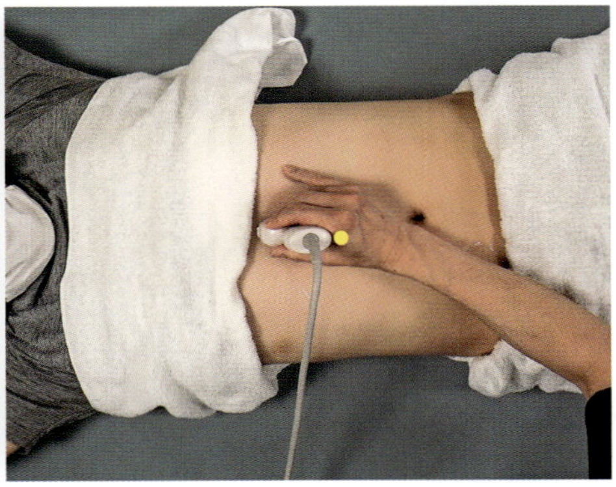

그림 5-1. 심와부 종(경사단면)스캔 : 복부 식도, 위전정부

스캔의 실제 — 동영상 시청도!

복부 식도와 위전정부를 관찰한다

- 심와부의 종단에서 약간 경사단면으로, 복부 식도~분문부는 간좌엽 배측 깊숙이 위치한다. 위전정부는 간좌엽 하연의 배측 또는 족측에 위치한다(그림 5-1).
- 반시계 방향으로 회전하면 위전정부에서 유문륜(pyloric ring), 십이지장 구부가 연속적으로 관찰된다(그림 5-2).

위전정부의 web 동영상은 여기 ▶
그림 5-1~4에 해당

• 음수하고 우측 옆으로 누운 자세를 취하면 전정부에서 유문부에 걸쳐 액체로 확장되어 관찰하기 쉬워진다. 위벽의 구조를 쉽게 이해할 수 있고, 배측에 있는 췌장도 잘 보인다(그림 5-3, 4).

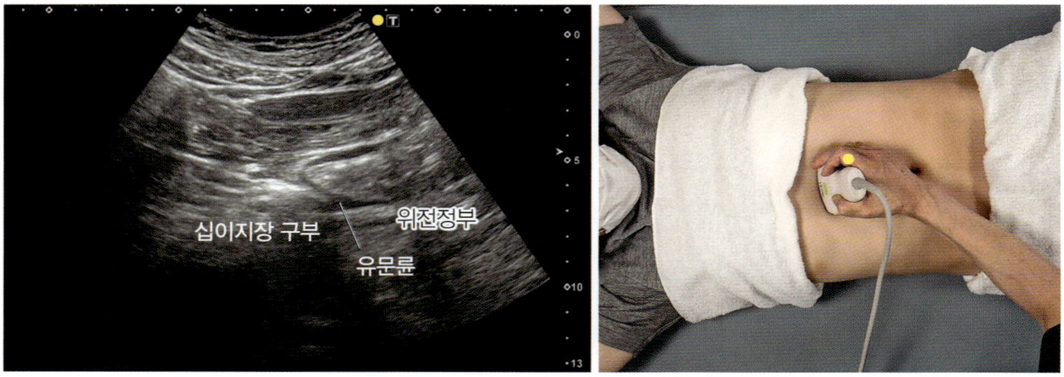

그림 5-2. 심와부 횡스캔 : 위전정부~십이지장 구부

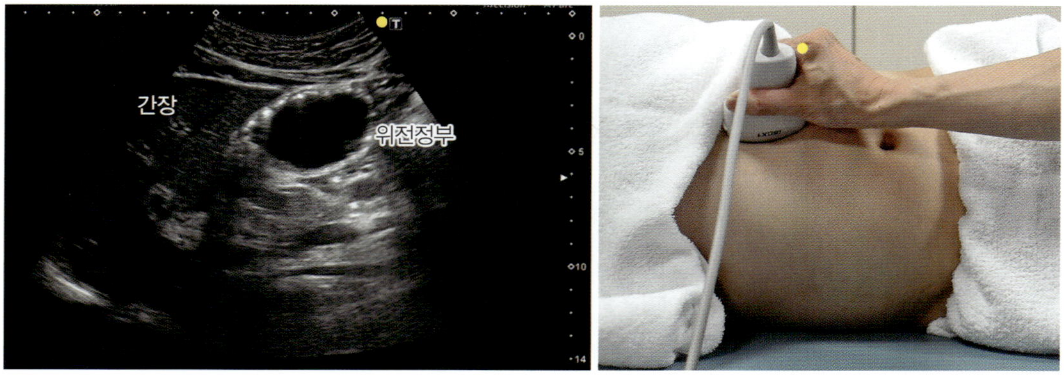

그림 5-3. 음수하고 우측 옆으로 누운 자세에서 심와부 종(경사단면)스캔 : 위전정부

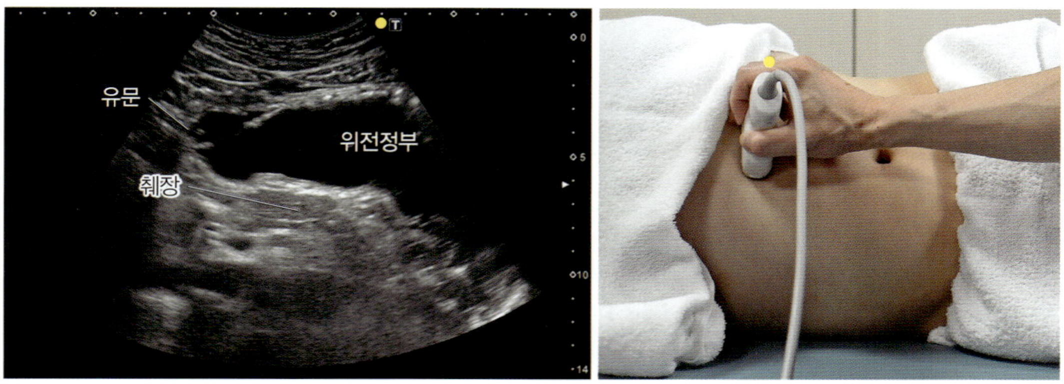

그림 5-4. 음수하고 우측 옆으로 누운 자세에서 심와부 횡스캔 : 위전정부

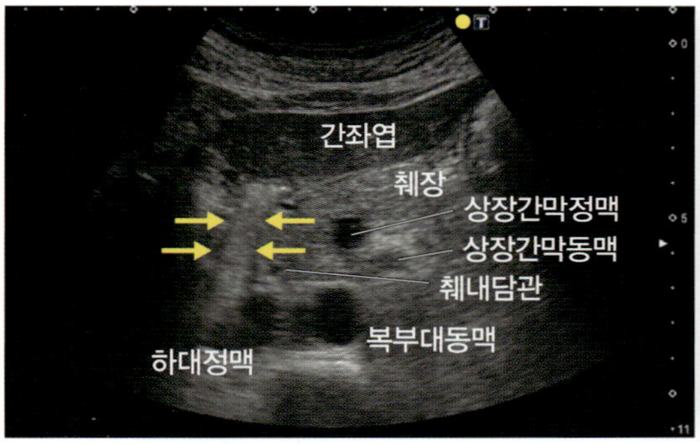

그림 5-5. 복부 횡스캔 : 십이지장 하행부(⇨)

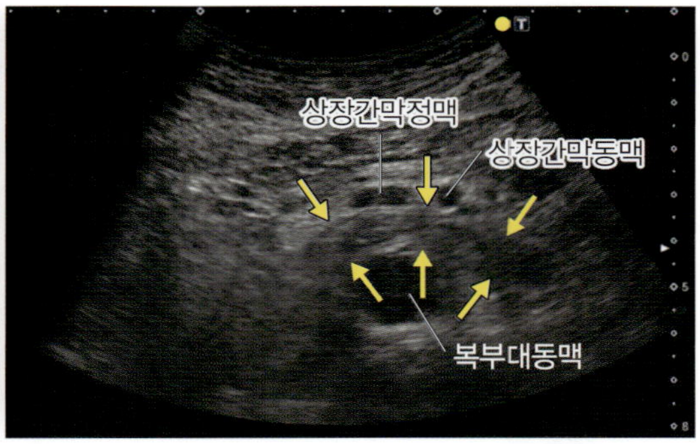

그림 5-6. 복부 횡스캔 : 십이지장 수평부(⇨)

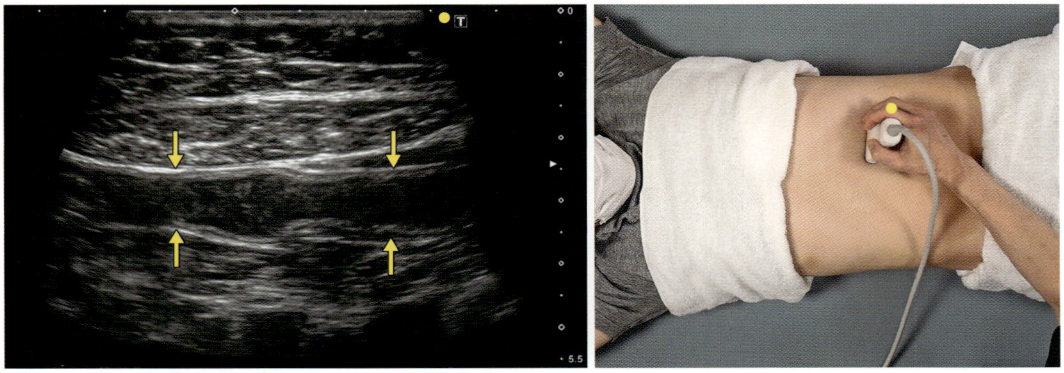

그림 5-7. 공장의 장축단면(⇨)(고주파 리니어 프로브)

십이지장을 관찰한다

- 십이지장 구부는 위전정부 항목(그림 5-2)을 참고한다. 십이지장 하행부는 췌두부를 둘러싸고 주행하므로 횡스캔으로 췌두부에 접하는 영상을 확인한다. 조건이 좋으면 원위담관(췌내담관)이 십이지장에 합류하는 부근도 관찰할 수 있다(그림 5-5).
- 십이지장 수평부는 복부대동맥과 상장간막동맥 사이를 통과하므로 그것들을 표식으로 동정한다(그림 5-6). 그 두측에서는 좌신정맥도 동일하게 주행한다.

소장을 관찰한다

- 정상 소장은 에코로 포착하기 어려우므로 처음부터 리니어 프로브로 관찰해도 좋다. 공장은 윤상주름(Kerckring fold)이 밀집되어 있어 고주파 프로브를 사용하면 어느 정도 관찰할 수 있다. 전체 길이의 추적은 어렵다(그림 5-7, 8).
- 장폐색으로 인해 액체로 확장되면, 공장은 오리엔테이션을 하기 쉬워지고, 윤상주름에 의한 key-board sign이 관찰된다(→158p).
- 회장은 윤상주름이 눈에 띄지 않는다. 마찬가지로 전체 길이의 추적은 어렵다(그림 5-9, 10).

십이지장의 web 동영상은 여기 ▶
그림 5-5~6에 해당

소장의 web 동영상은 여기 ▶
그림 5-7~10에 해당

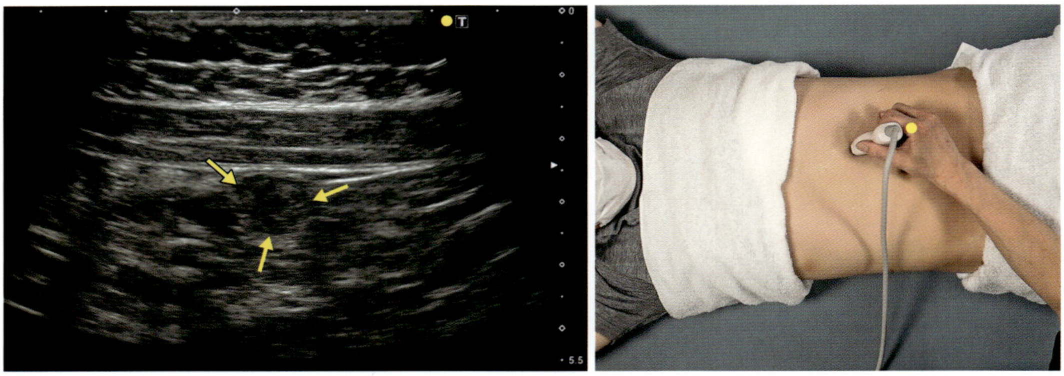

그림 5-8. 공장의 단축단면(⇨)(고주파 리니어 프로브)

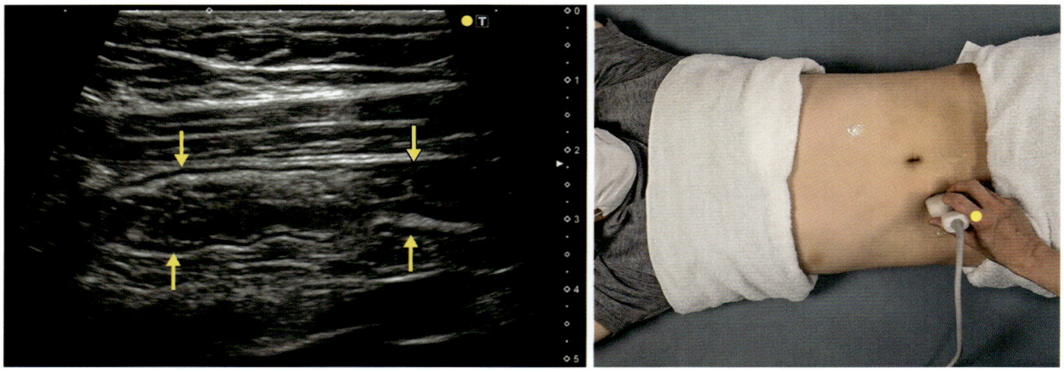

그림 5-9. 회장의 장축단면(⇨)(고주파 리니어 프로브)

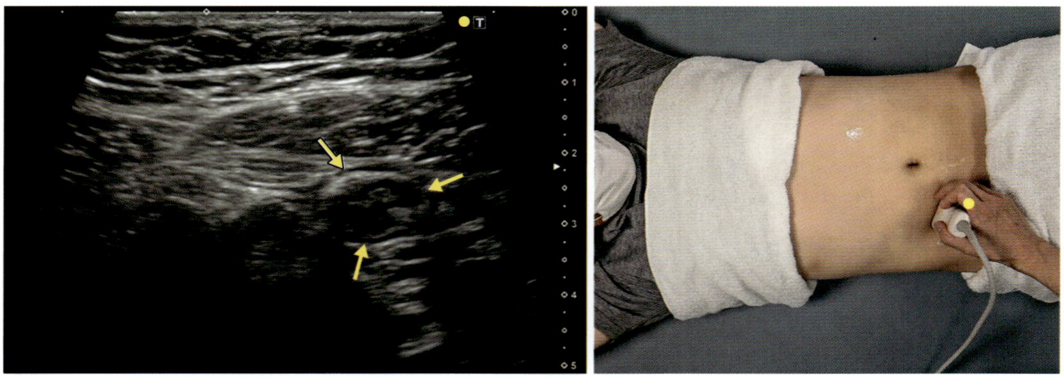

그림 5-10. 회장의 단축단면(⇨)(고주파 리니어 프로브)

상행결장을 관찰한다

- 결장은 단축단면을 먼저 포착하는 것이 이해하기 쉽다. 복부 우측을 횡단하도록 프로브를 대고, 우외측으로 **슬라이딩**해가면 상행결장(ascending colon)의 단축단면을 동정할 수 있다. 휘도가 높은 것은 결장 내의 (변괴에 포함된) 가스 때문이다(**그림 5-11**).
- 단축단면에서 두측으로 **슬라이딩**하여 간으로 접근해 간다. 간만곡부가 늑골 뒤쪽에 있으면 심흡기에 족측으로 이동시켜 관찰하기 쉽도록 한다. 한편, 단축단면에서 족측으로 **슬라이딩**하여 가스상이 없어지는 곳이 맹장의 선단부이다. 조금 두측으로 **슬라이딩**하여 되돌리면 회장 말단이 결장 가스 속으로 들어가는 곳이 있는데, 그곳이 회맹부(ileocecal)이다(**그림 5-12**). 참고로 점막하층(submucosal layer)이 경미하게 비후되고, 회맹판(Bauhin valve)의 접힘을 쉽게 알 수 있는 회맹부의 동영상을 첨부한다.
- 상행결장의 장축단면에서는 결장팽기(haustra)를 쉽게 알 수 있다. 화면 우측에 맹장 선단이 보인다. 대장의 가스상 속에 보이는 것이 회맹판이다(**그림 5-13, 14**).

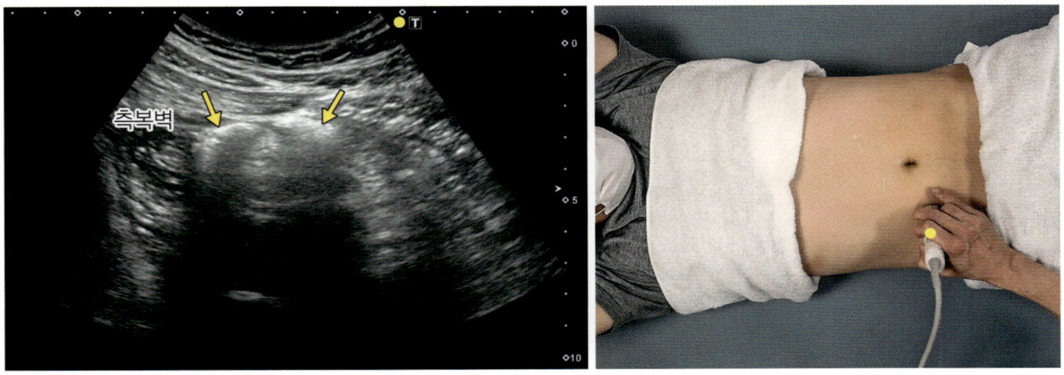

그림 5-11. 상행결장의 단축단면(⇨)

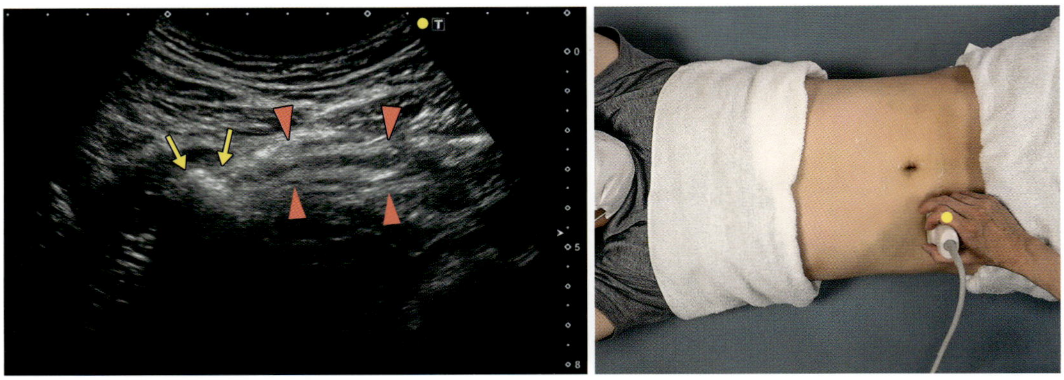

그림 5-12. 회맹부(⇨)와 회장 말단(▶)

상행결장의 web 동영상은 여기 ▶
그림 5-11~14에 해당

회맹부의 web 동영상은 여기 ▶

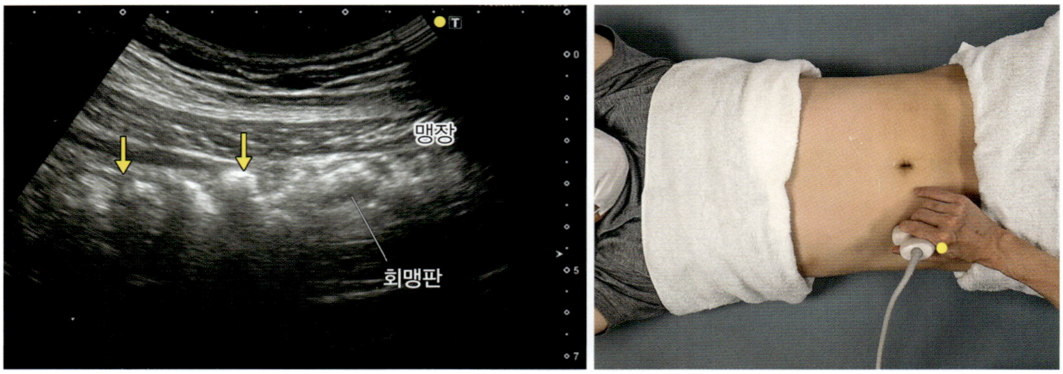

그림 5-13. 상행결장의 장축단면(⇨)

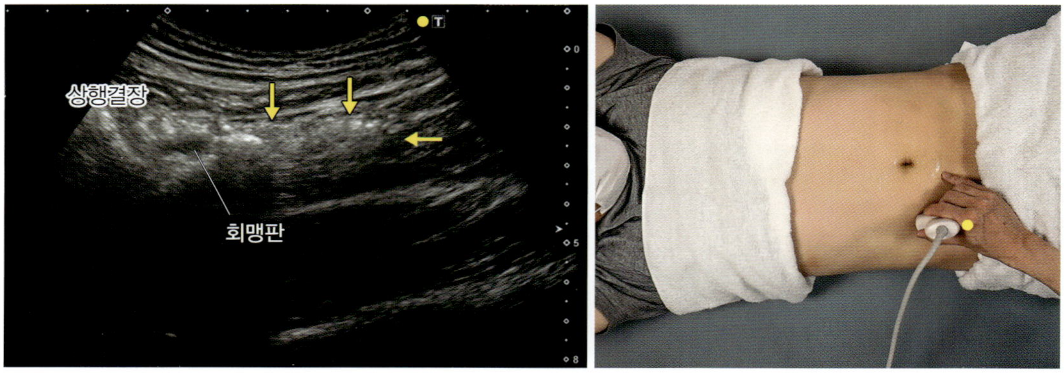

그림 5-14. 맹장의 장축단면(⇨)

충수를 관찰한다

- 정상 충수의 동정은 쉽지 않으며, 체계적 스캔이 권장된다. 앞서 언급한 바와 같이, 먼저 상행결장, 회맹부(판), 회맹부, 회장 말단 그리고 맹장을 동정한다. 리니어 프로브로 전환하여 회장 말단에서 회맹부를 확인하고, 천천히 족측으로 **슬라이딩**하여 맹장을 묘출 후, 적당히 **압박**하면서 주의 깊게 관찰하면 회장 말단과 거의 같은 측에 충수 이행부[근부(root)]를 동정할 수 있다. 충수 이행부는 회맹판처럼 접혀 있지 않다(**그림 5-B**).
- 그 후 충수 전체를 파악하게 되는데, 충수 맹단부의 위치는 다양하므로 적당한 압박을 가하면서(graded compression technique), 천천히 **슬라이딩**과 **회전**을 구사하여 맹단부를 향해 추적한다.
- 초음파로 관찰하면 잘 알 수 있지만, 연동이 있는 회장과 달리 충수는 연동이 부족하다(**그림 5-15~17**)
- 정상 충수를 포착하는 것은 쉽지 않지만, 초음파로 급성 충수염을 정확하게 진단하는 것은 특히, 충수염을 배제하기 위해 필요한 기술이다. 충수염으로 충수 직경이 크면 에코로 (비교적) 포착하기 쉬우며, POCUS에서는 처음부터 압통점에 의존하여 관찰해도 좋다(→155p).

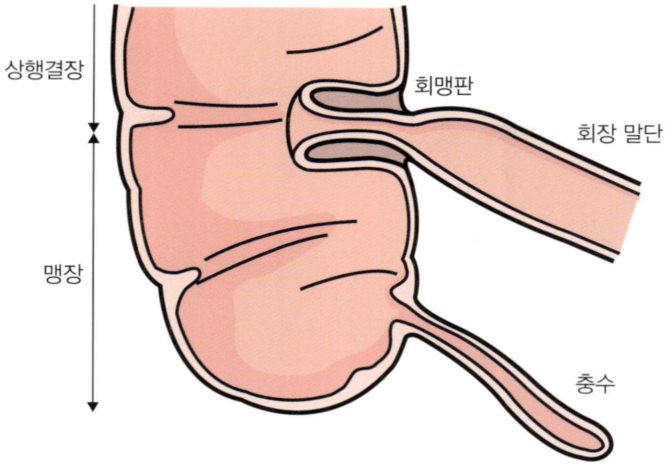

그림 5-B. 회장 말단, 회맹판, 충수, 맹장

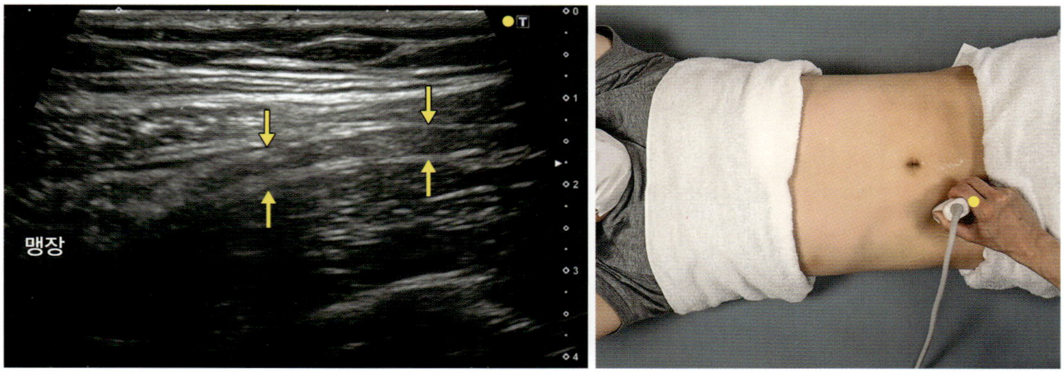

그림 5-15. 충수의 장축단면(⇨)(고주파 리니어 프로브)

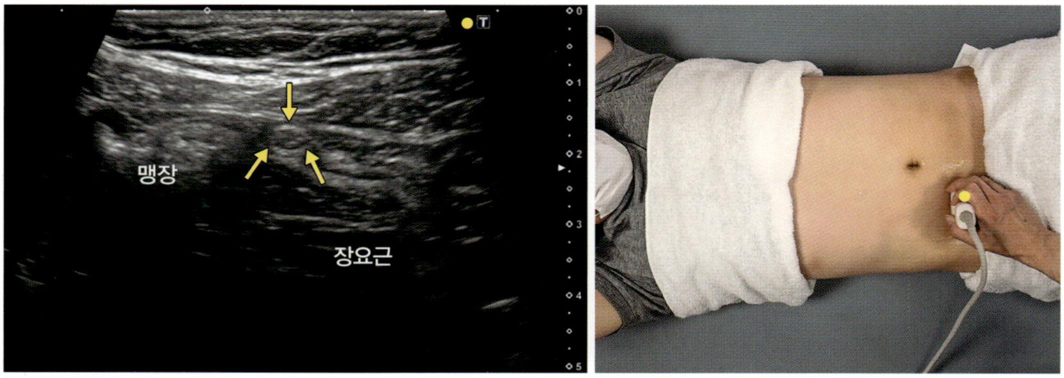

그림 5-16. 충수 근부의 단축단면(⇨)(고주파 리니어 프로브)

충수의 web 동영상은 여기 ▶
그림 5-15~17에 해당

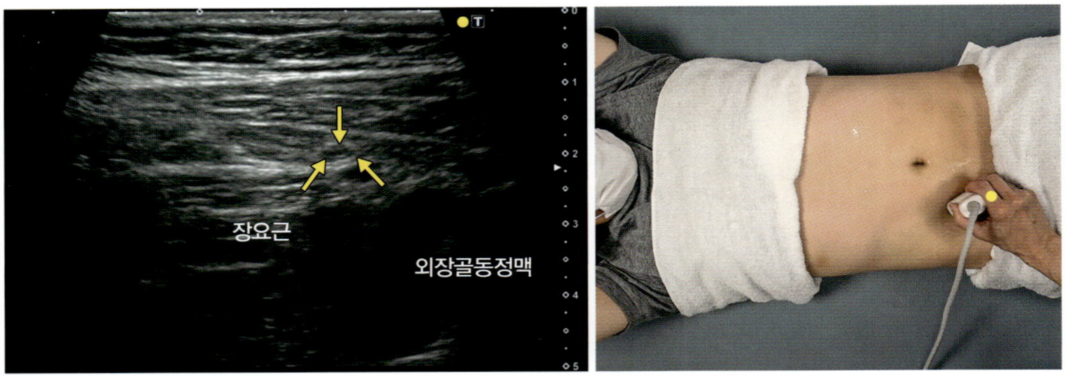

그림 5-17. 충수 맹단측의 단축단면(⇨)(고주파 리니어 프로브)

횡행결장을 관찰한다

- 심와부에 세로 방향으로 프로브를 대고, 먼저 간좌엽을 묘출해도 좋다. 족측으로 **슬라이딩**하면서 위전정부를 확인한 후, 그 족측에 위치한 횡행결장의 횡단면(단축단면)을 정확하게 포착한다(**그림 5-18**).
- 횡행결장의 위치(높이)는 개인차가 크다. 단축단면을 유지한 채 우측으로 **슬라이딩**하고, 약간 **틸팅**도 가하여 늑골의 뒤쪽에 있는 간만곡부(hepatic flexure, HF)를 관찰한다. 또한, 좌측으로 **슬라이딩**하고 마찬가지로 약간 **틸팅**도 가하여 늑골의 뒤쪽에 있는 비만곡부(splenic flexure, SF)를 관찰한다.
- 심와부로 돌아와서 프로브를 **반시계 방향으로 회전**시켜 횡행결장의 종단면을 관찰한다. 결장팽기(haustra)를 볼 수 있다(**그림 5-19**).

하행결장 · S자결장을 관찰한다

- 복부 좌측을 횡단하도록 프로브를 대고, 좌외측으로 **슬라이딩**하면 하행결장(descending colon)의 단축단면을 동정할 수 있다(**그림 5-20**).
- 단축단면에서 두측으로 **슬라이딩**하여 비장에 가깝게 댄다. 비만곡부가 늑골의 뒤쪽에 있으면 심흡기에 족측으로 이동시켜 관찰하기 쉽도록 한다. 한편, 단축단면에서 족측으로 **슬라이딩**하면 골반부에서 내측으로 이행하는 곳이 있는데, 이곳이 S자결장 이행부가 된다. S자결장은 고정되어 있지 않기 때문에 그 위치는 개인차가 커서 추적이 쉽지 않다(**그림 5-21**).
- **회전**하여 하행결장의 장축단면을 묘출한다. 제시된 영상에서는 결장팽기(haustra)가 뚜렷하지만, 일반적으로 하행결장은 상행결장만큼 결장팽기가 눈에 띄지 않는 경우가 많다. S자결장과 함께 제시한다(**그림 5-22, 23**).

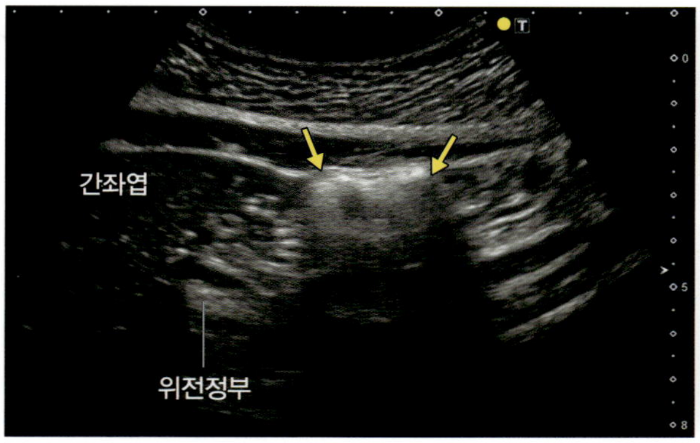

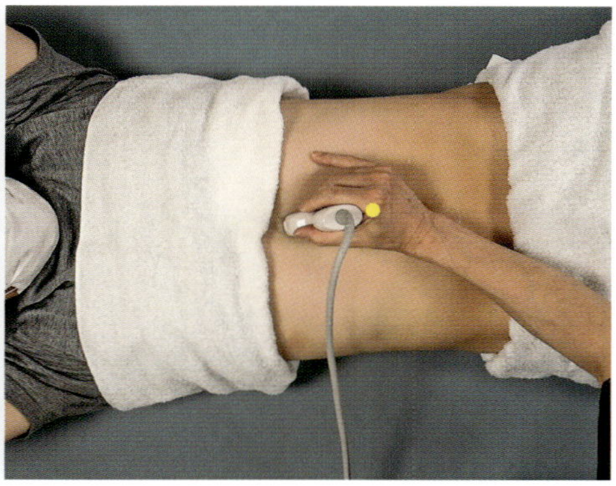

그림 5-18. 횡행결장의 단축단면(⇨)

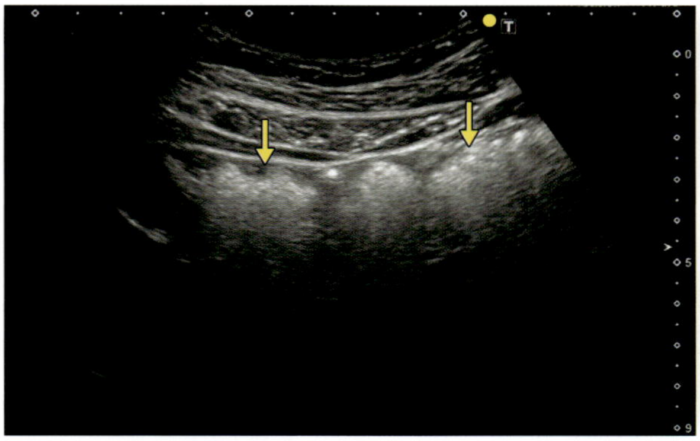
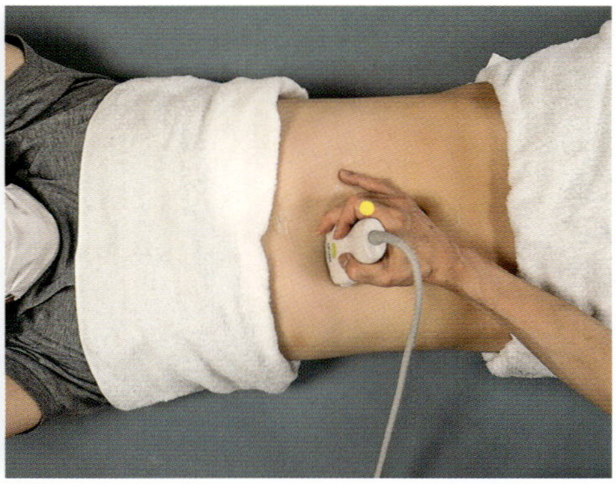

그림 5-19. 횡행결장의 장축단면(⇨)

직장을 관찰한다

- 먼저 횡단면을 묘출한다. 방광과 전립선이 보이고, 다소 알기 어렵지만 그 배측에 직장이 보인다(그림 5-24).
- **시계 방향으로 회전**하여 장축단면을 확인한다. 다소 알기 어렵지만 전립선의 배측에 직장이 있다(그림 5-25).
- 직장에 변괴가 있으면 쉽게 인식할 수 있다.

횡행결장의 web 동영상은 여기 ▶
그림 5-18~19에 해당

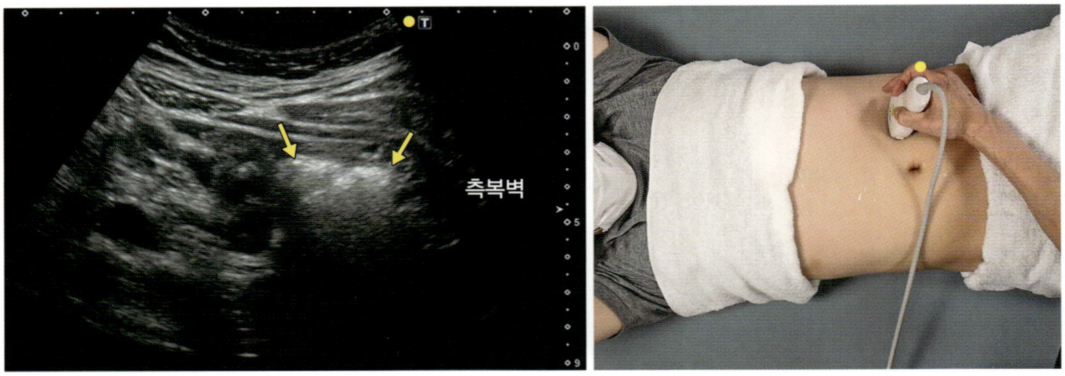

그림 5-20. 하행결장의 단축단면(⇨)

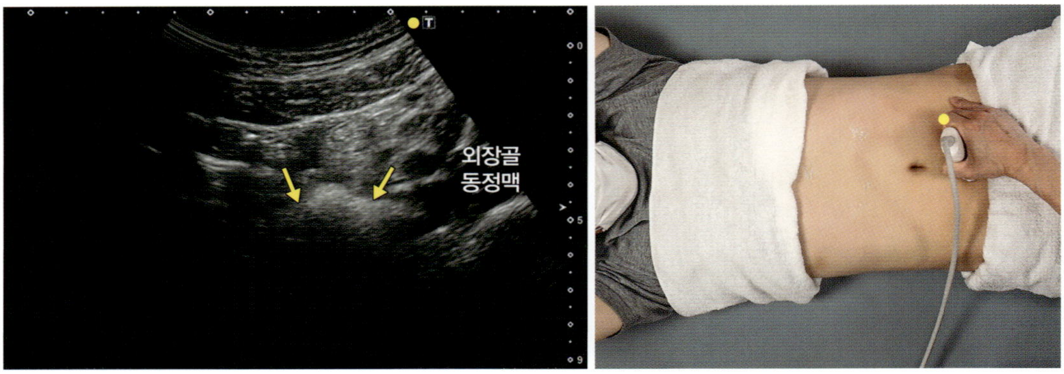

그림 5-21. 하복부 횡스캔 : S자결장(⇨)

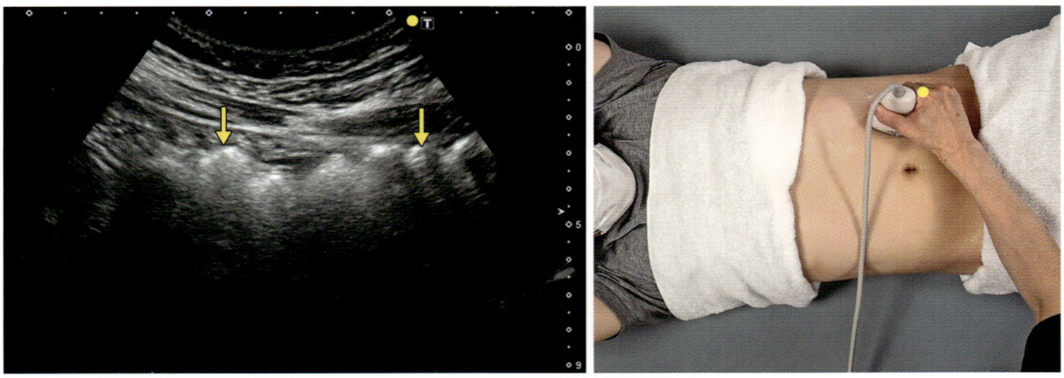

그림 5-22. 하행결장의 장축단면(⇨)

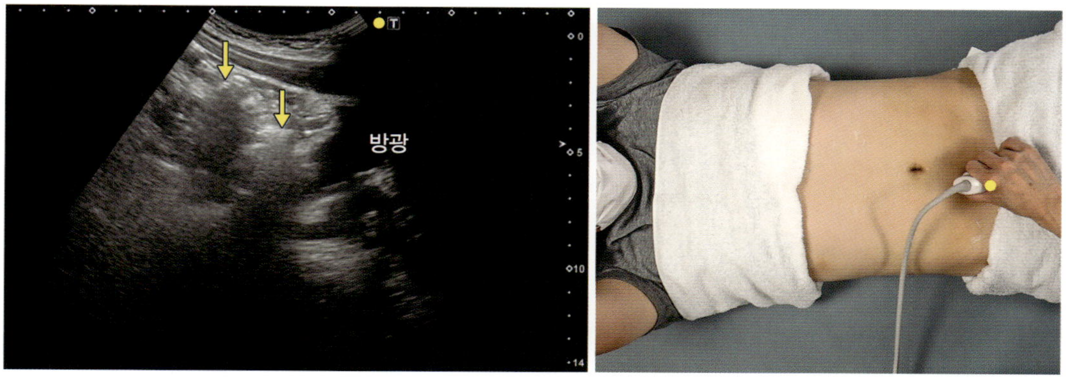

그림 5-23. 하복부 종스캔 : S자결장(⇨)

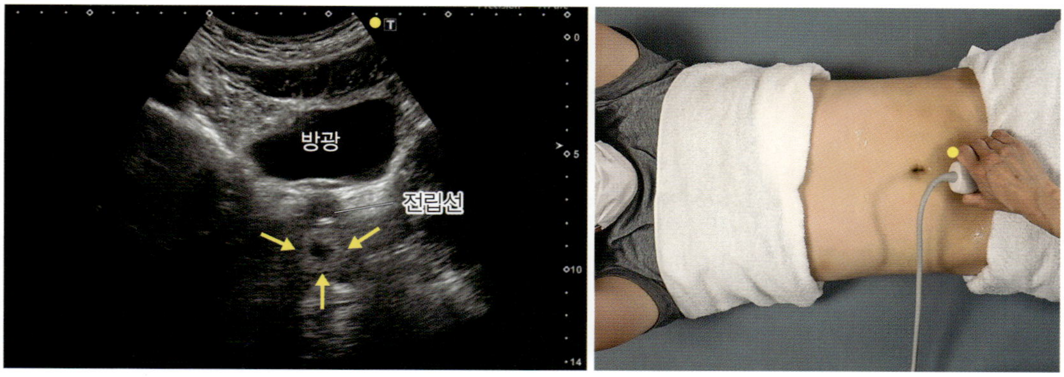

그림 5-24. 직장의 단축단면(⇨)

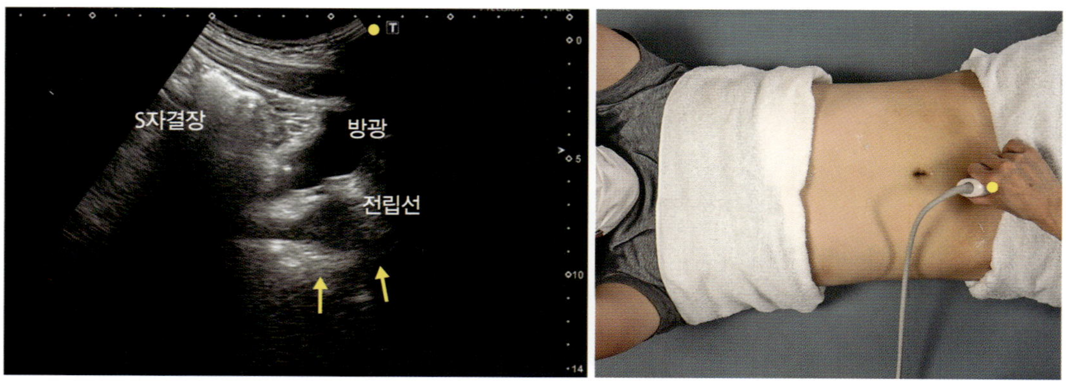

그림 5-25. 직장의 장축단면(⇨)

하행결장 · S자결장의 web 동영상은 여기 ▶
그림 5-20~23에 해당

직장의 web 동영상은 여기 ▶
그림 5-24~25에 해당

6. 복부혈관

체표에서 복부대동맥을 이미지화!

- 그림 6-A를 바탕으로 체표에서 복부대동맥을 중심으로 이미지화해보자.
- 복부대동맥은 심와부에서는 간좌엽의 배측에 위치한다. 족측에서는 췌장, 십이지장 수평부, 횡행결장, 소장, 장간막의 배측 그리고 추체의 복측에 위치한다. **복부대동맥은 배꼽 높이에서 총장골동맥(common iliac artery)으로 분기한다.** 복부대동맥의 우측에 하대정맥이 있다.
- POCUS에서는 주로 복부대동맥류에 대한 평가가 이루어지며, 심와부에서 제대부(umbilical region)까지가 관찰 범위가 된다. 분지 혈관도 초음파로 동정할 수 있으므로 확인하기 바란다.

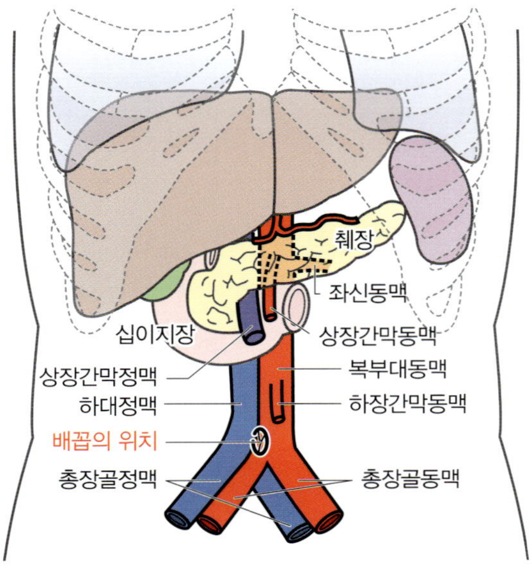

그림 6-A. 체표 정면에서 이미지화한 복부혈관

스캔의 실제 - 동영상 시청도!

- 먼저 복부의 가로 방향으로 프로브를 대고, 필요에 따라 적당히 **압박**도 가하면서 복부대동맥의 단축단면을 동정한다. 추체(vertebral body)의 복측에 있는 복부대동맥과 하대정맥을 포착해 주었으면 한다. **하대정맥은 호흡성 변동과 더불어 박동도 하기 때문에 실수하지 않도록 한다**(표 1). 상복부에서는 복측을 따라 나란히 주행하는 상장간막동정맥도 쉽게 동정할 수 있다(그림 6-1).
- 복부대동맥의 주행에 따라 심와부로, 그리고 족측으로 **슬라이딩**한다(그림 6-2). 배꼽 높이에서 좌우 총장골동맥으로의 분기를 확인한다(그림 6-3).
- 다음으로 **시계 방향으로 회전**하여 복부대동맥의 장축단면을 살펴본다. 횡행결장의 가스가 복부대동맥의 묘출을 방해하고 있음을 알 수 있다(그림 6-4).
- 횡행결장의 배측에 가려져 보이지 않는 부분을 묘출하기 위해, 필요에 따라 단축단면으로 돌아가서 횡행결장의 배측을 들여다보도록 **틸팅**과 **압박**으로 묘출을 시도할 수도 있다.

표 1. 복부대동맥과 하대정맥의 구별

	복부대동맥	하대정맥
정상 위치(횡단면)	피검사자의 좌측	피검사자의 우측
변이(anomaly)	—	좌측 · 중복 하대정맥 등
박동	있음	있음
호흡에 따른 사이즈 변화	없음	있음
심장과의 관계	심장(좌심방)의 배측	우심방과 연속
구별을 위한 분지 혈관	상장간막동맥 등	간정맥 등
혈관벽의 성상	동맥경화성 변화	—

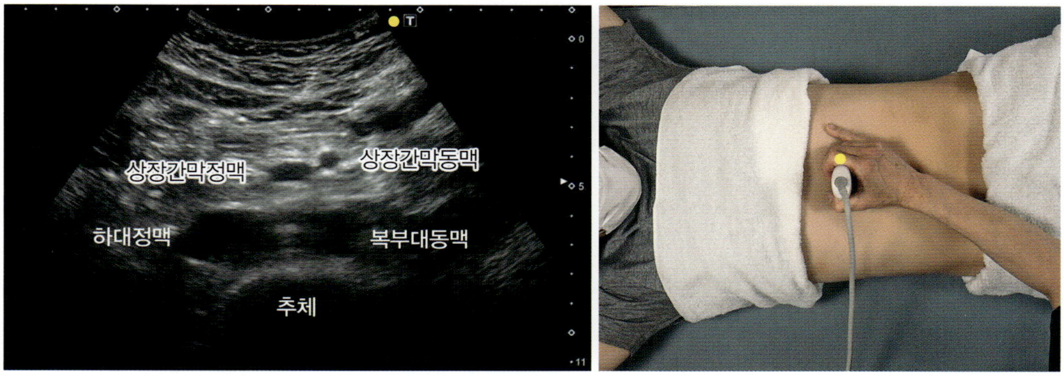

그림 6-1. 복부 횡스캔 : 상복부의 복부대동맥, 하대정맥

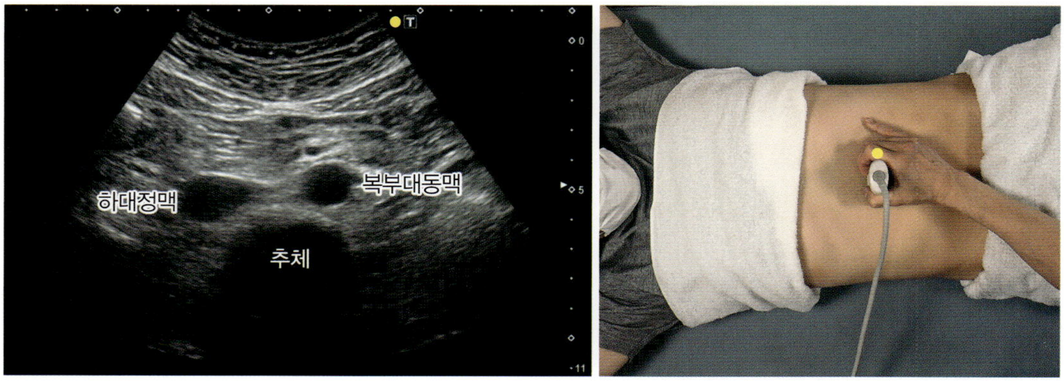

그림 6-2. 복부 횡스캔 : 복부대동맥, 하대정맥

복부혈관의 web 동영상은 여기 ▶
그림 6-1~4에 해당

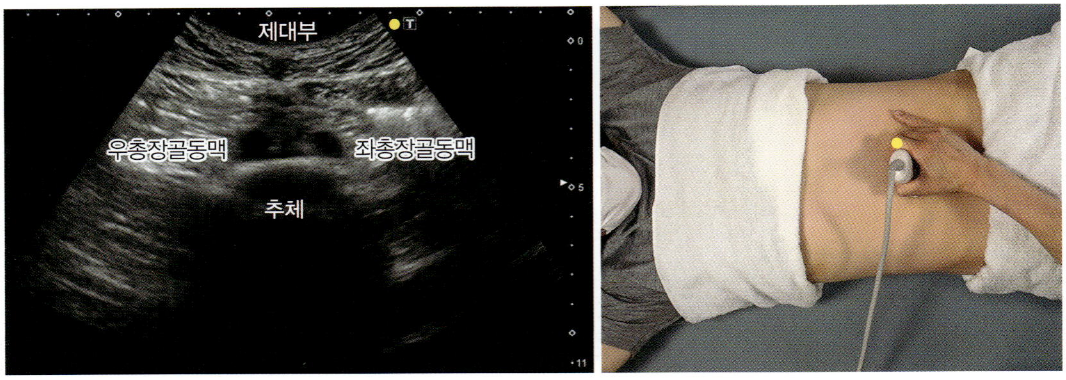

그림 6-3. 복부 횡스캔 : 총장골동맥 분기부

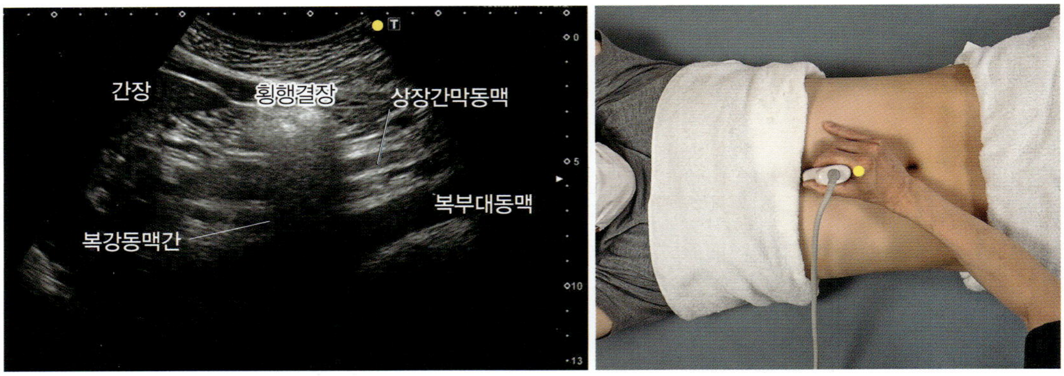

그림 6-4. 복부 종스캔 : 복부대동맥

7. 신장 · 방광

체표에서 신장 · 방광을 이미지화!

- **그림 7-A~C**를 바탕으로 체표에서 신장과 방광을 이미지화해보자.
- 간의 영향으로 우신은 좌신보다 반에서 한 추체 정도 낮은 위치에 있다. **신장의 하극은 상극보다 약간 외측, 복측**에 위치한다. 일부는 늑골로 덮여 있다. 방광은 소변의 양에 따라 상벽의 위치가 크게 다르다. 양측 요관구는 방광 배측에 있다.

스캔의 실제 — 동영상 시청도!

전-중액와선(anterior-midaxillary line) 부근에서 우신장을 관찰한다

- 우신장을 관찰할 때는 먼저 전~중액와선 부근을 선택하면 좋다. 간을 음향창으로 삼을 수 있다. 심흡기를 요청하고, 신장을 족측으로 이동시키는 것이 관찰하기 쉬운 경우가 많다. **슬라이딩**으로 신장을 찾고, 하극측이 약간 복측이 되도록 **회전**으로 조정하면 장축상이 나온다. 장축단면을

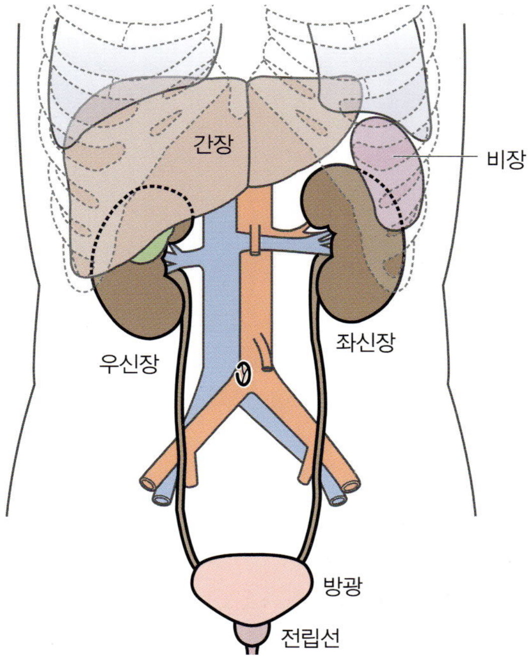

그림 7-A. 체표 정면에서 이미지화한 양측 신장

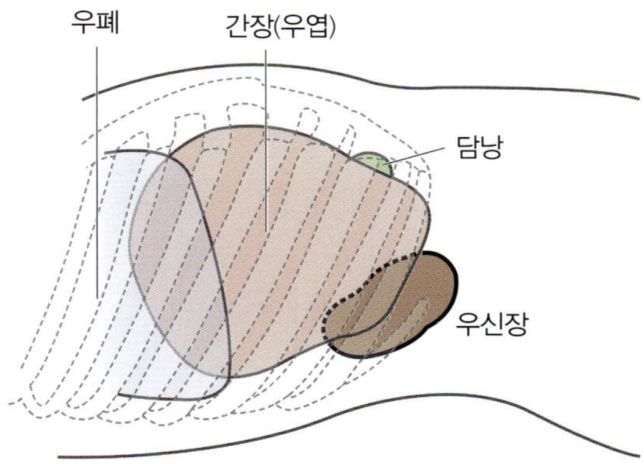

그림 7-B. 체표 우측면에서 이미지화한 우신장

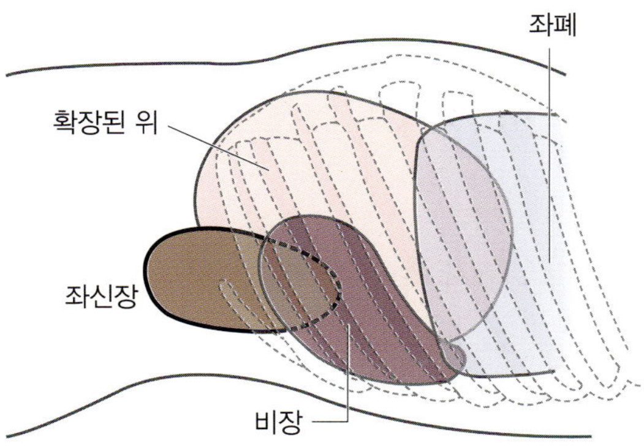

그림 7-C. 체표 좌측면에서 이미지화한 우신장

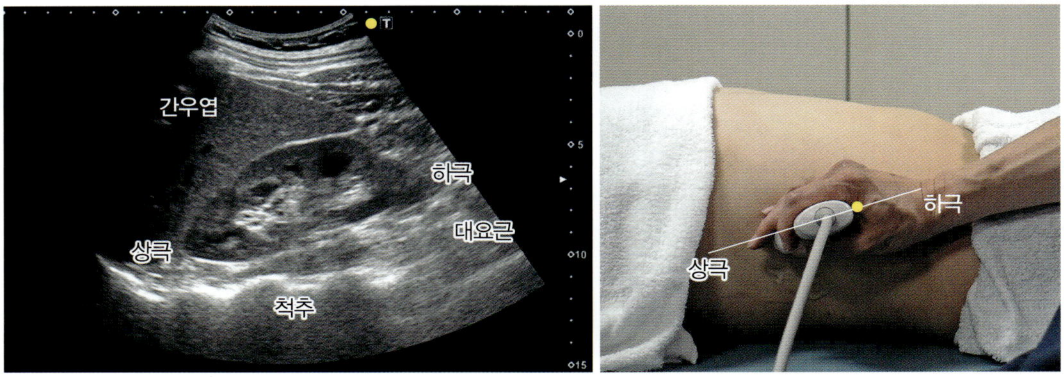

그림 7-1. 우측 중액와선부 스캔 : 우신장 장축단면

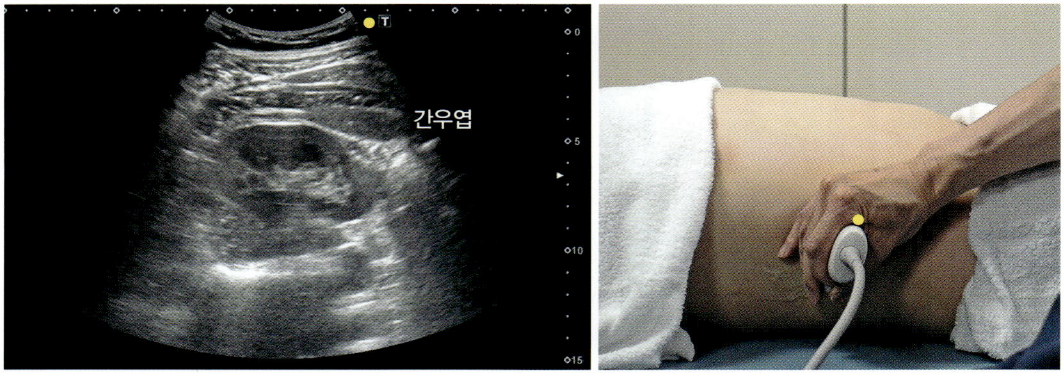

그림 7-2. 우측 중액와선부 스캔 : 우신장 단축단면

포착할 수 있으면 **틸팅**으로 전체를 관찰한다(**그림 7-1**).

- 다음으로 **반시계 방향으로 회전**하여 단축단면을 포착하고, 장축을 따라 상극에서 하극까지 **슬라이딩**과 **틸팅**으로 살펴본다(**그림 7-2**).
- POCUS로서 수신증(hydronephrosis)에 한하여 평가하는 경우는 장축단면으로 충분하다(좌신장도 동일).

후액와선(posterior axillary line) 부근에서 우신장을 관찰한다

- 전~중액와선 부근에서 잘 보이지 않으면 후액와선 부근에서 관찰한다. 후액와선 부근에서는 간을 음향창으로 삼기 어려워지지만, 상행결장 내 가스의 영향을 덜 받는다(**그림 7-3**).

좌측 반 옆으로 누운 자세로 배측에서 우신장을 관찰한다

- 그래도 잘 보이지 않는 경우, 반 옆으로 누운 자세로 약간 뒤에서 관찰하는 방법도 있다. 또한, 배측에서 관찰해도 좋지만, 배근의 영향으로 체표에서 신장까지의 거리가 조금 길어진다. 다양한 부위에서 우신장을 묘출할 수 있다는 것을 알아두면 좋겠다(**그림 7-4**).

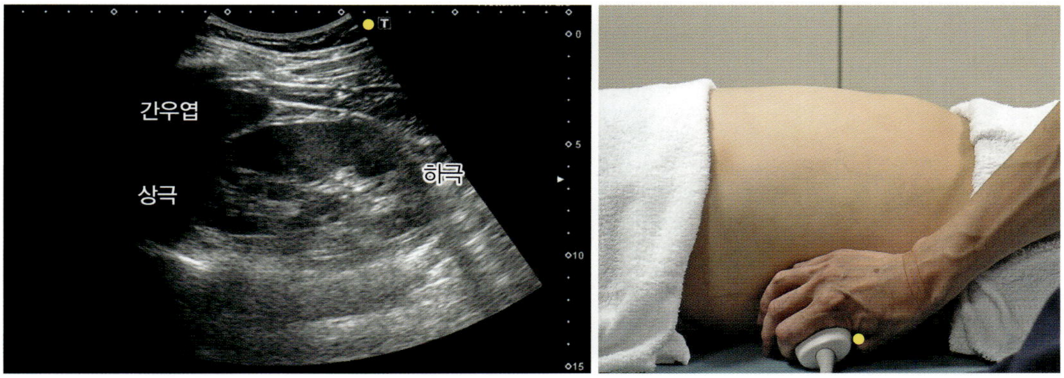

그림 7-3. 우측 후액와선부 스캔 : 우신장 장축단면

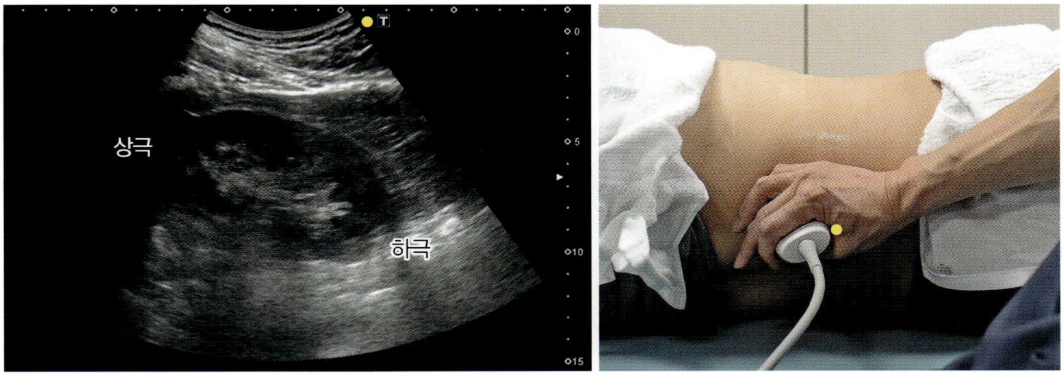

그림 7-4. 좌측 반 옆으로 누운 자세로 우배측 스캔 : 우신장 장축단면

후액와선 부근에서 좌신장을 관찰한다

- 간과 같은 큰 음향창이 없기 때문에 우신장보다 좌신장의 묘출이 다소 어렵다. 일반적으로 좌신장은 우신장보다 두측, 배측에서 관찰한다. 먼저 후액와선 부근을 선택하면 좋다. 우신장과 마찬가지로 심흡기를 요청하고, 신장을 족측으로 이동시키는 것이 관찰하기 쉽다. **슬라이딩**으로 신장을 찾고, 하극측이 약간 복측이 되도록 **회전**으로 조정하면 장축상이 나온다. 장축단면을 포착할 수 있다면 **틸팅**으로 전체를 관찰한다.
- 늑골의 음향음영을 피할 수 없는 경우도 있으며, 이 경우는 상극측, 하극측으로 나누어 관찰해도 좋다(**그림 7-5**).
- 심흡기를 유지한 채로 약간 족측으로 **슬라이딩**하면 장축단면이 깨끗하게 묘출되는 경우도 많다(**그림 7-6**).
- 다음으로 **반시계 방향으로 회전**하여 단축단면을 포착하고, 장축을 따라 상극에서 하극까지 **슬라이딩**과 **틸팅**으로 관찰한다(**그림 7-7**).

우신장의 web 동영상은 여기 ▶
그림 7-1~3에 해당

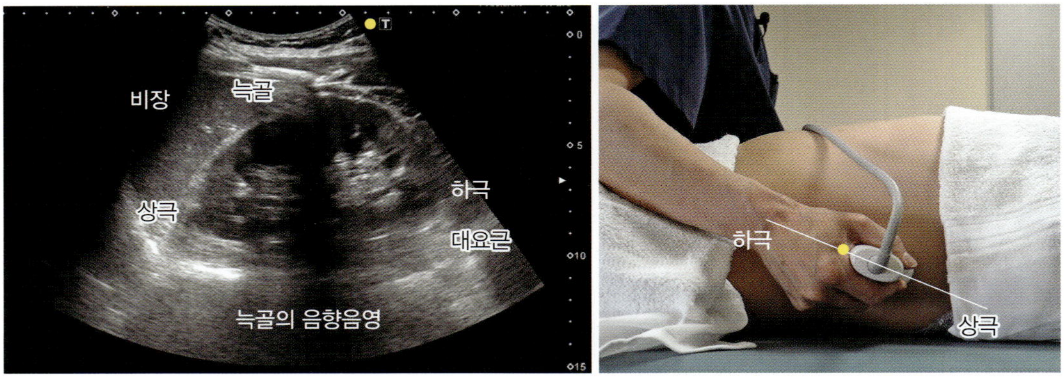

그림 7-5. 좌측 후액와선부 스캔 : 좌신장 장축단면, 늑골의 음향음영

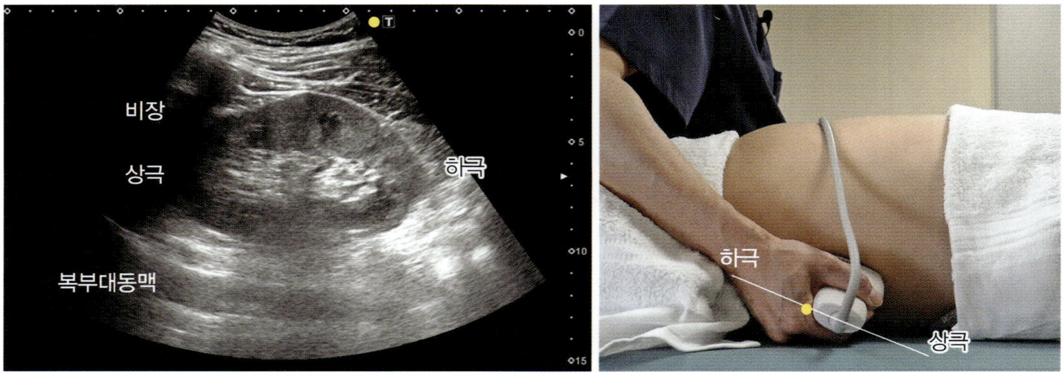

그림 7-6. 좌측 후액와선부 스캔 : 좌신장 장축단면

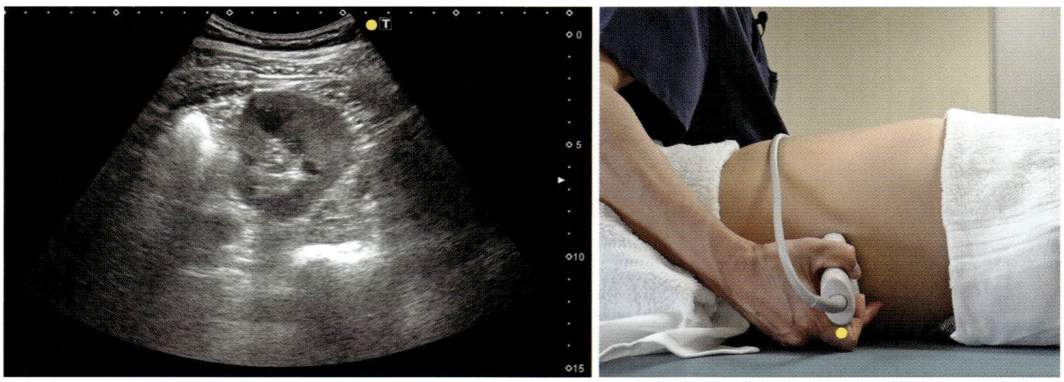

그림 7-7. 좌측 후액와선부 스캔 : 좌신장 단축단면

우측 반 옆으로 누운 자세로 배측에서 좌신장을 관찰한다

- 잘 묘출되지 않는 경우, 우측 반 옆으로 누운 자세로 약간 배측에서 관찰하면 후액와선보다 보기 쉽다(**그림 7-8**).

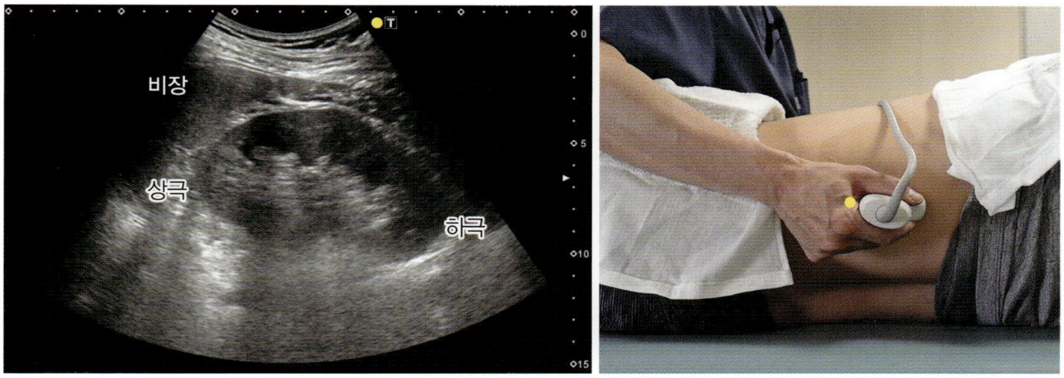

그림 7-8. 우측 반 옆으로 누운 자세로 좌배측 스캔 : 좌신장 장축단면

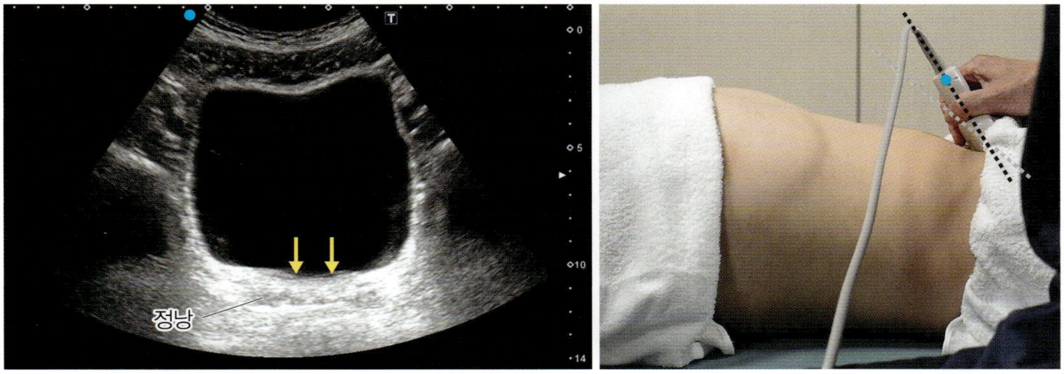

그림 7-9. 하복부 횡스캔 : 방광, 양측 요관구(⇨)

횡단면으로 방광을 관찰한다

- 방광은 먼저 횡단면을 묘출한다. 방광의 두측에서 미측, 치골결합(pubic symphysis)의 바로 위까지 **슬라이딩**한다. 특히, 소변이 많이 고여 있을 때는 치골결합의 뒤쪽까지 방광이 있다. 이럴 때는 치골결합의 뒤쪽을 들여다보도록 **틸팅**으로 스캔한다.
- 방광의 배측에 위치한 요관구(ureteral opening)는 어느 정도의 요저류가 있으면 증가로 동정할 수 있다. 요관구 부근은 요관결석이 걸리기 쉬운 부위이므로 의심되는 경우 관찰해야 할 부위이다(그림 7-9, 10).

종단면으로 방광을 관찰한다

- 다음으로 **시계 방향으로 회전**하여 종단면을 묘출한다. **슬라이딩**과 **틸팅**으로 방광 전체를 확인한다. **로킹**으로 치골결합의 뒤쪽까지 확인한다. 방광의 우측 하단에 전립선이 묘출된다. 방광과 전립선의 오목한 부분은 내요도구(internal urethral opening)이다(그림 7-11, 12).
- 약간 경사단면으로 하면 방광의 배측이 높아져 요관구를 확인할 수 있다. 요관결석이 의심되는 경우 여기에도 주목한다(그림 7-13).

좌신장의 web 동영상은 여기 ▶
그림 7-5~8에 해당

방광의 web 동영상은 여기 ▶
그림 7-9~13에 해당

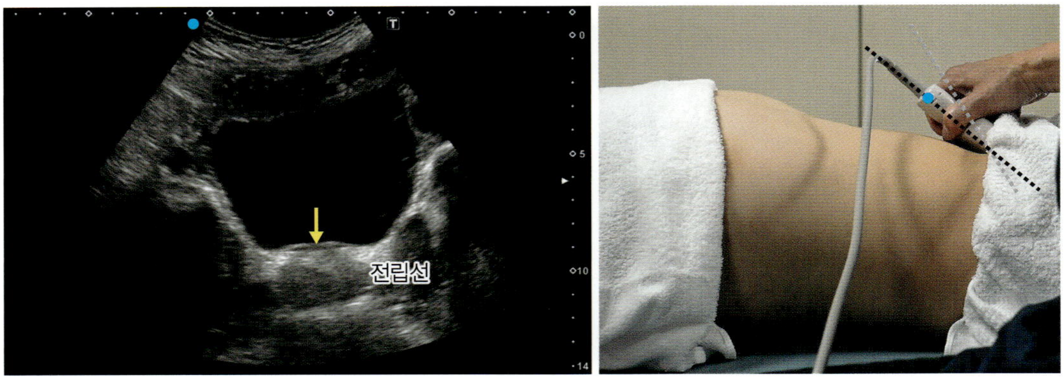

그림 7-10. 하복부 횡스캔 : 방광, 전립선, 내요도구(⇨)
(점선 : 틸팅으로 **그림 7-9**와 다른 단면을 묘출)

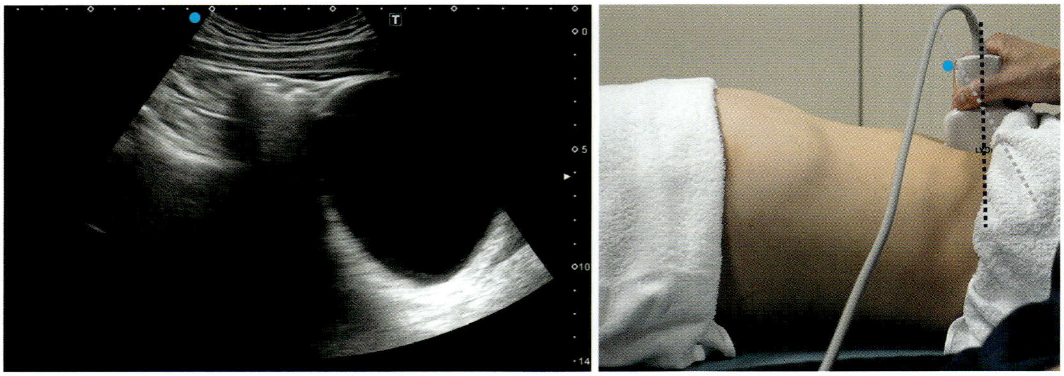

그림 7-11. 하복부 종스캔 : 방광(로킹 전)

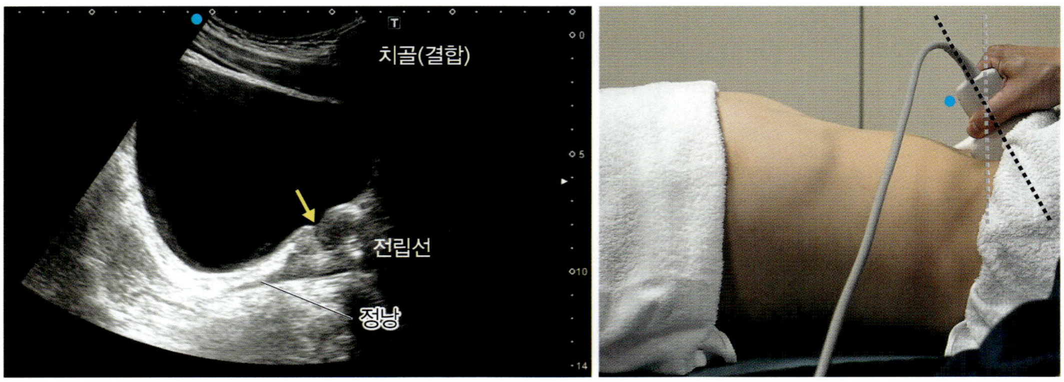

그림 7-12. 하복부 종스캔 : 방광, 전립선, 내요도구(⇨)

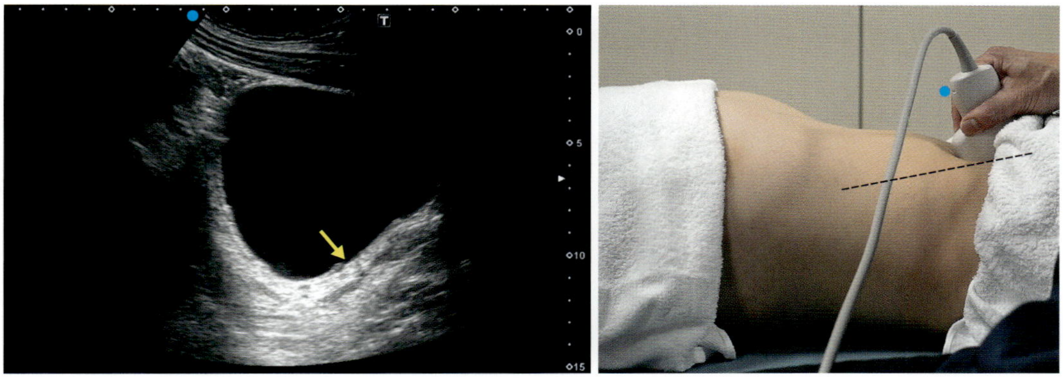

그림 7-13. 하복부 경사단면 스캔 : 방광, 우뇨관구(⇨)

8. 복강

스캔의 실제 — 동영상 시청도!

우상복부에서 Morrison pouch를 관찰한다

- 주로 우늑간에서 관찰한다. 간과 우신장이 묘출되고, 이 사이가 Morrison pouch이다. 우상복부에서 액체 저류는 이곳을 중심으로 관찰하지만, 우신장 하극 쪽까지 눈을 돌린다. 간과 횡격막 사이, 간표면에도 액체는 저류하지만 전자는 폐의 영향, 후자는 프로브와 복벽 사이에 발생하는 다중반사의 영향으로 다소 보기 어렵다.
- 여기서 포인트는 **소량의 액체 저류를 놓치지 않기 위해 틸팅과 슬라이딩으로 여러 Morrison pouch의 단면을 관찰**하는 것이다(**그림 8-1**).

좌상복부에서 비장 주변을 관찰한다

- 좌늑간을 따라 프로브를 대면 비장과 좌신장이 묘출된다. 비장과 좌신장 사이에 눈이 가기 쉽지만, 두측의 **횡격막과 비장 사이에서만 액체 저류가 관찰**될 수 있다. 늑간도 바꾸면서 비장 주위 전체를 평가한다(**그림 8-2, 3**).

하복부에서 방광 주위를 관찰한다

- 하복부(골반부)에서는 횡단면과 종단면으로 방광 주위를 관찰한다. 횡단면에서는 슬라이딩과 틸팅을 실시한다. 종단면에서는 좌우로 **슬라이딩**하여 관찰한다.
- 적절히 압박하는 것이 소량의 액체 저류를 포착하는 데 용이하다(**그림 8-4, 5**).

복강 : 우상복부의 web 동영상은 여기 ▶
그림 8-1에 해당

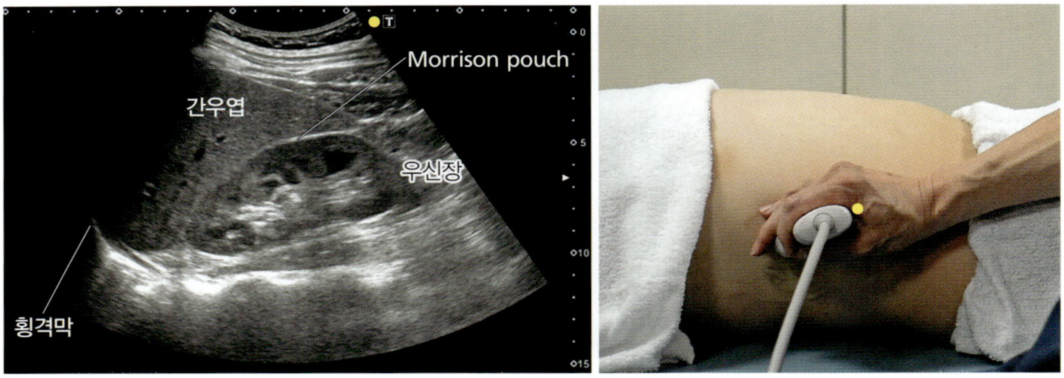

그림 8-1. 우상복부 스캔 : Morrison pouch

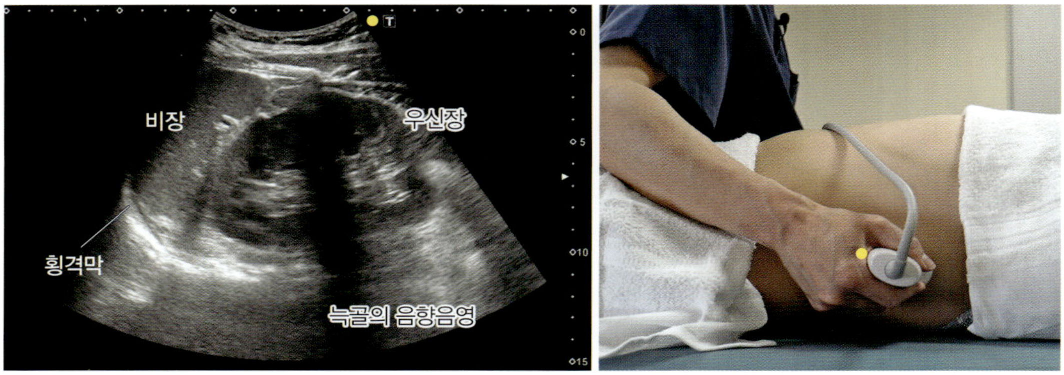

그림 8-2. 좌상복부 스캔 : 비장 · 신장 사이

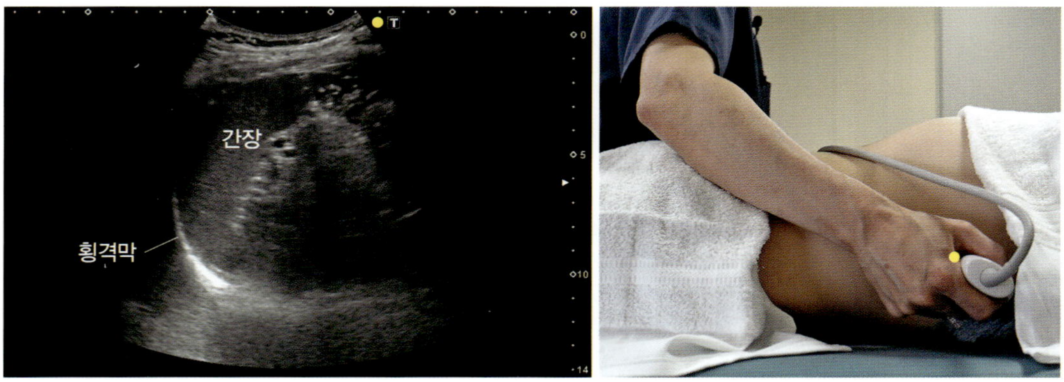

그림 8-3. 좌상복부 스캔 : 비장 주위

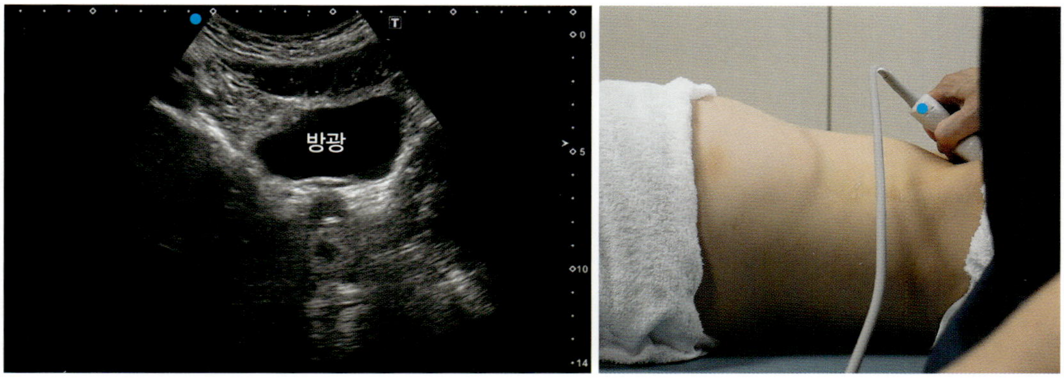

그림 8-4. 하복부 횡스캔 : 방광 주위

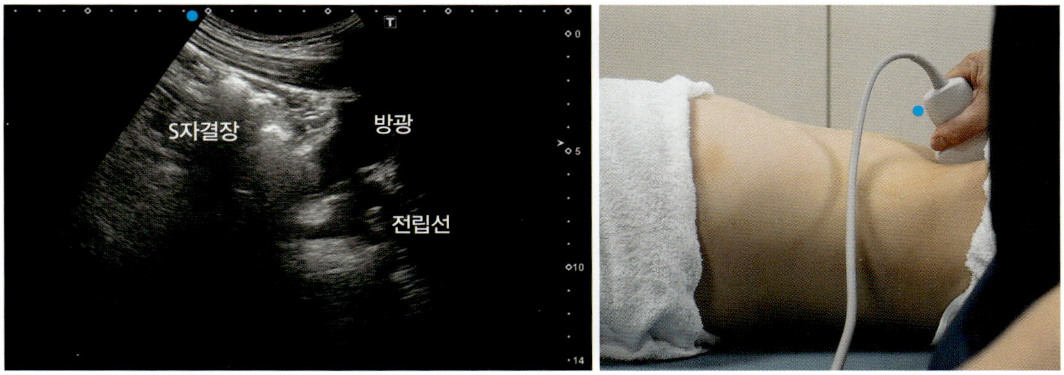

그림 8-5. 하복부 종스캔 : 방광 주위

9. 자궁 · 부속기

- '부인과'의 칼럼 '부인과 경복부초음파의 관찰 순서'(→180p)를 꼭 참고하기 바란다.

참고문헌

1. Kameda T, et al : Ultrasonography in undergraduate medical education : a comprehensive review and the education program implemented at Jichi Medical University. J Med Ultrason 49 : 217-230, 2022.
2. 日本消化器がん検診学会 超音波検診委員会 腹部超音波検診判定マニュアルの改訂に関するワーキンググループ：腹部超音波検診判定マニュアル改訂版(2021 年). 日本消化器がん検診学会雑誌, 60：125-181, 2022
3. 小川眞広：見逃しのない腹部スクリーニング検査. レジデントノート増刊22：2539-2547, 2020
4. 畠二郎：腹部領域の POCUS：急性腹症における 5W1H. 超音波医学46：25-33, 2019

복강 : 좌상복부의 web 동영상은 여기 ▶
그림 8-2, 3에 해당

복강 : 하복부의 web 동영상은 여기 ▶
그림 8-4, 5에 해당

5. AIUM technical bulletin. Transducer manipulation. American Institute of Ultrasound in Medicine. J Ultrasound Med 18：169-175，1999
6. 田智：手にとるようにわかる専門医が推奨する ㊙腹部エコーテクニックとその理論. ベクトルコ ア，2001

실습편 2
부위별 · 영역별 초음파 실습

109

1 / 담낭 · 간외담관

Practice 1

복부대동맥류에 대한 인공혈관 치환술 후 퇴원하여 수일 만에 발열과 복통을 주소로 내원한 73세 남성

■ 병력 · 신체소견에 의한 진단 추론

체온 38.5℃, 기타 바이탈 사인은 비특이적이었다. 인플루엔자 유행 시기였기 때문에 우선 간이검사를 실시하여 음성을 확인하였다. 복부 정중앙의 수술 흉터는 수술 후 몇 주간의 상황이었고, 복부는 거의 평탄하였다. 우측 늑골하부에 국소압통이 있었고, 우상복부는 약간 긴장되어 있었으며, Murphy's sign도 의심되었다. 안구 결막, 피부 모두 황달은 뚜렷하지 않았다. 신체소견으로는 담도계 질환을 고려해야 했으나, 복부대동맥류에 대한 인공혈관 치환술 후였기 때문에 농양이나 혈종 형성 등이 주요 감별 진단이었다.

■ 초음파 소견 및 해석

인공혈관 주위에 농양이나 혈종 형성은 보이지 않아 이 시점에서 급성 담도감염증(acute biliary infection, 급성 담낭염이나 급성 담관염)의 가능성이 높다고 판단되었다. 심흡기와 호흡이 어려웠고, 우늑간과 심와부의 일부만이 초음파 관찰이 가능한 부위였기 때문에 sonographic Murphy's sign(최대압통점과 담낭부가 일치하거나 프로브 압박하에 흡기가 멈추는 것)의 확인은 곤란하였다. 급성 담도감염증에서는 심흡기가 어려워 우늑간 스캔이 중요한 경우가 많지만, 담낭이 현저히 확장되면 반대로 늑간에서의 관찰이 곤란해지는 경우도 있다. 유주담낭(wandering gallbladder)에서는 담낭이 상당히 족측에 위치하는 경우도 있으므로 좋은 영상을 얻을 수 있도록 관찰 부위나 프로브의 선택을 그때마다 임기응변으로 대처하는 것이 중요하다.

본 증례에서 담낭은 확장되어 있었으나[**그림 1**, ▶ **01.** (그림 1에 해당)], 담낭결석은 확인되지 않았다. 간내담관의 확장이 관찰되어(**그림 2**) 간외담관 병변을 감별하였다. 총간관(common hepatic duct) 레벨에서의 직경 변화는 관찰되지 않아(**그림 3**), 합류부 결석(confluence stone)이나 Mirizzi 증후군(염증의 파급이나 담낭경부 결석의 압배출로 인한 총간관 협착)의 가능성은 낮다고 판단되었다. 췌내담관이나 유두부 병변의 가능성은 남아있었으나, 수술 흉터의 문제도 있어 이 영역의 관찰은 조기에 중단하였다.

철칙 **담관의 관찰에서는 조건이 좋으면 유두 바로 위의 결석까지 확인할 수 있지만, 조건이 좋지 않으면 조기에 중단한다**

- 조건이 좋지 않은 경우는 초음파에 집착하지 않고 개별 증례에서 병태 파악에 필요한 검사를 우선적으로 시행한다.

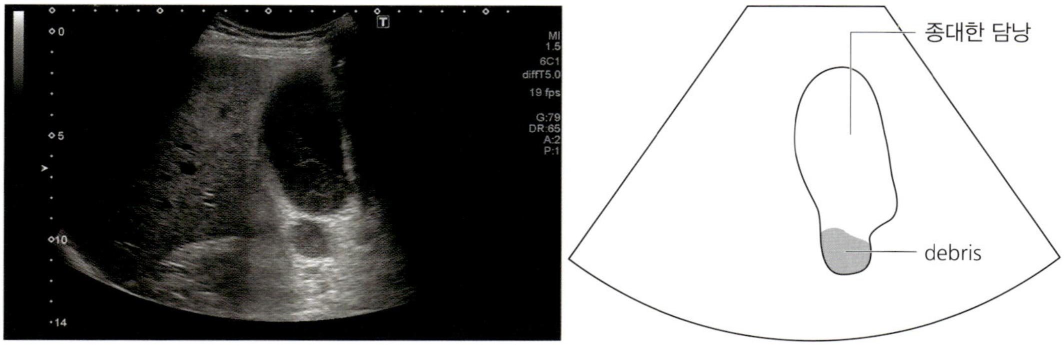

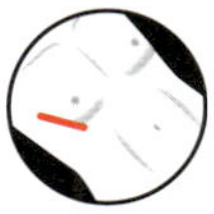

그림 1. 우늑간 스캔

담낭벽은 경도 비후를 보였고, 담낭 자체가 종대되어 있다. 주로 담낭 경부에 debris도 확인할 수 있었으나 결석은 뚜렷하지 않았다. 호흡이 어려운 급성기의 병태에서는 동영상에서의 평가가 유용하다(**▶ 01.**). 이 영상은 동영상보다 정지화면을 작성한 것으로, 사실은 전후 영상이 없으면 담낭종대를 확인하기가 다소 어렵다.

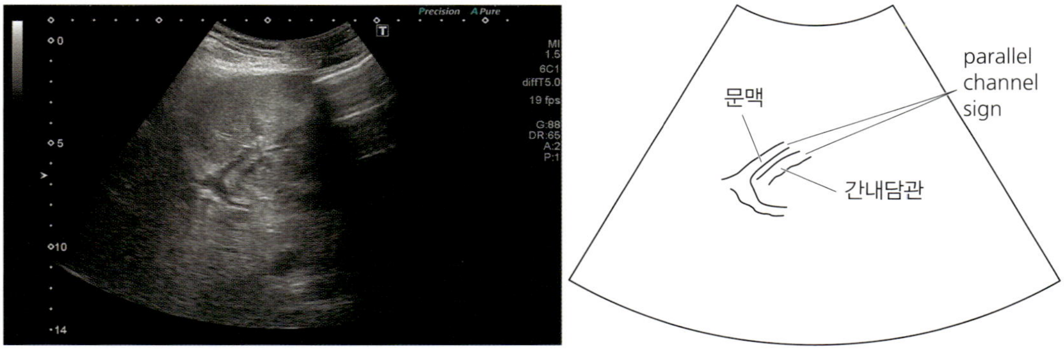

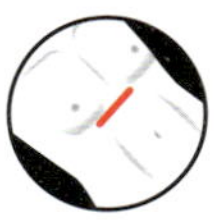

그림 2. 심와부 횡스캔

간내담관의 확장을 의심할 수 있는 parallel channel sign이 의심된다.

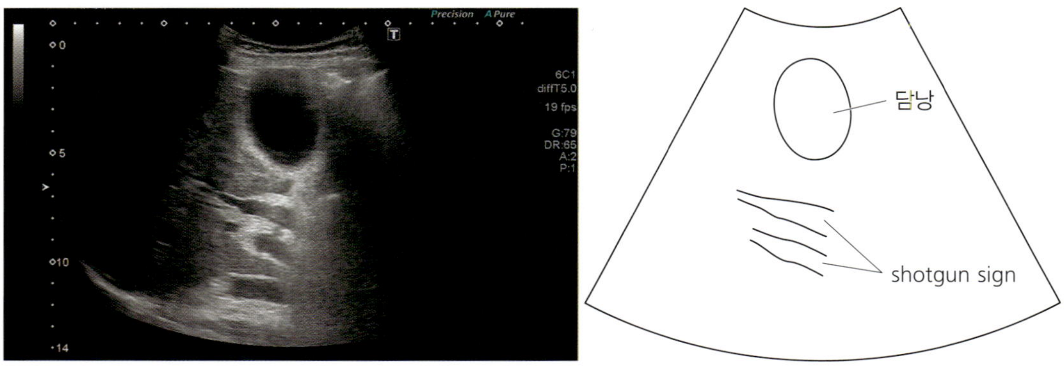

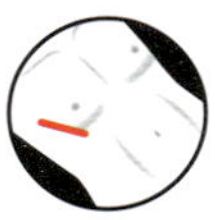

그림 3. 우늑간 스캔

총담관은 문맥 직경과 거의 비슷한 정도이며 shotgun sign이라고 할 수 있다. 간외담관의 확장을 의심할 수 있는 소견이지만, 계측값은 11mm로 seven-eleven rule을 고려하면 정상 상한에서 경도 확장 정도의 비정상으로 평가할 수 있다.

web 동영상은 여기 ▶

Column seven-eleven rule

간외담관 직경이 7mm 미만에서는 확장 없음, 7~11mm에서는 경계선, 11mm를 넘으면 확장 있음이라고 하는 룰이다.

철칙 담관은 상부의 간내담관부터 시작하여 하부로 향하도록 검색해야 한다

- 담관의 검색은 최상부의 간내담관부터 시작하여 간문부담관, 총간관, 담낭, 삼관합류부(communicating of three ducts), 총담관과 하류로 향하도록 검색하는 것이 좋다.
- 상류만큼 소화관 가스의 영향을 받지 않기 때문에 묘출될 확률이 높고, 원인범위를 조금씩 좁힐 수 있다.

철칙 POCUS로는 고전적인 Charcot 3 증상을 살려 임상정보와 초음파 검사 소견의 평가를 실시해야 한다

- 급성 담관염의 판단에서는 Charcot 3 증상(우상복부 통증, 발열, 황달)을 현대에도 적용하는 것이 가능하며, POCUS의 프로토콜로는 임상정보(복통과 발열)와 초음파 검사 소견(적어도 간내담관의 확장이 있음)으로 충분하다고 생각된다. 간단한 수기로 검사는 단시간에 이루어진다.

철칙 Parallel channel sign의 유무로 간내담관을 평가해야 한다

- 문맥과 확장된 간내담관이 병주하는 관상구조로 인식할 수 있는 것을 **parallel channel sign**이라고 한다. 일반적으로 복부초음파 검사의 조건에서는 2차 분지보다 말초의 담관은 명확히 관찰이 어렵다고 이해하면 된다.
- 초심자라도 parallel channel sign의 유무로부터 간내담관의 평가가 가능하므로 많은 연수의들이 시행하기를 기대한다.
- 단, **pseudo parallel channel sign**이라고 하여 급성 간손상에서는 비특이적으로 간동맥 혈류가 상승하는 것으로 알려져 있으며, 동맥과 문맥이 병주하고 있는 경우가 있으므로 주의가 필요하다.
- 또한, 이 sign은 급성 알코올성 간손상으로 처음 보고된 것이다.

철칙 영상 소견만으로 급성 담관염으로 확진할 수는 없다

- 다음으로 원인 검색을 위해 CT를 실시하였다. 유두부 또는 그 바로 위에 소결석의 감돈(impaction)이 확인되었고(그림 4), 총담관 결석의 유두부 감돈에 따른 급성 담관염의 진단에 이르렀다.
- 또한, CT나 MRI로 급성 담관염의 진단을 요구하는 경우가 종종 있지만, **임상정보가 없으면 급성 담관염의 진단은 어렵다**는 것을 이해해 주길 바란다. 간내담관이 확장되어 있어도 염증이 적은 폐색성 황달일 가능성도 있다.
- 급성 담관염은 증상과 신체소견의 평가 없이는 진단할 수 없다.
- 또한, **비담관암 환자의 급성 담관염에서는 임상적으로 황달을 포착하기 어렵다**는 것을 알아두면 좋다.
- 황달은 조금 후에 밝혀지는 T-Bil 수치로 평가할 수 있지만, 경험적으로 T-Bil 4mg/dL 정도까지는 신체소견상 인식하지 못하는 경우도 있다. 한편, 담관공장 문합술 후나 담관 스텐트 유치 상태, 담관암 환자에서는 신체소견으로 황달을 확인할 수 있는 경우가 많지만, 반대로 복통이 명확하지 않을 수 있으므로 주의가 필요하다.
- 본 증례에서는 채혈 결과, 백혈구 수 23,200/μL, CRP 18.87mg/L, T-Bil 2.5mg/dL로 'Tokyo Guidelines 2013 급성 담관염 진단 기준'[1]의 기준에 비추어 볼 때 급성 담관염의 확진에 이르렀다.
- 정진률을 높이기 위해 여러 파라미터를 조합하는 작업의 정당성은 이해할 수 있지만, 복잡한 진단 기준은 매번 확인해야 하고, 간기능검사(liver function test) 수치의 기관 상한치를 일일이 기억해야 한다는 점에서 솔직히 사용하기가 어렵다.

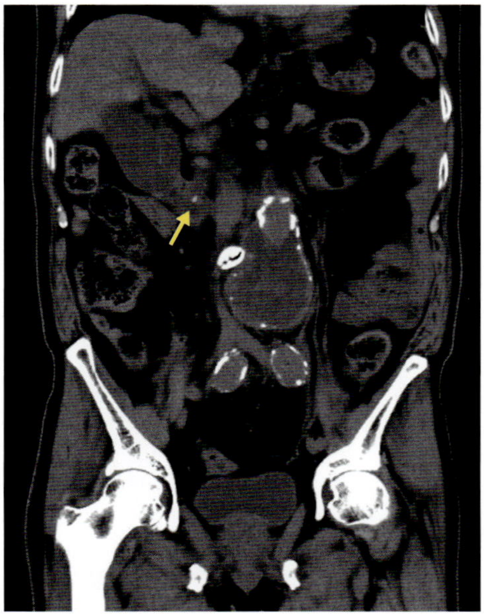

그림 4. 비조영 CT. 관상단 재구성
초음파 검사에서는 확인되지 않았으나 관상단상에서 총담관 유두 바로 위에 소결석의 감돈이 의심되었다 (⇨).

▶▶▶ Practice 1 이후

바이탈 사인은 비교적 안정적이었고, 복통도 자제가 가능하여 항균제 투여로 수일간 경과 관찰하였다. 증상도, 염증반응도 호전된 며칠 후 유두절개 및 담관 스텐트 삽입술을 시행하였다. 이후 경과가 양호하여 무사히 퇴원하였다. 또한, 이번 에피소드에서는 복부대동맥류 수술의 영향은 없는 것으로 생각되었다.

Practice 2

초음파 검사에서 담낭에 이상이 있다는 소견을 받은 78세 남성

■ 병력 · 신체소견에 의한 진단 추론

15년 전 잔위암(remnant gastric cancer)에 대해 위전절제술(total gastrectomy)을 시행한 환자이다. 증상은 없으나 초음파 검사에서 담낭에 이상이 있다는 소견을 받았다고 상담을 받았기 때문에 그대로 프로브를 가지고 평가하게 되었다. 복부 정중앙에 수술 흉터 있음. 평탄하고 부드러우며 압통 없음. 종양을 촉지하지 못함. 위암은 수술 후 오랜 시간이 지났기 때문에 무관하다고 추정하였다.

■ 초음파 소견 및 해석

담낭경부에는 국소성의 벽 비후가 있어 담낭선근종증(gallbladder adenomyomatosis)과 담낭암과의 감별이 필요하다고 생각되었다. 외측 고에코층의 상승 비후[2)]를 동반하고 있어(**그림 5**) 침윤을 동반한 담낭암이 아닐까 생각되었으나, 검사를 담당하고 있던 기사는 'RAS(Rokitansky-Aschoff sinus)도 의심된다'고 하였다. 실제로 병변 내에 작은 낭종 구조가 몇 개 확인되었다(**그림 6**).

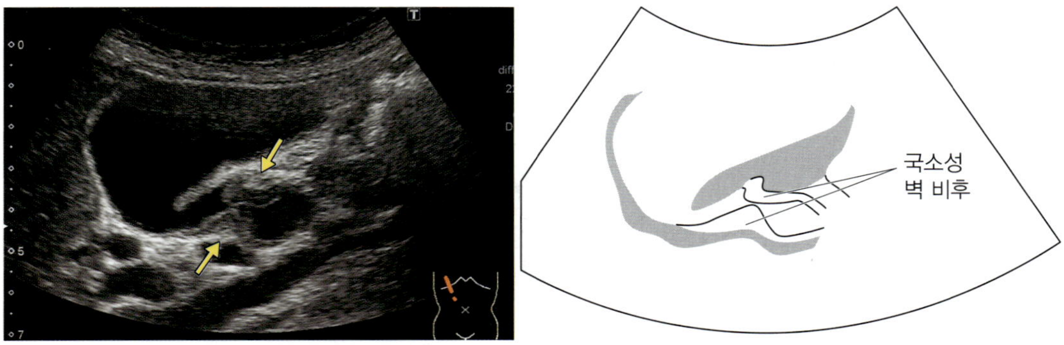

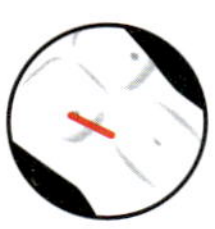

그림 5. 우측 늑골하부 종스캔

담낭경부에 국소성의 벽 비후가 보인다(⇨). 대칭성 벽 비후이지만, 비전형적인 벽 비후의 요소가 있으며, 비후부 점막면에는 요철이 관찰된다. 외측 고에코층의 상승 비후도 확인할 수 있어 장막하 침윤을 동반하는 담낭암의 가능성을 생각하였다.

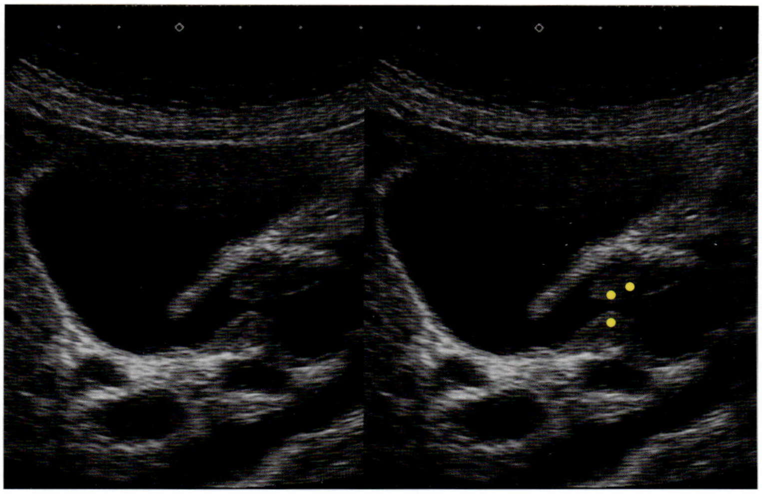

그림 6. 우측 늑골하부 종스캔
국소성의 벽 비후 내에 작은 낭종성 구조물 몇 개가 확인되었다(노란색 점 부분). 이것이 RAS라면 담낭선근종증의 가능성을 검토해야 한다.

철칙 병리조직상의 추정이 카테고리 분류보다 중요하며 무엇보다 우선되야 한다

- '복부초음파 검진 판정 매뉴얼 개정판(2021년)'[3)]에서 국소성의 벽 비후는 담낭암이 의심되어 카테고리 4로 판정한다고 기재되어 있지만, 내부에 소낭종 구조가 발견되면 담낭선근종증이며, 카테고리 2로 하향 조정하는 순서가 있다. 초음파 소견에서 담낭선근종증으로 판정하기 어렵다는 기사의 판단은 확실히 적중하였다.
- 상황적으로 병리조직상의 추정이 검사의 주안점인 것은 틀림없으므로, 솔직하게 영상을 읽고 병리조직상을 알아맞히는데 집중하면 된다고 기사에게 대답하였다. 기사는 진단을 할 수 없기 때문에 카테고리 분류를 한다는 논리는 이해할 수 있지만, 초음파 검사자는 그 자격이나 직업에 관계없이 원칙적으로 카테고리 분류보다 병리조직상의 추정을 우선시해야 한다.

Column 상승 비후

담낭벽 외측에 고에코의 층이 관찰되는데, 조직학적으로는 장막하층(subserosa)에 해당한다. **그림 5**와 같이 고에코층이 내강 측으로 상승한 모양을 보이는 경우, 암세포의 침윤과 이에 따른 retraction이 생긴 결과, 외측에 있는 층이 병소에 가까워진 것으로 추정된다.

철칙 담낭 병변에 소낭종 구조가 있으면 배열 형태를 평가해야 한다

- 소낭종이 무엇인지가 문제인데, 소낭종 구조를 시인하면 우선 **배열 형태**를 확인해야 한다. **규칙적으로 열상, 원호상으로 배열되어 있다면 RAS**일 가능성이 높지만, **무작위로 분포되어 있다면 점액을 생성하는 종양**일 수도 있다.
- 본 증례에서는 소낭종 구조의 수는 적지만, 배열은 무작위적인 것으로 판단할 수 있다. 암 병소 내에 소낭종 구조가 출현하는 것이 이미 보고된 바 있어,[4, 5] 소낭종이 반드시 RAS라는 보장은 없다는 것을 명심할 필요가 있다.
- 외측 고에코층의 상승 비후와 유사한 소견은 다른 장기에서도 관찰될 수 있다. 관강 장기에 발생한 융기성 암 병소가 고유근층까지 침윤한 증례에서는 근층이 뾰족하게 상승하는 형상을 보이는 경우가 종종 있다. 이러한 소견은 담낭뿐만 아니라 대장암이나 방광암에서도 볼 수 있다.
- 물론, 층 구조의 상승과 같은 형상 변화를 동반하지 않는 침윤암도 볼 수 있지만, 이 경우 위암과 같이 비교적 평탄한 병소인 것이 많다.
- 결국 본 증례는 담낭암을 의심할 수 있다고 결론지었다. 설령 담낭선근종증을 배경으로 하더라도 담낭암의 합병은 있을 수 있고, 외측 고에코층의 상승 비후를 동반한 선근종증(adenomyomatosis)은 가능성이 낮다는 판단이다.
- '복부초음파 검진 판정 매뉴얼 개정판(2021년)'에 반하는 결론이라고 볼 수도 있지만, 본 매뉴얼은 애초에 외측 고에코층의 상승 비후를 침윤암의 소견으로 채택하지 않았다. 따라서 이 문제는 매뉴얼이 적절히 개정될 때까지 발생할 것으로 예상된다.

▶▶▶ Practice 2 이후

MRI 확산강조영상에서 고신호, ADC map에서 저신호를 보인 점에서도 담낭암이 의심되었다. 우선 담낭절제술을 시행하여 병리조직상을 확인하게 되었다. 결과는 진행성 담낭암(ss) 림프절 전이 : total(1/3) 13a (1/1)로 나타났다. 조직 내에는 초음파 검사에서 검출된 소낭종 구조에 해당하는 점액호(mucous lake)도 관찰되었다(**그림 7**). 역시 무작위 분포의 소낭성 구조는 점액을 생성하는 암의 가능성을 떠올리지 않을 수 없다. 기사의 정확한 판단으로 적절한 진단으로 이어졌지만, 순수하게 '복부초음파 검진 판정 매뉴얼 개정판(2021년)'에 따랐다면 카테고리 2로 판정되어 진단이 늦어졌을 것이다.

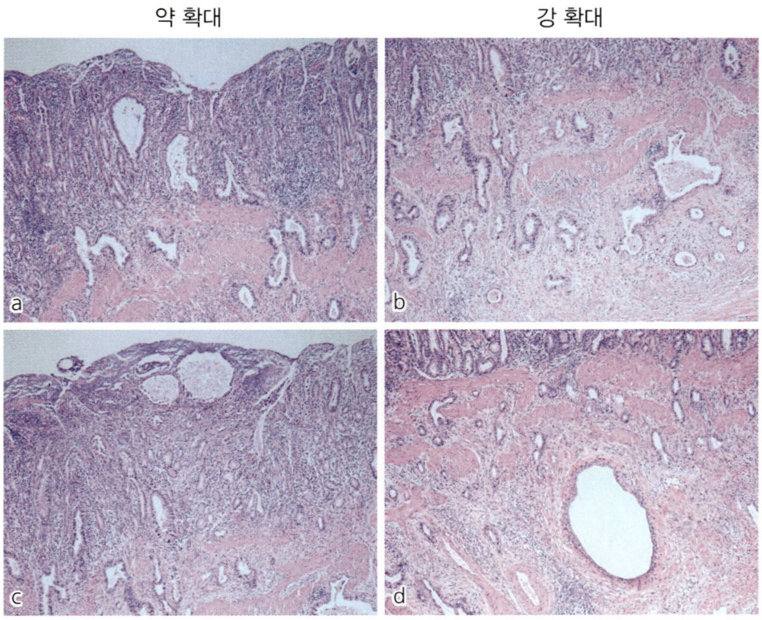

그림 7. 병리조직상(HE 염색)

암 병소 내에는 점액을 함유한 확장관상 구조, mucous lake로 추정되는 점액 저류상이 관찰되었다. 초음파 검사에서 검출된 소낭종 구조에 해당할 것으로 생각되었다.

철칙 모든 진단 기준에 해당되지만 카테고리 분류보다 병태와 조직 진단이 우선되어야 한다

- 가이드라인으로는 설명할 수 없거나 오해 · 오진될 수 있다고 판단되는 경우, 카테고리 분류를 생략하거나 추정되는 병태와 조직 진단을 함께 기록해야 한다.

담낭 · 간외담관의 초음파 정리

- 담도감염증은 급격한 변화가 가능한 병태이다. 특히 담관염의 진단과 치료법에 대해서는 충분한 이해가 필요하다.
- 'Tokyo Guideline 18 급성 담관염 · 담낭염 진료 가이드라인 2018'을 살펴볼 필요가 있지만, 침상에서 도움이 되는 것은 Charcot 3 증상과 Reynolds 5 증상(Charcot 3 증상에 쇼크와 의식장애를 더한 것)이다.
- 담관을 협착시키는 병태로서 Mirizzi 증후군과 합류부 결석을 기억한다.
- Practice 1과 같은 담도 감염증은 물론 담도 협착을 일으키는 종양성 병변을 포함하여 병소의 주좌를

추정할 때는 간내담관, 간문부담관, 담낭, 간외담관의 순서로 **담즙 흐름의 상류부터 평가하면 된다**.

- 급성 질환의 경우, 초음파 검사에 의한 평가에 너무 집착해서는 안 된다. CT나 MRI에 의한 묘출, 평가에 맡겨야 할 타이밍을 놓쳐서는 안 된다.
- 담낭암의 평가에서, 특히 심달도의 평가에서 초음파 검사는 필수적이다.
- 담낭의 융기성 병변의 형태 분류에서 광기성인 것은 암의 가능성을 검증해야 한다.
- 외측 고에코띠의 상승 비후는 심부 침윤을 동반한 담낭암의 소견이며, 병리조직 변화의 기전을 이해하는 것이 중요하다.
- 담낭벽 내의 소낭종 구조는 모두 RAS가 아니며, 배열에 주목하면 감별이 가능할 수 있다.

참고문헌

1. 高田忠敬, 他：TG18 新基準掲載—急性胆管炎・胆囊炎診療ガイドライン2018 第3 版. 医学図書 出版, 2018
2. Fujimoto T, Kato Y：Polypoid gallbladder tumors with a deep hypoechoic area and a conically thickened outermost hyperechoic layer suggest shallow T2 carcinoma. Acta Radiol Open 16：2058460119847995, 2019
3. 日本消化器がん検診学会(編)：腹部超音波検診判定マニュアル改訂版(2021 年). https://www.ningen-dock.jp/wp/wp-content/uploads/2021/06/fukubu-manual2021-210630.pdf
4. 藤本武利, 他：外側高エコー層の吊り上げ肥厚を示したT1b(MP)胆囊癌の1 切除例. 胆道 32：876-883, 2018
5. 竹内香代, 他：胆囊腺筋腫症の像を呈した胆囊癌の2 例. 臨床放射線 60：1013-1018, 2015

2 / 간장

Practice 1

갑작스러운 극심한 우측 늑골하부 통증·복부 팽만감을 주소로 내원한 60대 남성

■ 병력 · 신체소견에 의한 진단 추론

과거 B형 간염을 진단 받았으나 방치하고 있었다. 밤부터 우측 어깨 통증이 나타났다. 이후 우측 측복부 통증이 나타나 점차 심해져 아침이 되어도 사라지지 않아 가까운 병원을 방문하였다. 복수 저류가 확인되어 본원에 의뢰되었다. 혈압 103/45mmHg, 맥박수 98회/분, 호흡 횟수 18회/분, 체온 37.2℃.

음주력은 맥주 1.5L/일/30년, 흡연력은 40개비/일/40년. 병력은 특이사항 없음. 가족력은 어머니가 B형 간염. 안검 결막에 빈혈이 있고, 안구에 경도의 황달이 있음. 복부는 전반적으로 팽창, 경정맥 확장 · 복벽정맥의 확장 없음, 손바닥 홍반 있음, 거미형 혈관종 없음, 여성화 유방 없음. 청진 시 장잡음의 약화나 흉부 소견은 특별히 발견되지 않았다. 타진 시 탁음이 확인된다. 촉진 시 간 · 비장은 촉지되지 않고, 심와부에서 우측 늑골하부에 이르는 압통은 없었고, 구토는 경미하며, 설사 · 하혈은 없다. 복막 자극 증상 · 근성 방어(muscle guarding) 없고, 파동 촉지, 하지 부종이 경도로 관찰됨.

갑작스러운 극심한 복통과 복부 팽만감의 증가, 과거에 B형 간염 병력을 고려할 때 간암 파열을 우선적으로 고려해야 했다. 그 외 급성 간부전으로 인한 황달 · 복수 저류, 담도 결석 · 담낭염, 대장 게실염 등 소화기 질환의 합병증 유무를 감별해야 했다.

■ 초음파 소견 및 해석

초음파 검사를 시행하면 비장 주위, 심와부, 간 전면에 복수가 확인된다(**그림 1**). 간표면의 복수를 더욱 자세히 관찰하면, 이 부위의 복수 중에는 호흡에 의한 가동성이 보이는 solid pattern의 에코상이 관찰되었다[**그림 2**, ▶ **01.** (그림 2에 해당)]. 간은 다소 위축된 경향으로 간연은 둔화, 표면은 요철 불규칙으로 간실질 내부 에코는 불균질하였다. 간내담관의 확장은 없었고, 문맥에 명백한 종양색전은 관찰되지 않았다. 또한, 우늑간 스캔에서는 간 내에 종양성 병변이 관찰되었다[▶ **02.** (그림 3에 해당)]. 종양은 여러 개가 관찰되었고, 간우엽의 관찰에서 S8에 약 5cm, S4에 약 4cm의 종양성 병변이 관찰되었다(**그림 3**). 이상으로부터 간암의 파열이 가장 의심되었다.

철칙 간세포암 파열을 의심할 수 있는 포인트를 알아보자!

- 과거에 **간세포암(hepatocellular carcinoma, HCC)의 치료력**이 있거나 **HCC의 고위험군**이다.
- **혈성복수**(무에코가 아님).
- 에코 영상에서 **간 종양성 병변**이 관찰되고, **간표면 부근에 종양**이 있다.
- 한 방향이 아닌 여러 방향에서 관찰하는 것이 중요하다.

web 동영상은 여기 ▶

• 활동성의 출혈 여부를 판단하기 위해서는 조영 초음파 검사가 필요하다.

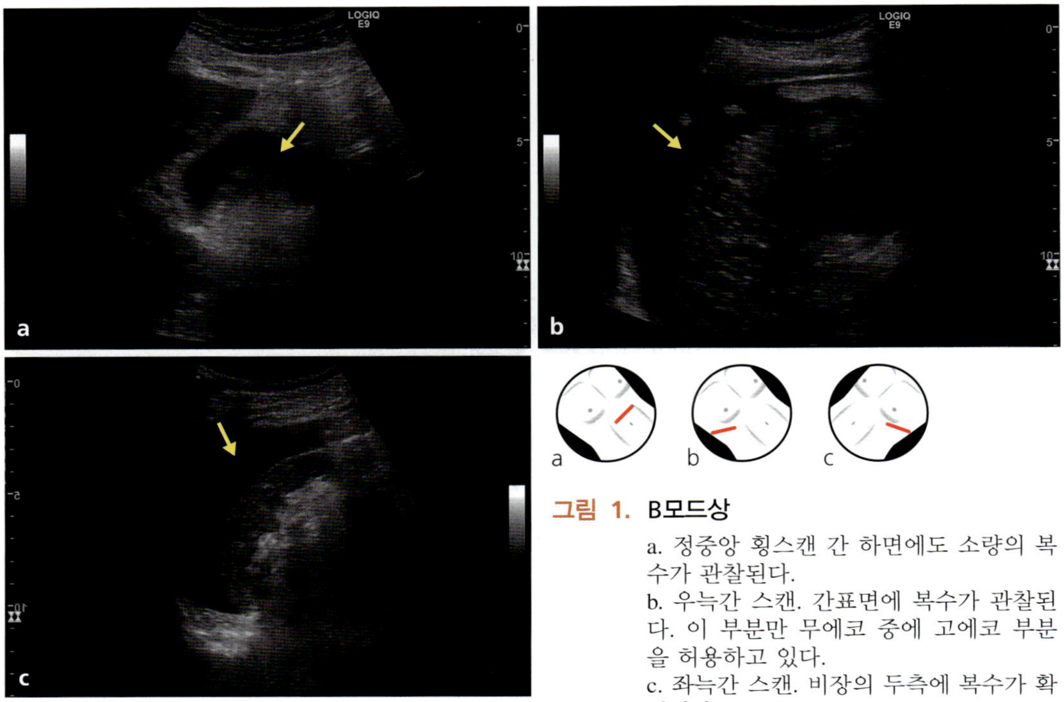

그림 1. B모드상

a. 정중앙 횡스캔 간 하면에도 소량의 복수가 관찰된다.
b. 우늑간 스캔. 간표면에 복수가 관찰된다. 이 부분만 무에코 중에 고에코 부분을 허용하고 있다.
c. 좌늑간 스캔. 비장의 두측에 복수가 확인된다.

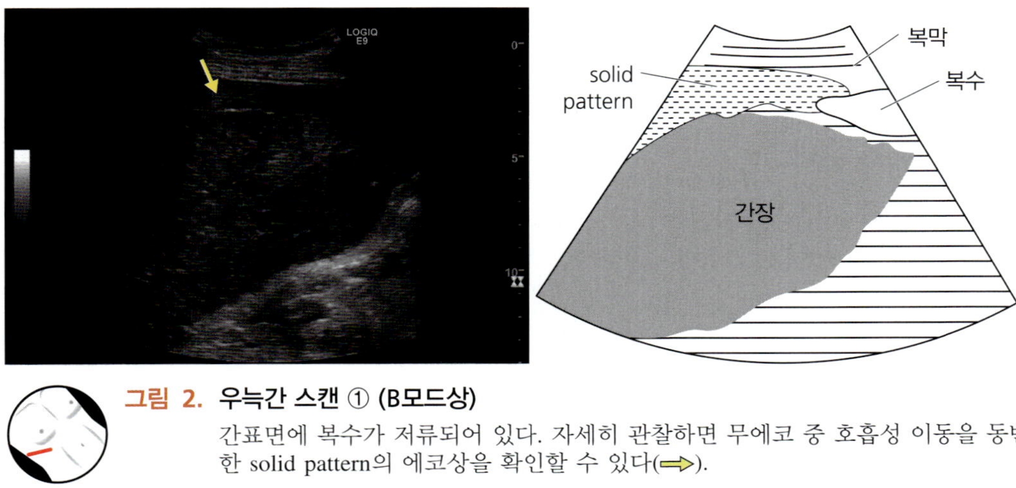

그림 2. 우늑간 스캔 ① (B모드상)

간표면에 복수가 저류되어 있다. 자세히 관찰하면 무에코 중 호흡성 이동을 동반한 solid pattern의 에코상을 확인할 수 있다(⇨).

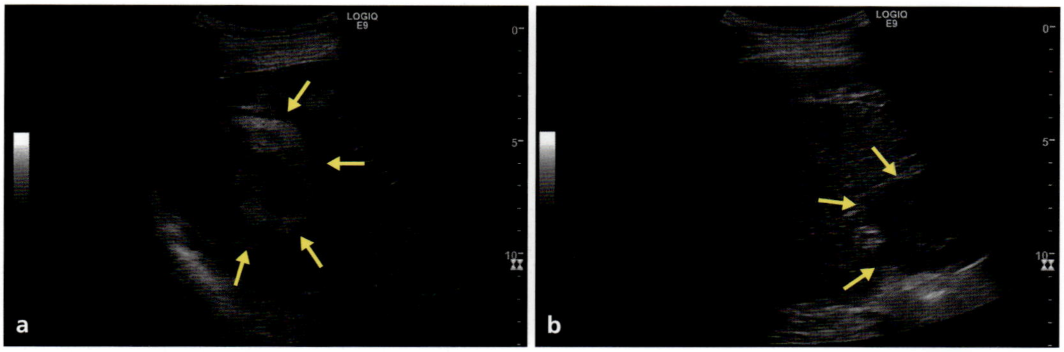

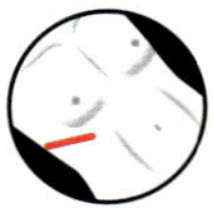

그림 3. 우늑간 스캔 ② (B모드상)

간우엽의 sweep scan에서는 약 5cm와 4cm의 간 종양성 병변 2개가 관찰된다(⇨).

철칙 체강액을 놓치지 않는다! 액체의 유무로 끝나지 않고 성상 확인!

- 에코 검사는 **체강액**의 묘출에 뛰어나며, 일부분만이 아니라 축적되기 쉬운 부분을 중심으로 여러 부위를 관찰한다. 좌우 늑간에서 간 · 비장 주위와 흉수의 유무, 간 하면의 Morrison pouch를 관찰한다. 또, 좌우 측복부에서 하복부에서는 좌우 결장옆고랑(paracolic grooves), 하복부(직장방광와, Douglas pouch)를 관찰한다. 이 부위는 소량이라도 체강액이 관찰되기 쉬운 부위이다.
- 복수가 무에코가 아닌 경우에는 주의가 필요하다. 무에코 중에 **점상 에코**나 **debris 에코** 또는 본 증례와 같이 **solid pattern**을 보일 때는 특히, 긴급성을 가질 수 있으므로 주의가 필요하다. 내부 에코의 변화는 출혈이나 감염 등을 반영하는 경우가 많다.
- 확정 진단을 위해서는 시험 천자가 용이하고, 확실성이 높다. 그림 4와 같은 혈성 복수가 확인되면 복강 내 출혈을 의심할 수 있는 근거가 된다. 그 외에도 감염이나 암성 복막염의 감별을 위해 복수 중의 세포수 측정 · 세포진(cytodiagnosis) · 배양 등도 시행하는 것을 염두에 둔다.

철칙 간세포암 파열이 의심되는 경우, ① 무분별한 조영 CT를 시행하지 않고, ② 응급 지혈의 필요성을 판단한다(간동맥색전술의 필요 여부를 판단)

- 간세포암에서는 배경 간에 만성 간손상을 가진 증례가 많다. 간경변에 이른 증례도 많으며, 간세포암의 파열로 인한 출혈이 방아쇠가 되어 간신증후군(hepatorenal syndrome)을 병발하는 경우가 많다는 것을 염두에 두어야 한다.
- 응급실에서 즉시 조영 CT를 시행하는 경우에는 그 후의 신부전이 우려된다. 왜냐하면 외래의 조영 CT는 맹목적으로 약 100mL의 조영제를 사용하는 경우가 많고, 이후 응급 지혈로 간동맥색

전술을 시행하는 경우에는 더 많은 양의 조영제를 사용하게 되어 신장에 대한 부담이 커지기 때문이다.

- 출혈 유무는 단순 CT로도 파악 가능하므로, 치료 가능성이 있는 경우 **초진 시는 단순 CT**를 시행하는 것이 바람직하다. 단순 CT에서도 혈액을 반영하여 CT 수치가 상승하므로 어느 정도의 출혈이 있으면 출혈 유무는 확인할 수 있다.
- 활동성 출혈의 유무를 확인하는 방법으로 **조영 초음파 검사**를 권장하고 있다. 경정맥성 초음파 조영제[경정맥성 초음파 조영제 Perfluorobutane(Sonazoid®)]는 신장에 부담을 주지 않고 여러 번 시행할 수 있어 출혈 부위를 확인하는 방법으로 우수하다. 복수로의 조영제 누출 유무를 고감도로 확인할 수 있다. 복수에 누출이 확인된 경우에는 응급 간동맥색전술을 시행한다.
- 조영제 누출이 확인되지 않는 경우에는 내원 시 활동성 출혈이 없다는 것을 의미한다. 이 경우에는 혈관조영을 시행해도 출혈 부위의 동정이 불가능하며,[1] 환자에게 부담만 줄 수 있으므로 전신 상태를 관리하며 대기적으로 실시하도록 하고 있다.

▶▶▶ Practice 1 이후

- 단순 CT에서 다른 장기의 비정상 소견이 없음을 확인하였고, 이후 우늑간을 통한 시험 천자에서 혈성 복수를 확인하여 간세포암 파열로 진단하였다.
- 이어서 조영 초음파 검사를 시행하였다. S8의 큰 종양은 종양 내 출혈로 인해 내부가 고에코화되어 있어 초기에는 분출하는 뚜렷한 출혈은 확인되지 않았다(**그림 4**). 그러나 지속적으로 본 종양의 주위를 주의 깊게 관찰한 결과 간표면에 돌출된 부분이 있고, 이 부위에서 복수 내의 solid pattern을 보이는 부분까지 조영제 누출이 확인되었다. 출혈 유무의 확인에 있어서는 배경의 B모드상과 조영제 신호를 분리하기 쉬운 조영 모드를 선택하면 미세한 출혈도 확인할 수 있다(**그림 5**).
- 조영제 누출이 확인되어 응급 간동맥화학색전술로 누출 부위의 응급 지혈을 시행하고, 다른 종양에 대해서는 추후에 대기적으로 시행하기로 했다(**그림 6**).
- 치료 후 전신 상태는 호전되었고, 복수의 저류는 여전히 남아 있었으나 3일째 조영 초음파 검사의 재검사에서는 이전 출혈 부위의 지혈이 확인되었다(**그림 7**).
- 전신 상태의 회복을 기다렸다가 약 1개월 후 재입원하여 또 다른 종양에 대한 간동맥화학색전술을 시행하고 있다.

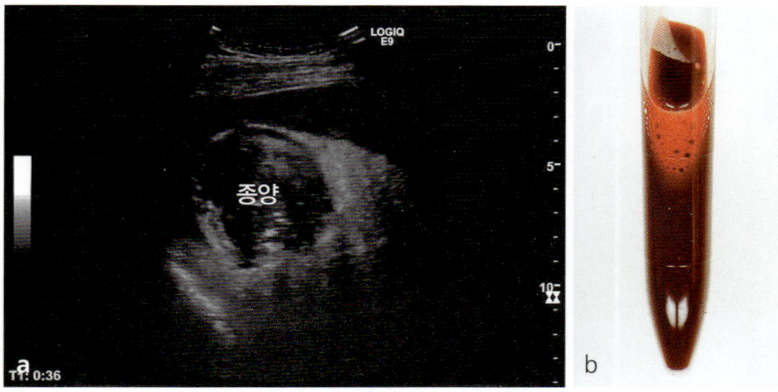

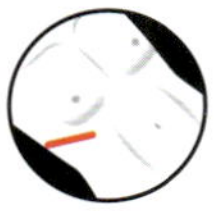

그림 4. 조영 초음파 검사 초음파 동맥 우위상(우늑간 스캔)(a)과 복강천자 내용액(b)

간우엽 S8의 종양은 내부 출혈로 인해 혈류는 거의 소실되었다.

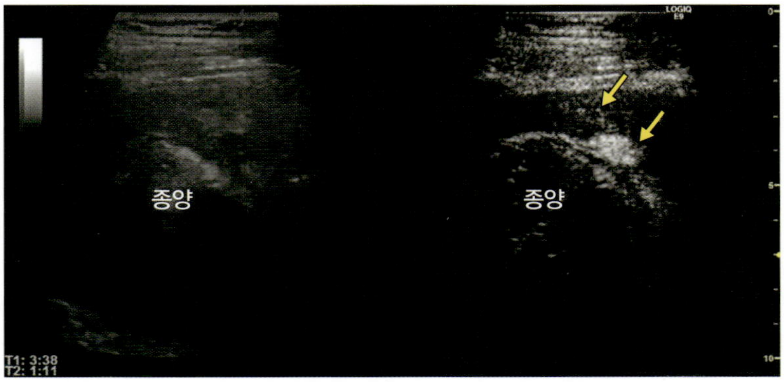

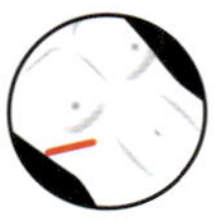

그림 5. 조영 초음파 검사 초음파 문맥 우위상(우늑간 스캔)

간우엽 S8의 종양 일부에서 조영제 누출이 관찰되었다. 조영제는 복수의 solid pattern 에코 부분으로 유출된 것이 확인되었다(⇨).

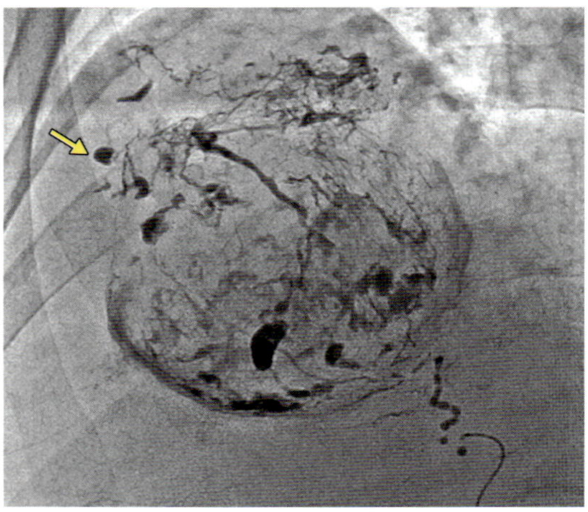

그림 6. 간동맥 조영(전상구역지)

간우엽 S8의 종양 간표면 측에서 조영제가 누출되고 있었다(⇨).

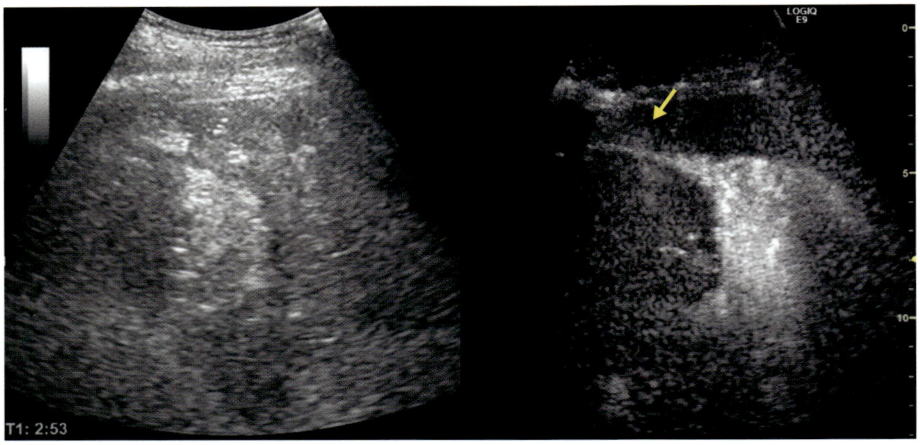

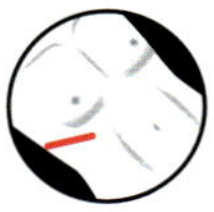

그림 7. 조영 초음파 검사(전상구역지)

그림 5의 수술 전 출혈이 확인된 부위의 치료 후 조영 초음파 재검사. 종양 밖으로 누출된 조영제는 소실되어 지혈이 확인되었다(⇨).

Practice 2

악화되는 발열과 우측 늑골하부 통증을 주소로 내원한 50대 남성

■ 병력 · 신체소견에 의한 진단 추론

약 1주일 전부터 전신 권태감과 미열이 발생. 가까운 병원을 방문하여 투약을 받았다. 증상이 호전되지 않고 약 복용 중에도 38℃가 넘는 발열이 지속되고, 더욱이 우측 늑골하부 통증도 발생하여 다시 병원을 방문하였다. 이때 시행한 혈액생화학검사에서 간기능 검사의 비정상 수치가 관찰되었고, 백혈구, CRP 수치도 높게 확인되어 정밀검사 치료 목적으로 본원에 의뢰되었다.

기왕력에 특이사항은 없었다. 혈압 153/85mmHg, 맥박수 110회/분, 체온 38.5℃. 안검 결막에 빈혈이 없고, 안구에 경도의 황달이 확인됨. 복부는 전반적으로 팽창, 경정맥 확장 · 복벽정맥의 확장 없음. 손바닥 홍반 · 거미형 혈관종, 여성형 유방 없음. 청진에서는 장잡음 · 흉부 소견에 이상 없음. 타진으로 복수의 징후는 보이지 않는다. 촉진에서는 우측 늑골하부에서 간이 3횡지 촉지되었으나 비장은 촉지되지 않았다. 복통은 심와부에서 우측 늑골하부로 확인되고, 압통은 없다. 구역감 · 구토 없고, 설사 · 하혈 없음. 복막 자극 증상 · 근성 방어 없고, 하지 부종이 경도로 관찰됨.

지속되는 38℃ 이상의 발열과 우측 늑골하부 통증 및 복부 팽만감이 있고, 감염 증상이 있으며 황달도 있어 담낭염, 담관염, 간농양, 간부전 등을 감별할 필요가 있었다.

■ 초음파 소견 및 해석

먼저 간기능 검사의 비정상 소견에 대해 정밀검사 목적으로 초음파 검사를 시행하였다. 스크리닝 검사에서는 정중앙 종스캔에서 간연의 경미한 둔화, 우늑간 스캔에서 낭종 부분이 대부분을 차지하는 약 65mm의 혼합 에코를 보이는 종양상(좌늑간 스캔에서 최대 직경 11cm로 경도의 비장종대)이 관찰되었다(**그림 8**). 간우엽을 우늑간 스캔으로 자세히 관찰한 결과, 간우엽의 종대는 경미하고, 간내담관의 확장은 없었으며, 문맥 · 간정맥에도 뚜렷한 이상은 없었고, 종양의 일부에 solid pattern의 에코상을 동반한 다방성의 낭종성 종양 소견이 관찰되었다[**그림 9**, ▶ 03. (그림 9에 해당)]. 영상 정보에서는 간농양, 충실 부분도 확인하기 위해서 낭종선암(cystadenocarcinoma)을 포함한 낭종성 종양, 전이성 간암, 간암의 괴사성 변화 등을 감별할 필요가 있었다. 컬러도플러에서는 종양 내부에 혈류 신호는 관찰되지 않았다(**그림 10**). MRI와의 통합 영상 참조에서는 T2 강조영상에서 뚜렷한 고신호를 보였고, 액체 성분이 중심이며 내부의 선상 격벽과 같은 구조도 확인할 수 있었다(**그림 11**). 조영 초음파 검사에서는 종양 주위의 고리 모양 농염과 내부의 격벽과 같은 구조물만 옅은 농염 효과를 보였고, 낭종 내 종양을 시사하는 뚜렷하게 농염한 융기성 병변은 없었다. B모드의 solid pattern을 보이는 부분은 염증성 산물로 판단하고, 간농양으로 진단하였다[**그림 12**, ▶ 04. (그림 12에 해당)]

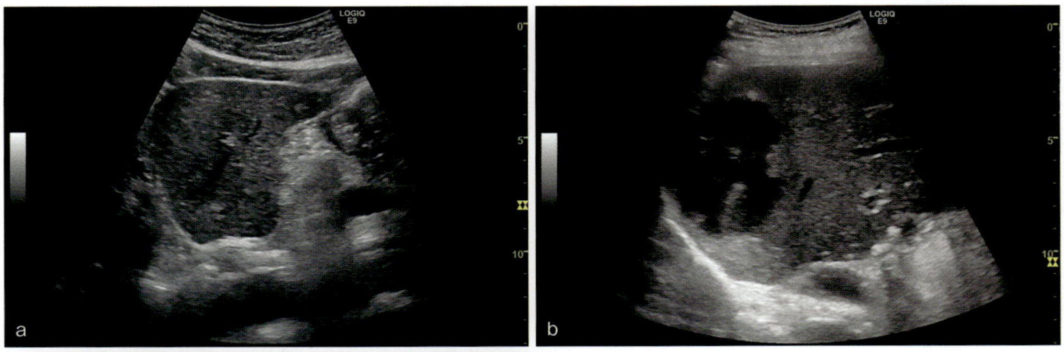

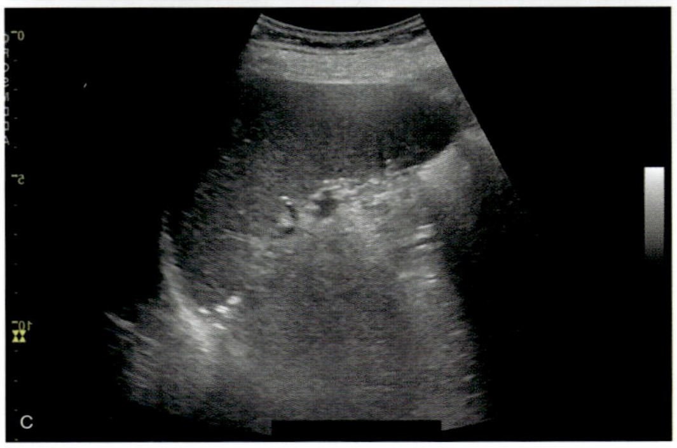

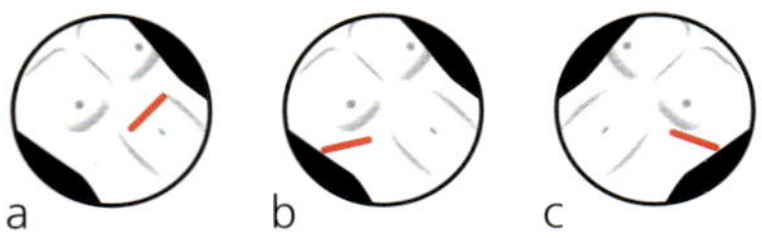

a b c

그림 8. B모드상

a. 정중앙 종스캔. 간연의 경미한 둔화가 관찰된다.
b. 우늑간 스캔. S7-8에 내부 에코를 동반한 무에코의 종양성 병변이 관찰된다.
c. 좌늑간 스캔. 경미한 비장종대가 관찰된다.

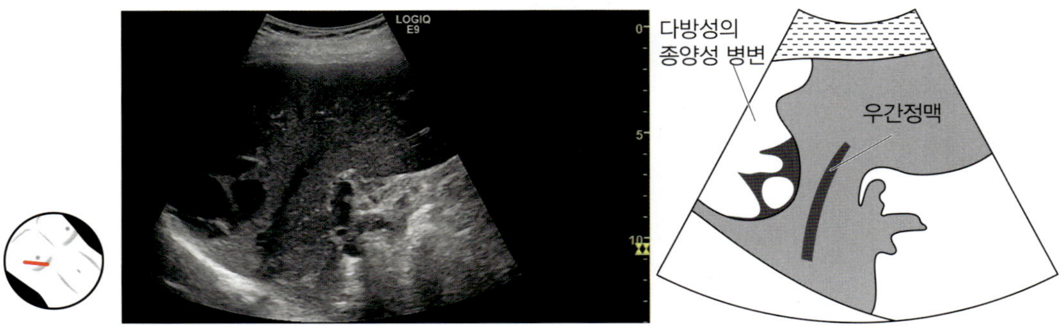

그림 9. B모드상(우늑간 스캔)

간우엽 S8의 종양성 병변은 무에코 부분이 대부분을 차지하며 다방성임을 알 수 있다.

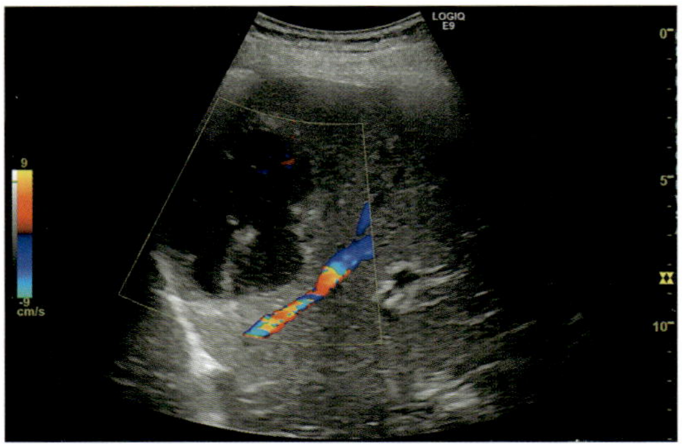

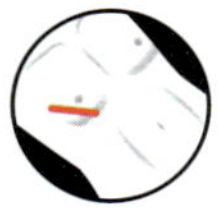

그림 10. 컬러도플러 검사(우늑간 스캔)
종양 내부 및 변연에 혈류 신호는 없다.

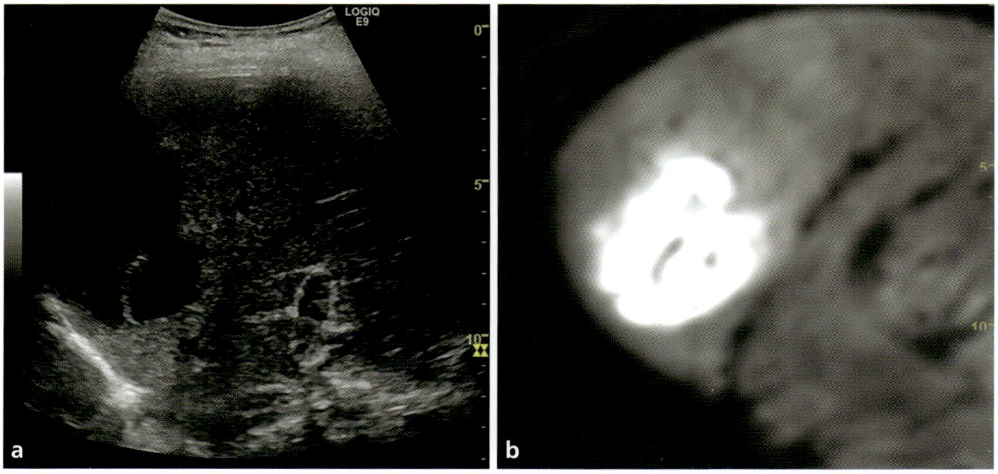

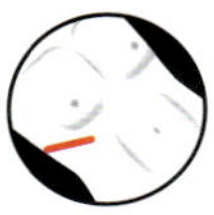

그림 11. B모드상(우늑간 스캔)과 MRI T2 강조 영상과의 통합 영상 참조
a. B모드상, b. MRI T2 강조 영상. 종양 내부는 뚜렷한 고신호이며 액체 성분인 것으로 추정된다.

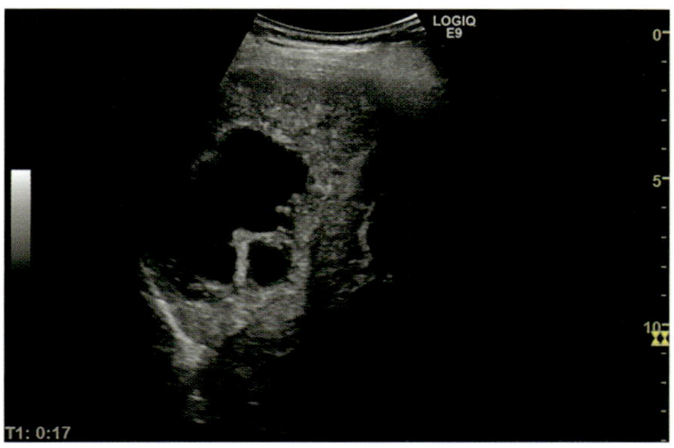

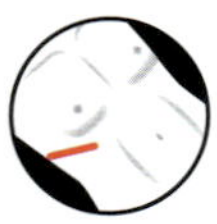

그림 12. 조영 초음파 검사(우늑간 스캔)
격벽은 옅게 농염되지만, 그 외 solid pattern에 보이는 부분에는 뚜렷한 조영 효과가 관찰되는 부분이 없고, 종양성 병변을 시사하는 소견은 없다.

철칙 간농양→즉시 배액하지 않는다! 종양성 병변이나 원충증·기생충증을 배제한 후 천자한다

- 농양 배액에 의한 감압은 농양 내압의 상승으로 문맥 내에 균이 들어감으로써 발생하는 패혈증을 예방하는 효과적인 방법이다. 그러나 배액이 복강 내로 누출될 가능성이 없는건 아니다.
- 배액은 원충증인 이질 아메바나 기생충증인 에키노코쿠스, 낭종선암을 비롯한 낭종성 종양에서는 원칙적으로 금기이다. 또한, 낭종선암이나 전이성 간암의 경우에는 암의 파종 가능성이 있기 때문에 이 또한 금기이다. 따라서 안이한 배액은 피해야 한다.

철칙 염증 산물과 종양 부분의 감별에는 조영 초음파 검사가 유용

- 간농양은 세균, 원충, 진균 등의 감염이 간 내로 파급되어 농양이 형성되는 병태이다. 최근에는 치료 후 침습에 의한 의원성(iatrogenic) 증례도 나타나고 있다. 당뇨병을 합병하고 있거나 고령자 등에서는 패혈증으로부터 중증화되는 경우도 많으므로 조기 진단과 치료가 필요한 질환이다.
- 중증도에 따라 배액이 필요하며, 배액 시기를 놓치지 않도록 초진 시뿐만 아니라 **시간 경과에 따른 변화**를 추적하는 것이 중요하다.
- 조영 초음파 검사는 **염증 산물과 종양 부분을 명확하게 감별 가능**하게 한다. 또한, 염증 정도에 따른 혈류의 많고 적음, 간내담관의 확장 정도 등을 상세히 관찰할 수 있어 병변의 확산을 파악하는 데에도 유용한 방법이다.
- 간농양은 경문맥적으로 감염되는 경우가 많다. 문맥 내에 가스가 묘출되는 경우가 있는데 이를 **문맥가스혈증**이라고 한다(그림 13). 장관 괴사·장관 기종 등 소화관 가스가 경문맥적으로 간에 도달할 경우에 출현한다. 가스 생성균 등 예후가 좋지 않은 비율도 많기 때문에 절대로 놓쳐서는 안되는 소견이다.

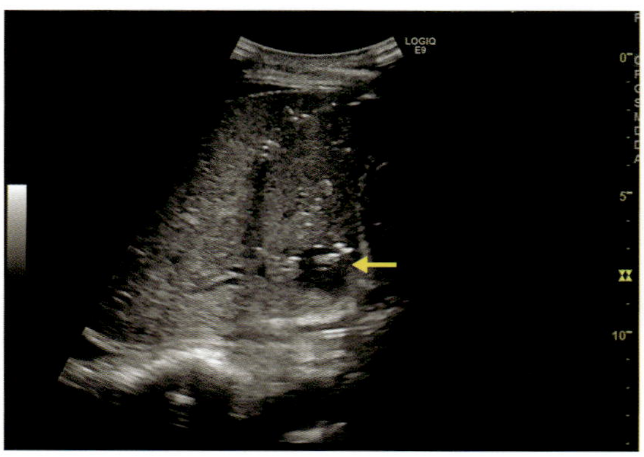

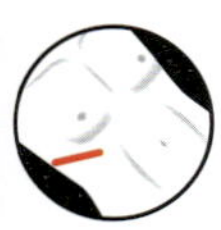

그림 13. 다른 증례 : B모드상(우늑간 스캔)
문맥우지 내에 air를 의심할 수 있는 강한 에코가 관찰된다(⇨).

▶▶▶ Practice 2 이후

- 문진, 출신지, 사회력으로 보아 기생충증의 가능성이 낮고, 전 의사의 항균제 치료 효과가 미미했기 때문에 초음파 유도하에 천자 · 배액을 시행하였다[그림 14, ▶ **05.** (그림 14에 해당)].
- 배액의 세균 배양으로 그람 음성 간균인 Klebsiella pneumoniae가 증명되어 세균성 간농양으로 최종 진단을 내렸으며, 약제 감수성에 따른 약제 변경으로 호전되었다.
- 치료 후 1개월의 조영 초음파 문맥 우위상에서 무에코 부분은 거의 소실되어 약 3cm 정도로 축소되서 충실성의 종양상을 보이고 있다(그림 15). 말초 담관 · 문맥 · 간정맥에는 비정상 소견이 보이지 않았다.
- 간농양의 치유 과정은 축소 → 액체 성분의 감소 → 육아 성분으로 치환 → 소실(반흔화)과 비교적 오랜 시간에 걸쳐 변화해 가는 경우가 많다. 증상이 소실된 치유 과정에 진찰하는 경우, 종양성 병변과의 감별이 어려운 경우도 많아 철저한 문진이 중요하다.

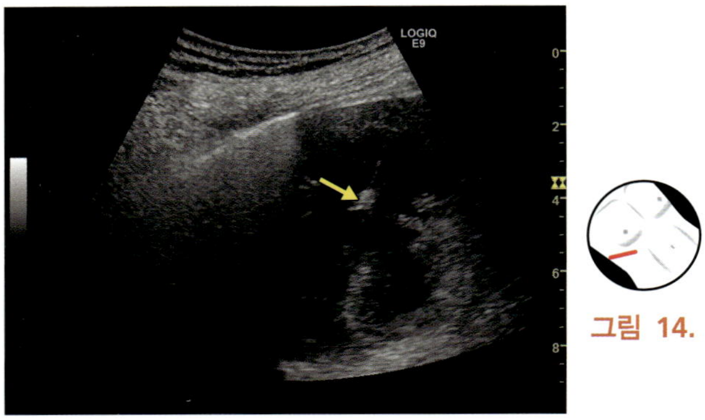

그림 14. 초음파 유도하 농양 천자
우늑간에서 천자를 실시한다. 화살촉이 천자침의 끝이다.

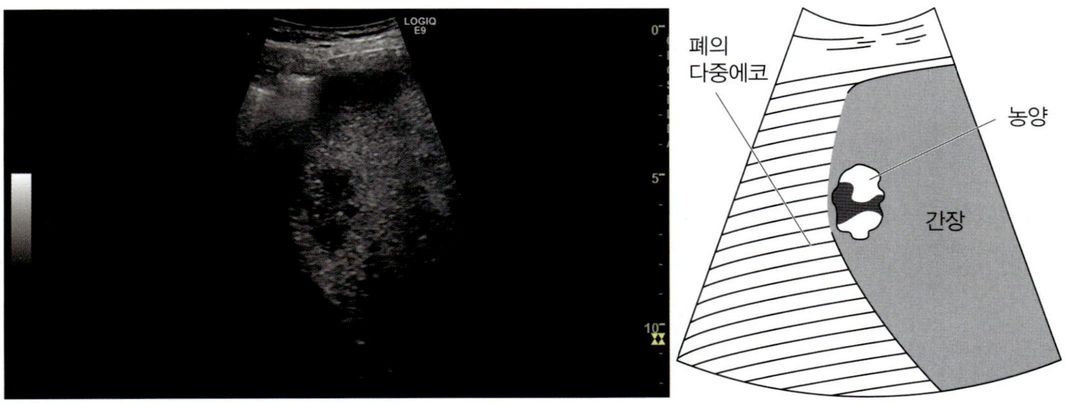

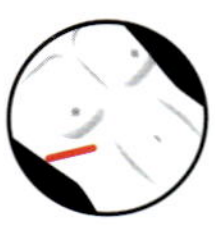

그림 15. 조영 초음파 검사
문맥 우위상(치료 후 1개월).

Practice 3

황달과 전신 권태감을 주소로 내원한 40세 남성

■ 병력 · 신체소견에 의한 진단 추론

4일 전부터 전신 권태감을 자각하였다. 가까운 병원을 방문하여 진찰만 받고 귀가하였다. 이후 전신 권태감 악화, 식욕부진, 구토가 발생하였고 코로나 19 감염이 우려되어 PCR 검사가 가능한 병원을 방문하였다. 그 때 황달과 채혈상 간기능 이상이 발견되어 본원에 의뢰되었다. 음주력은 사케 2병/일/20년. 흡연력은 10개비/일/25년. 기왕력에 특이사항 없음. 수혈력은 없음. 문신 없음. 3년 전 대만에서 침술 치료를 받은 적이 있음. 가족력에 특이사항 없음. 미혼. 체온 36.7℃, 혈압 98/57mmHg, HR 82회/분, 호흡수 18회/분, SpO_2 97%. 안검 결막에 빈혈은 없고, 안구에 뚜렷한 황달이 관찰되었다. 복부는 전반적으로 평탄하였고, 경정맥 확장 · 복벽정맥의 확장 없음, 손바닥 홍반 · 거미형 혈관종 · 여성화 유방 없음. 청진에서는 장잡음 · 흉부 소견에 이상 없음. 타진에서 복수의 징후는 발견되지 않았다. 촉진에서는 정중앙 및 우측 늑골하부에서 간이 3횡지 촉지되었으나 비장은 촉지되지 않았다. 복부 압통은 없음. 구역감, 구토, 설사, 하혈 없음. 복막 자극 증상 · 근성 방어 없음. 하지 부종 없음. 황달, 권태감, 미열이 주 증상이고, 심한 복통 등은 없었기 때문에 기왕력 · 음주력을 바탕으로 급성 간염, 급성 간부전이 강하게 의심되었으나, 그 밖에도 폐색성 황달, 담관염, 간농양 등의 감별이 필요하였다.

■ 초음파 소견 및 해석

컨벡스 프로브로 실시한 초음파 검사(정중앙 종스캔, 정중앙 횡스캔, 우늑간 스캔)에서는 최대 장경 11cm의 경도의 비장종대가 관찰되었다(**그림 16d**). 간의 변연은 약간 둔화되어 양엽의 경도 종대가 관찰되었다. 간실질은 균질하였으나, 문맥지는 말초까지 잘 묘출되어 있고 상대적인 휘도 상승을 보였다(**그림 16a, b**). 또한, 우늑간 스캔으로 묘출된 담낭벽은 비후되었다(**그림 16c**). 입원 시 CT에서는 간비종대와 문맥 주위의 저흡수 영역이 관찰되었다(**그림 17**). 이 변화는 조영 CT에서 관찰되는 문맥역에 발생한 부종성 변화인 periportal collar sign을 시사하는 것으로 생각된다.

철칙 황달의 증례에서는 초진 시 초음파 검사로 급성 간염과 폐쇄성 황달을 체크

- **황달**은 크게 간접 빌리루빈 상승과 직접 빌리루빈 상승으로 나뉜다. 본 증례는 직접 빌리루빈 상승으로 간세포 장애, 담즙 정체, 체질성 황달을 감별해야 한다. 특히, 앞의 두 질환은 치료법이 다르기 때문에 조기 감별이 중요하다. 담즙 정체의 유무뿐만 아니라 중증도 판단을 시간 · 장소에 구애받지 않고 가능하게 하는 것이 초음파 검사이다.
- **급성 간염**은 각종 원인에 의해 간실질에 미만성으로 급성 염증, 괴사 탈락을 일으키는 병태로 중증화되면 치명적일 수 있다. 극증 간염의 급성형이나 아급성형으로의 이행에 주의가 필요한 질환이다. 원인은 바이러스성과 그 외로 분류되며, 확정 진단은 채혈 검사로 이루어진다.

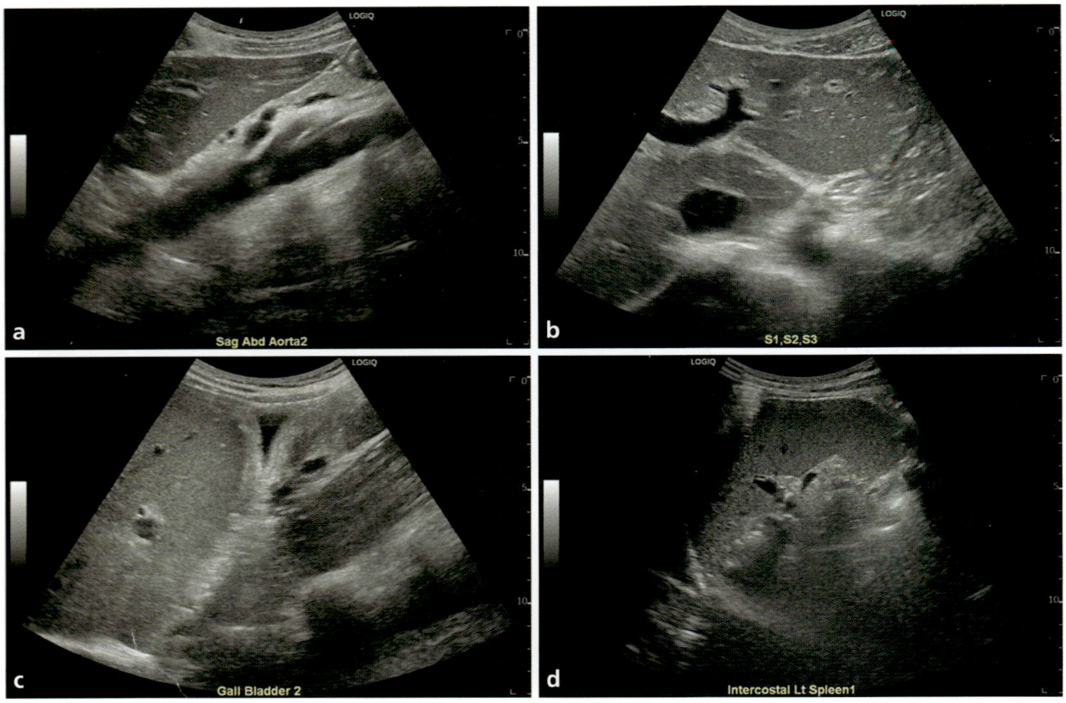

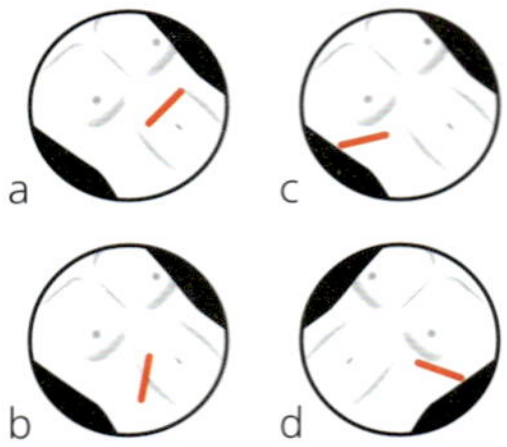

그림 16. **B모드상**

a. 정중앙 종스캔 b. 정중앙 횡스캔 c. 우늑간 스캔 d. 좌늑간 스캔. 경도의 간비 종대, 간실질 에코의 문맥 주위 휘도 상승, 담낭벽 비후가 보인다.

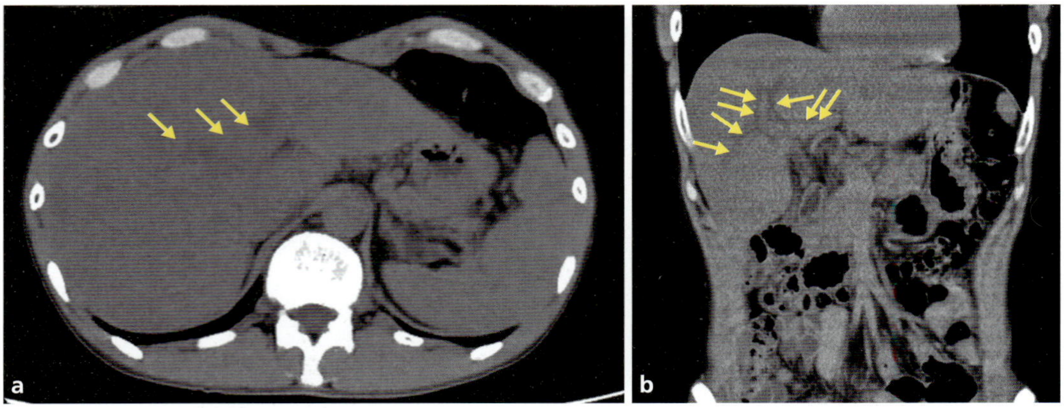

그림 17. **입원 시 단순 CT**

a. 축위단 b. 관상단. 경도의 간비 종대(a ⇨) 외에 문맥 주위의 저흡수 영역(b ⇨)이 두드러진다.

- 영상진단으로는 원인을 특정할 수 없지만 중증화의 판정은 가능하며, 비침습적으로 여러 번 시행할 수 있는 에코 검사는 경과 관찰에도 유용하다.

철칙 급성 간염에서는 중증화의 포인트를 놓쳐서는 안 된다. 간실질 평가와 함께 담낭벽의 평가도 중요하다

- 급성 간염에서는 중증화 될수록 염증성 변화로 인해 간세포의 부종이 항진하기 때문에 간실질의 음향 투과가 좋아져 에코 레벨이 저하된다. 이로 인해 간실질과 Glisson sheath의 음향 임피던스가 넓어지기 때문에 에코 강도가 증강되어 말초의 문맥지까지도 묘출하기 쉬워진다(**그림 16a, b**). 이에 따라 전체적으로 반짝이는 느낌의 영상이 된다.
- 간세포 장애가 광범위하게 미치면 간기능 저하로 인해 담즙 생성 능력이 저하되고, 담낭 내강이 협소해진다. 또한, 간염의 직접적인 담낭으로의 파급이나 림프류의 정체와 함께 담낭 정맥이 문맥이 되어 일시적인 문맥압 항진으로 인한 혈류 정체로 담낭벽이 비후해진다. 이 담낭벽의 비후 정도는 중증도와 어느 정도 상관관계가 있다고 알려져 있다.[2)]

▶▶▶ Practice 3 이후

- 입원 시 T-Bil 9.21mg/dL, D-Bil 7.04mg/dL, AST 2,721U/L, ALT 4,278U/L, γ-GTP 360U/L, HBs 항원 양성(HBV-DNA 정량 TaqMan 6.8LogIU/mL HBV genotype A), IgM/HBc 양성, HA-IgM 항체 음성, HCV 항체 음성, 항미토콘드리아 M2 항체 음성, 항핵항체 40 미만이었으나 안정과 수액 보충으로 치료하고 약 2주 후 T-Bil 12.52mg/dL, D-Bil 9.72mg/dL, AST 636U/L, ALT 1,582U/L, γ-GTP 177U/L로 황달은 상승하고 있지만, 다른 수치는 정점에 도달한 상태였다.
- 이 때, 경과 관찰을 위해 에코 검사를 시행하였다. **그림 18**은 버튼 하나로 과거 영상과 동일한 조건에서 영상검사를 할 수 있는 소프트웨어를 사용하여 촬영한 우늑간 스캔의 에코 소견이다. 황달이 증가하고 있어 간부전의 유무를 영상으로도 평가하는 것이 중요하였다. 담낭벽의 비후는 담낭의 drainage vein이 문맥으로 연결되기 때문에 문맥압 항진을 반영하는 것으로 알려져 있어 미만성 간질환의 평가로서 중요하다. 에코의 재검사에서는 입원 시와 비교하여 담낭벽의 비후는 소실되어 있었다. 또한, 간실질에서도 실질의 광범위한 탈락 괴사의 유무를 평가하는 것이 중요한데, 본 증례에서는 실질에 변화가 없고, 문맥 주위의 변화도 호전되는 경향을 보였다.
- 이상으로부터 황달의 지체는 있지만 개선 경향으로 판단. 치료를 지속하고 약 1개월 후 T-Bil 3.44mg/dL, D-Bil 2.56mg/dL, AST 51U/L, ALT 150U/L, γ-GTP 89U/L로 호전되었고, 이후 경쾌하게 퇴원하였다.

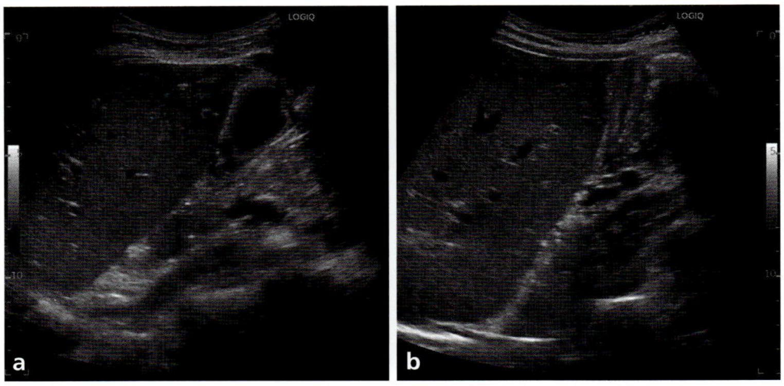

그림 18. 초음파 B모드상

a. 이번 영상 b. 과거 병렬 영상.
비교하고자 하는 과거 영상을 선택하는 것으로 동일한 조건에서의 스캔이 가능한 소프트웨어를 이용한 검사. 초진 때와 비교하여 담낭벽의 비후가 소실되고 내강도 넓어진 것을 객관성 높게 평가할 수 있다.

간장의 초음파 정리

- 에코 검사는 CT · MRI 등과 비교했을 경우 한 번에 묘출되는 범위가 좁다는 약점을 가지고 있다. 따라서 인체에서 가장 큰 실질 장기인 간에서는 우선 여러 각도에서 분할하여 관찰할 필요가 있다. 이때 관찰되지 않는 곳이 없도록 체계적으로 스캔하는 것이 중요하다. 보존 영상은 정지 영상이라도 검사는 volume data를 의식한 동영상으로 평가하는 것이 중요하다.
- 평가 방법은 ① 형태 평가(종대 · 위축), ② 간실질 평가, ③ 종양성 병변의 확인, ④ 맥관 · 담관 · 혈류의 평가, ⑤ 동반 소견 평가의 5가지 항목을 중심으로 시행한다. 중요한 것은 초음파 검사에서 직접 병변을 지적할 수 없는 경우에도 이번 증례에서 배운 것처럼 증상과 함께 동반된 소견으로 질환의 범위를 좁힐 수 있다는 것을 아는 것이다.
- 임상 현장에서는 에코 검사를 이용하여 비침습적으로 긴급성의 유무나 중증도 판단을 포함한 병태 파악을 정확하게 할 수 있다. 꼭 적극적으로 활용해 주었으면 한다.

참고문헌

1. Matsumoto N,et al : Clinical efficacy of contrast-enhanced ultrasonography(CEUS)in the diagnosis of ruptured hepatocellular carcinoma(HCC) . J Med Ultrason 34 : 101-105, 2007
2. 中野知幸, 他：急性肝炎にみられる胆嚢壁肥厚の臨床的検討. 日本消化器病学会誌　85：2436-2443, 1988

3 / 췌장

Practice 1

1개월 전부터 심와부 통증을 주소로 내원한 69세 여성

■ 병력 · 신체소견에 의한 진단 추론

1개월 전부터 심와부의 불편감을 자각하고 있었다. 심한 통증이나 구토는 없었고, 설사나 변비도 없었다. 식사도 정상적으로 섭취하고 있어 생활에 특별한 지장은 없었다. 1주일 전 가까운 병원을 방문하여 시행한 상부위장관 내시경 검사에서 이상이 없다는 진단을 받았다. 일단 위약을 처방받아 복용했지만 호전되지 않아 가족의 권유로 병원을 찾았다. 체온 36.7℃, 복부에 국소적인 압통은 없었다. 염증 없이 지속되는 심와부 통증으로 췌장암이나 만성 췌장염을 의심하였다. 그 외 기능성 위장 장애(functional gastrointestinal disorder)나 담관 산통(biliary colic) 등도 감별진단에 포함되었다.

■ 초음파 소견 및 해석

문진 후 외래에서 시행한 복부초음파 검사에서 췌관의 현저한 확장이 확인되었고, 두부 측에 10mm 크기의 경계가 불분명한 저에코 종양이 관찰되었다(**그림 1**).

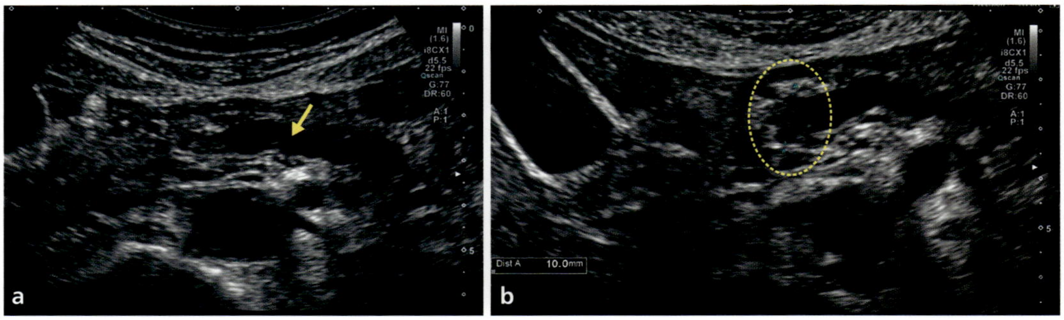

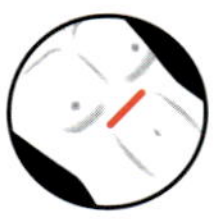

그림 1. **심와부 스캔**
a. 확장된 췌관(⇨). b. 저에코 종양(노란색 점선 부분).

철칙 췌관 확장을 보면 췌장암이라고 생각하라 ⇄ 췌관 확장은 놓치면 안 된다

- 가장 전형적인 췌장암의 영상적 특징은 **저에코의 침윤성(경계가 불분명한) 종양**과 그 원위부 **췌관 확장**이다. 췌장만 묘출할 수 있다면 확장 췌관을 확인하는 것은 쉽다. 종양이 작아 인식하기 어렵더라도 원위부 췌관 확장이 있으면 정밀검사로 전환하여 조기 진단 · 조기 치료로 이어질 수 있다. 레지던트라면 췌관 확장을 확인한 것만으로도 공로를 인정받을 수 있다.

- 췌두부암에서는 췌관 확장이 뚜렷하게 나타나며, 높은 빈도로 폐쇄성 황달을 유발하기 때문에 조기에 진단되는 경우가 많다. 반면, 췌미부암에서는 췌관 확장의 범위도 좁고, 증상도 잘 나타나지 않아 진행된 후에 발견되는 경우가 많다.
- 아무리 쉬워도 평소에 췌관을 보는 습관이 없으면 확장 췌관은 인식할 수 없다. 애초에 처음에는 췌장의 묘출 자체가 어려워 초보자는 비정맥 위에 있는 췌체미부를 묘출할 수 있었던 것만으로 만족하기 쉽다(필자가 그랬을 가능성도 있다). 췌장 묘출의 다음 단계로 주췌관 직경을 측정하는 연습을 해두면 확장 췌관을 만났을 때 바로 알아차릴 수 있다.
- 췌관 확장을 동반하지 않는 췌장암도 있으므로 주의가 필요하다(**그림 2**). 췌미부 말단의 암에서는 미측으로 확장하는 췌관이 없거나, 있어도 깊어서 보이지 않을 수 있다. 또한, 췌두부의 암이라도 주췌관에서 떨어진 부췌관 영역이나 췌장 구상돌기(uncinate process)에 생긴 경우는 췌관 확장이 동반되지 않는다. 더불어 췌장 변연에서 발생한 암이 외측 방향으로 발육한 경우, 췌장 실질에는 아무런 소견이 없다. 췌장 묘출, 췌관 직경 측정이 가능해진 다음 단계로 췌장 변연을 의식한 스캔을 할 수 있게 되면 췌장 에코에 관해서는 일인자라고 할 수 있을 것이다.

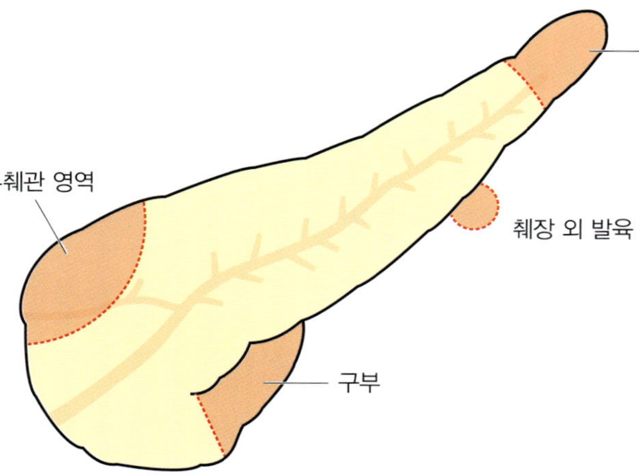

그림 2. 췌관 확장을 초래하지 않는 췌장암의 영역

▶▶▶ Practice 1 이후

초음파에서 췌장암의 가능성이 있음을 환자에게 설명하고, 조영증강 CT를 시행하였다. 췌두부-체부 이행부에 지속성 조영증강(persistent enhancement)을 보이는 저흡수 영역이 관찰되었으며, 미측 췌관은 확장되어 있었다(**그림 3a, b**). 담관 침윤은 없었다. 전이나 혈관 침윤의 소견은 없었다. MRCP(magnetic resonance cholangiopancreatography)에서는 췌관 협착과 미측 췌관 확장이 있었고(**그림 3c**), EUS(endoscopic ultrasonography)에서는 협착부에 일치하여 경계가 불분명한 저에코 종양이 확인되었다(**그림 3d**). 종양에 대해 EUS-FNA를 시행하여 adenocarcinoma로 확정되었고, 외과에 의뢰하여 수술하기로 결정하였다.

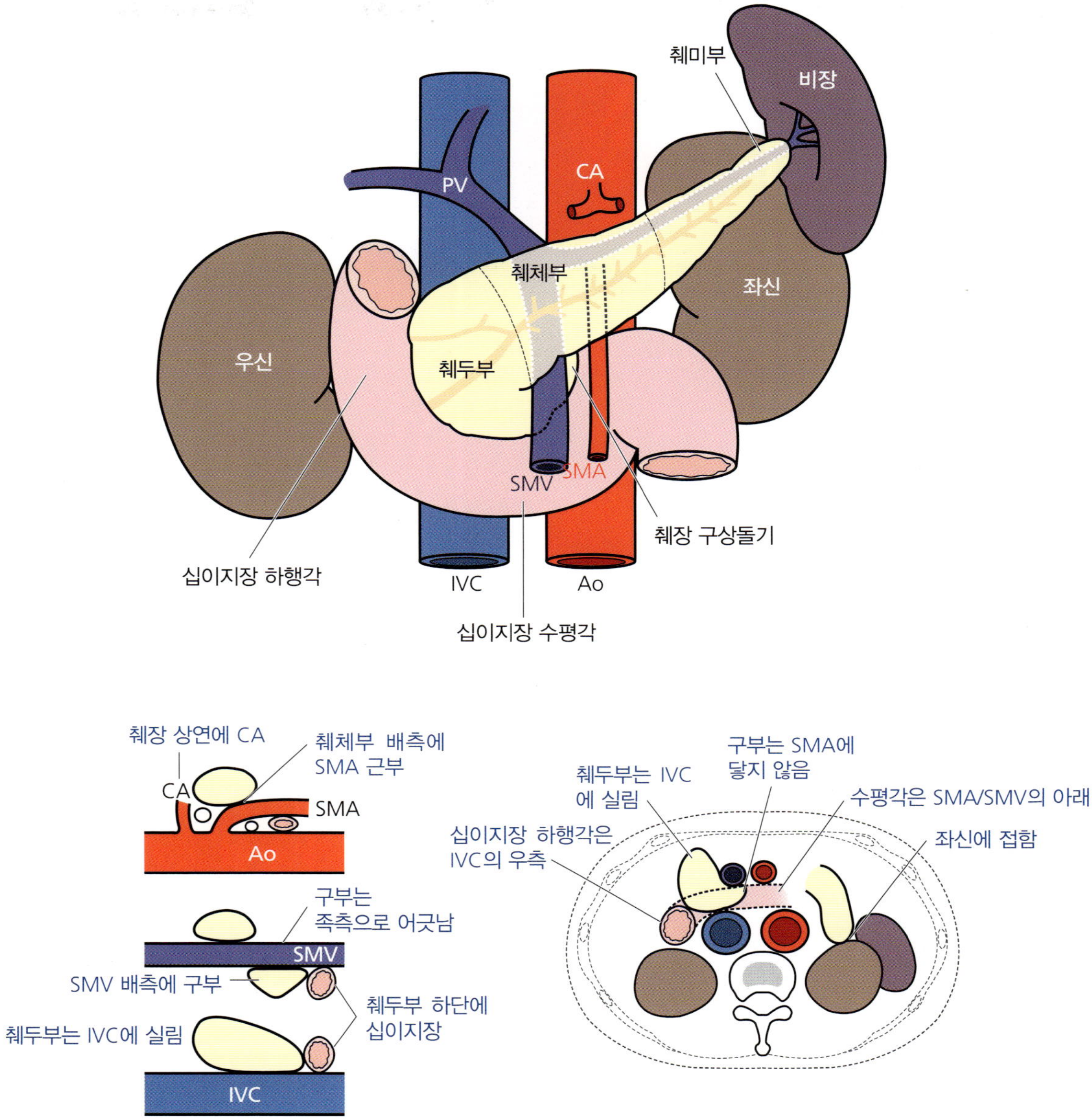

그림 5. 췌장의 해부학적 지표(7 rules)

① 췌체부 배측에 SMA 근부, 췌장 상연에 CA가 있다.
② 췌두부 중 SMV 배측 부분을 구부라고 하며, 체미부보다 족측에 있다.
③ 췌두부의 족측에는 십이지장 수평각이 접하고, SMA/SMV의 아래를 통과한다.
④ 췌장 구상돌기의 선단은 SMA까지는 닿지 않는다.
⑤ 췌두부는 정확히 IVC의 복측에 실린다.
⑥ 십이지장 하행각은 IVC의 우측에 줄지어 우신과 접한다.
⑦ 췌미부는 좌신에 접하고 비문부로 향하지만 닿지 않는 경우도 많다.

IVC : 하대정맥(inferior vena cava), Ao : 대동맥(aorta), PV : 문맥(portal vein), CA : 복강동맥(celiac artery), SMV : 상장간막정맥(superior mesenteric vein), SMA : 상장간막동맥(superior mesenteric artery)

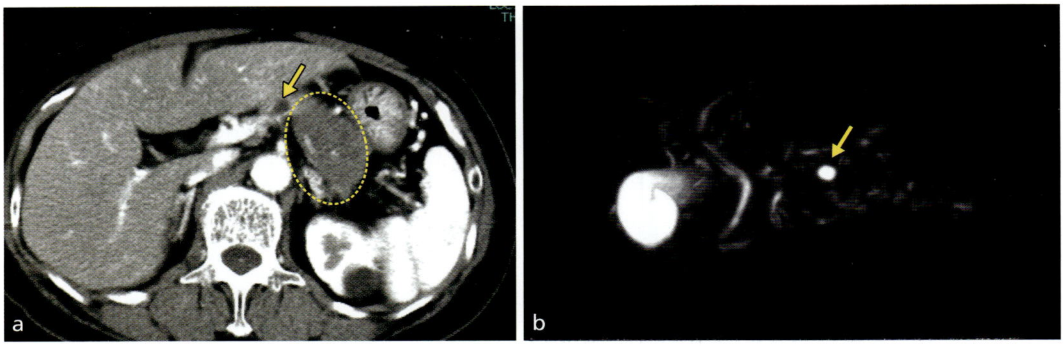

그림 6. **조영 CT와 MRCP**

a. 조영 CT에서는 췌체부의 낭종(⇨)과 미부 종양이 보인다(점선 부분).

b. MRCP에서는 낭종(⇨)만 인식하고, 종양은 인식할 수 없다.

Practice 3

위통, 구토로 응급실에 내원한 82세 여성

■ 병력 · 신체소견에 의한 진단 추론

저녁 간식을 먹은 후 심와부 통증이 발생하여 경과를 지켜보았으나 시간이 지나도 호전되지 않고 악화되어 야간 응급실에 내원하였다. 구토 1회 있었고, 설사는 없음. 체온 36.5℃, 혈압 159/99mmHg로 바이탈은 안정적이었다. 심와부에 압통이 있어 담관 산통이나 급성 위장염, 급성 췌장염을 의심하였다.

■ 초음파 소견 및 해석

응급실 초음파로 관찰하였다(**그림 7**). 췌장의 윤곽은 불명료하고, 주위 지방조직의 에코 레벨은 상승, 췌장 실질은 일부 저에코, 미부에는 주위에 액체 저류가 확인되었다. 담석이나 담관 확장은 없었다. 비교적 경증의 급성 췌장염으로 생각되었다.

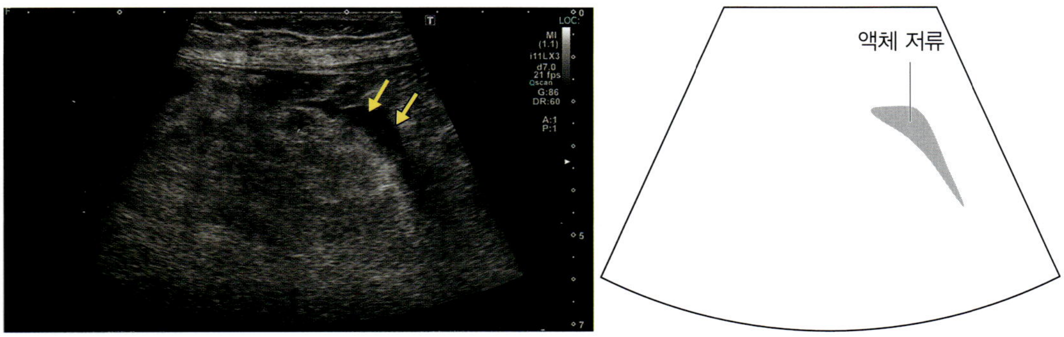

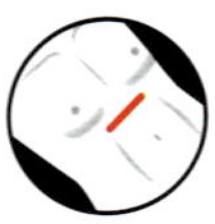

그림 7. **응급실 초음파 소견**

췌장 윤곽 불명료화 및 췌미부 주위의 액체 저류(⇨).

철칙 췌장염은 잘 보이지 않는다

- 영상을 보면 알 수 있듯이, 복부초음파 검사로 췌장염을 진단하는 것은 어렵다. 췌장 종대, 윤곽의 불명료화, 췌장 실질의 불균질화가 전형적인 소견이며, 이러한 경우 췌장이 잘 관찰되지 않게 된다. 반대로 **잘 보이지 않으면 췌장염을 의심**한다. 췌장이 잘 보이더라도 미부에만 염증이 국한될 수 있으므로 췌장염은 배제할 수 없다.
- 심와부 통증과 췌장 효소 상승이 있는 경우 췌장염으로 즉시 조영 CT에서 중증도를 평가하는 것이 일반적이다. CT에서는 원래 저흡수된 췌장 주위 지방조직의 농도가 높아지기 때문에 진단이 용이하다.
- 혈액검사 결과를 기다리는 동안 에코를 통해 췌장염이 있는지, 담석이나 담관 확장, 마비성 장폐색이 없는지 알 수 있다. 췌장염이 경증인 경우라면 긴급하게 조영 CT를 피할 수 있다.

▶▶▶ Practice 3 이후

혈액검사 결과 WBC 14,200/μL, CRP 0.29mg/dL, AMY 4,444U/L로 급성 췌장염과 일치하는 소견을 보였다. 조영 CT에서는 전신 복강 내 지방조직의 음영 증가와 액체 저류가 관찰되었다(**그림 8**). CT grade 1의 급성 췌장염으로 진단되어 입원, 금식 및 수액 치료를 받았다.

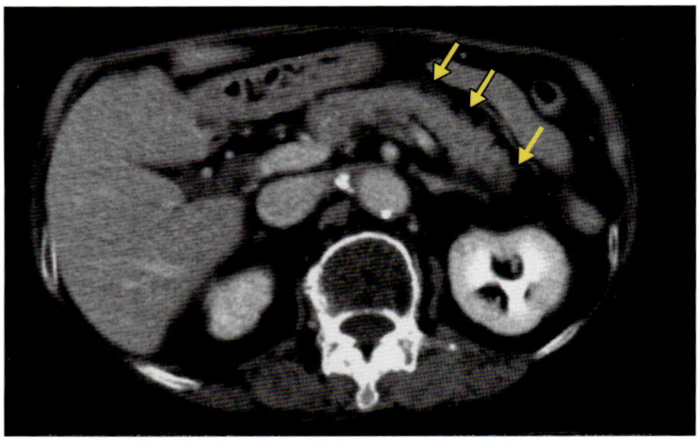

그림 8. 조영 CT
췌장 주위 지방조직 농도 상승과 미량의 액체 저류(⇨)가 확인된다.

췌장의 초음파 정리

- 췌장이 묘출되지 않으면 췌장 병변은 찾을 수 없다. 췌장은 체격이나 나이에 따라 깊이, 휘도, 경계의 명료함이 다르기 때문에 해부학적 지표를 이용하여 확실하게 묘출한다. **췌장 윤곽을 의식하고 찾는 것**이 놓치는 것을 없애는 요령이다.
- 반드시 있어야 할 것을 묘출하는 것은 쉽고, 있는지 없는지 알 수 없는 것을 찾는 것은 어렵다. 병변은 반드시 있다고 생각하고 찾아가야 즐겁게 검사할 수 있다. 사전에 CT나 MRI를 촬영한 적이 있다면 꼼꼼히 예습한다.
- 췌장 질환은 일반적으로 초음파, 조영 CT, MRI 등 여러 가지 영상기법(modality)을 종합해 진단한다. 그 중 비전문가의 초음파는 특히 선별(pick-up) 역할이 요구된다. 긴급할 때 조영 CT나 MRI를 오더할지 여부를 판단하는 데 에코는 매우 유용하다.
- 평소에 췌장을 보는 습관을 들이면 주위 장기나 혈관 구조에 대한 친숙도를 높여 결과적으로 다른 장기의 묘출도 레벨업된다. 췌장을 확실히 묘출할 수 있다는 자신감은 혼자서라도 초음파를 해보려는 동기부여가 되므로 응급실에서도 췌장을 포기하지 않았으면 한다.

참고문헌

1. 肱岡 範(著)：胆膵EUS セミナー—CT・シェーマ・動画と合わせてわかる手技の基本から治療まで. pp96-206, 羊土社, 2019
2. 加藤高明(著)：腹部画像の読み方がわかる本　第2 版. pp127-132, 日本医事新報社, 2009
3. 辻本文雄(編著)：腹部超音波テキスト—上・下腹部　改訂第3 版. pp126-138, ベクトル・コア, 2002

4 / 비장

Practice 1

조기 위암에 대한 ESD 후 2년째 좌측 측복부 통증을 호소하는 83세 남성

■ 병력 · 신체소견에 의한 진단 추론

조기 위암에 대한 ESD(endoscopic submucosal dissection, 내시경적 점막하 박리술) 후 절제면 음성이 확인된 환자. 좌측 측복부 통증이 있어 초음파 검사를 시행하였다. 복부는 평탄하였고, 복막 자극 증상이 없었으며, 종양도 촉지되지 않았다. 수술 흉터는 없었다. 병태를 설명할 만한 병력이나 신체소견은 발견되지 않았다.

■ 초음파 소견 및 해석

비장은 좌늑간 스캔에서 장경×단경 · 10.8cm×4.9cm, 치바대학 제1내과 계산식(Chiba University First Department of Internal medicine formula,→231p)에 따르면 약 26cm^2(20cm^2보다 큼), Koga 식으로는 42cm^2(30cm^2 이상)로 비장종대로 판단할 만한 크기였다. 간단하게 판단하는 경우, 장경 12cm 이상이면 유의미하다고 하나,[1] 일본에서는 10cm를 기준으로 하는 경우도 있다. 비장의 크기는 개인차가 크기 때문에, 크기만으로는 비장 조직에서 발생하는 병태를 놓칠 수 있다. 따라서 정상 비장에서 볼 수 있는 함요 구조(위 압흔, 신장 함요, 결장 함요, 비문 부위의 고랑)가 불명료해지고, 전체적으로 둥근 모양이면 비장종대로 판단하는 것이 좋다는 의견도 있다.[2] 실제로 **그림 1**은 둥근 비장처럼 보인다.

비장종대로 판단되면, 이어서 리니어 프로브 관찰도 추가해야 한다. 컨벡스 프로브에서는 보이지 않았지만, **그림 2**와 같이 비장 실질에는 미세한 저에코상이 무수히 보인다. 좀 더 큰 종양상으로 묘출된다면 암이나 육종의 전이 등의 가능성도 고려하지만, 이처럼 다수의 작은 결절의 경우 악성 림프종의 가능성을 우선적으로 고려해야 한다.[3]

또한, 리니어 프로브에서 컨벡스 프로브로 교체하여 대동맥 주위 영역(para-aortic region)을 관찰한 결과, 여러 개의 림프절 종대가 관찰되었다(**그림 3**). 리니어 프로브에서의 소견과 종합하여 악성 림프종을 강하게 의심할 수 있는 결과였다.

철칙 초음파 검사에서는 임상 추론을 진행하면서 진단 가설의 확실성을 확고히 하기 위해 증거 영상을 차례로 수집한다

- 장기나 영역에 관계없이 초음파 검사에서 검사자는 임상 추론을 진행하면서 프로브의 교체나 관찰 영역의 추가를 차례로 실시하여 진단 가설의 확실성을 확고히 할 수 있도록 유의해야 한다.
- 물론 진단 가설을 보강할 수 없는 경우에는 다른 가능성을 고려해야 한다.

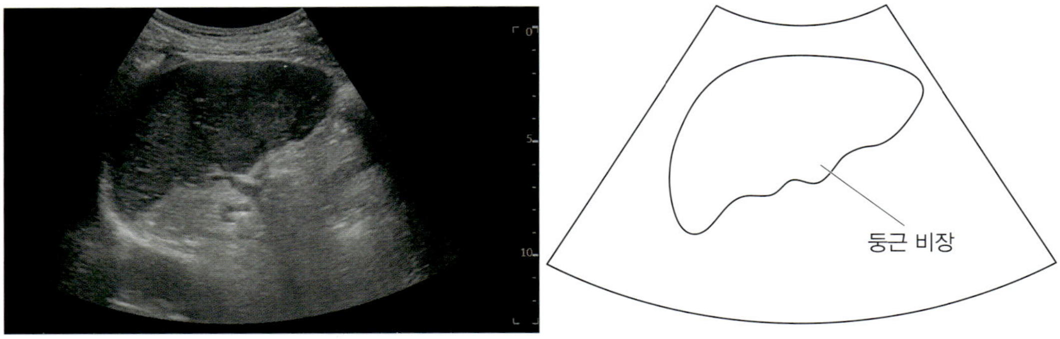

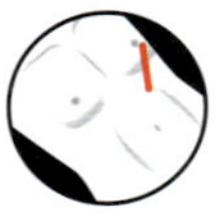

그림 1. 좌늑간 스캔 영상(컨벡스 프로브)

크고 충분한 부채꼴 스캔을 시행해도 비장에 함요 구조가 없고, 어디나 그림 1과 같이 둥근 비장이라면 비장종대로 판단하는 생각이 있다. 다만, 비장종대는 크기의 이상을 지적하는 용어로 사용되고 있어 오해의 소지가 있으므로 용어 사용에 주의가 필요하다.

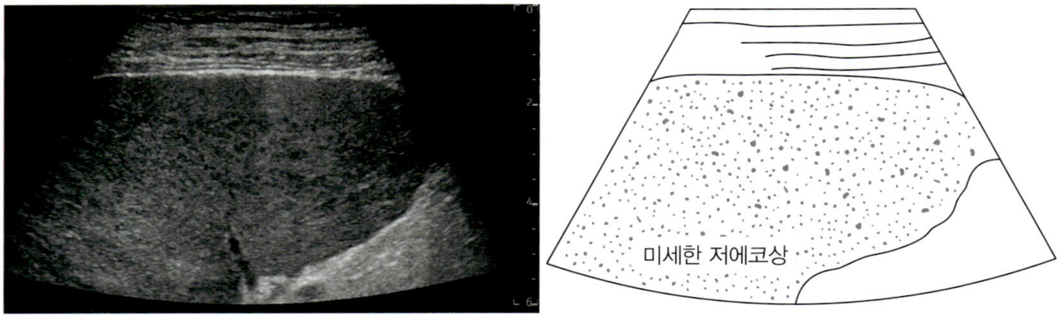

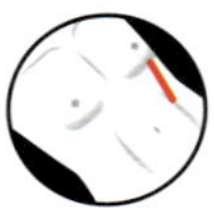

그림 2. 좌늑간 스캔 영상(리니어 프로브)

비장에는 무수히 많은 미세 저에코상이 관찰된다. 컨벡스 프로브로는 관찰이 어려웠으나 진단의 단서가 될 수 있는 소견이다.

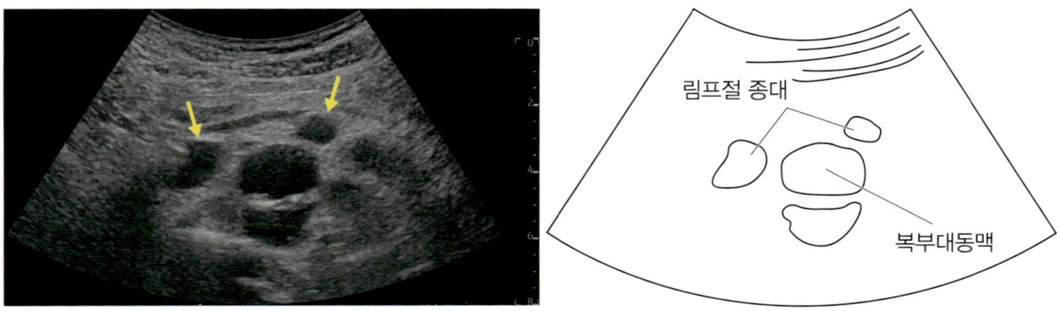

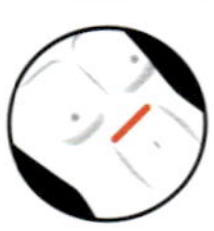

그림 3. 심와부 횡스캔(컨벡스 프로브)

복부대동맥 주위에 림프절 종대가 여러 개 관찰된다(⇨). 비장의 미세 저에코 결절상을 고려하면 전이보다는 악성 림프종일 가능성이 높다고 판단할 수 있다.

▶▶▶ **Practice 1 이후**

췌미부 절제술 및 비장 절제를 시행하였고, 검체병리조직검사 결과는 결절성 경화형 호즈킨 림프종(NSHL)으로 확인되었다. 향후 화학요법을 시행할 예정이다. 비장종대에서는 막연한 복부 팽만감, 복통이나 배부통이 나타나는 것으로도 알려져 있어,[4] 좌측 측복부 통증과 비장종대와의 연관성을 고려해 볼 수 있을 것으로 생각되었다. 위암 전이의 가능성도 검토되었으나, 본 증례에서는 관련성이 없었다.

Practice 2

상부소화관 조영검사에서 위벽 외부 압박이 관찰된 38세 여성

■ **병력 · 신체소견에 의한 진단 추론**

작년부터 상복부와 좌측 견갑골부의 둔통을 자각, 식사량이 줄었다고 한다. 특별한 기왕력은 없었다. 종합건강검진에서 상부소화관 조영검사를 시행한 결과, 위벽 외부 압박이 있다는 얘기를 듣고 정밀검사를 위해 내원하였다. 복부는 평탄하였고, 압통이나 반발압통은 없었다. 그 외 복막 자극 증상을 시사하는 징후는 없었다. 수술 흉터 없고, 종양이 촉지되지 않음. 위에서 기원했거나 위 인접 부위에서 발생한 간엽성 종양(mesenchymal tumor)이나 비장, 부신, 췌미부, 좌측 신장에서 기원한 병변의 가능성을 고려하였으나 그 이상의 판단은 내릴 수 없었다.

■ **초음파 소견 및 해석**

비장에 장경 7.4 cm의 타원형 종양이 관찰되었다(**그림 4, 5**). 종양의 경계는 명확하지만 다소 불규칙하였고, 내부 에코는 불균일한 것으로 판단되었으나, 비교적 강한 감쇠가 동반되어 대부분의 내부 구조를 평가하기는 어려웠다.

철칙 **표층의 고에코상을 동반하지 않는 감쇠는 흡수 감쇠의 가능성을 고려해야 한다. 임상적으로는 섬유화가 풍부한 병변의 가능성을 고려해 본다**

- 감쇠는 표층에서 고에코를 동반하지 않고 나타나고 있어 흡수 감쇠의 소견으로 생각되었다(**그림 4**). 즉, 종양 내부의 비교적 풍부한 섬유화를 반영한 소견으로 판단하였다.
- 이상으로부터 비장 종양 중 빈도가 높은 림프관종이나 혈관종은 가능성이 낮다고 판단되었고, 전이성 병변의 가능성도 낮을 것으로 예측되었다. 감쇠 정도가 심하여 리니어 프로브로는 평가를 진행하지 못했다.
- 타원형의 형상을 고려할 때, 섬유성 종양의 대표격인 desmoid 종양을 의심하지 않았다. 염증성 근섬유아세포종(inflammatory myofibroblastic tumor, IMT)은 드물기 때문에 가능성이 낮다고

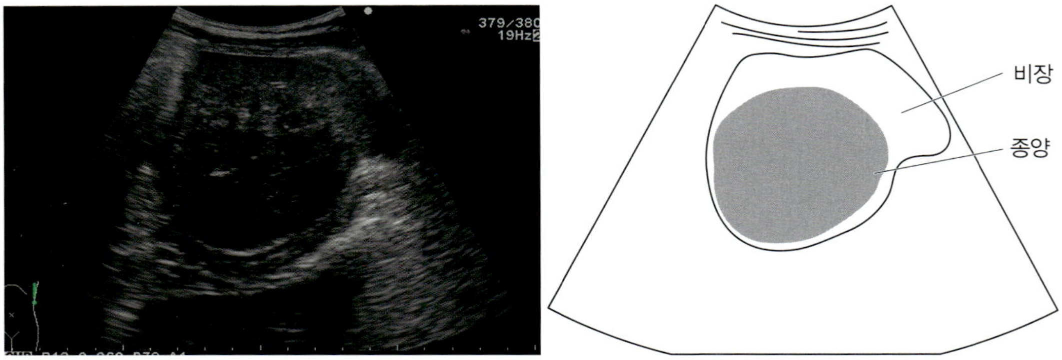

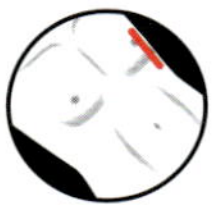

그림 4. 좌늑간 스캔(컨벡스 프로브)

감쇠를 동반한 비교적 큰 종양상이 관찰되어 섬유화를 동반한 종양의 가능성을 검토하였으나, 그 이상의 조직 추정은 어려웠다. 이 영상은 주파수가 가장 낮은 영상이다.

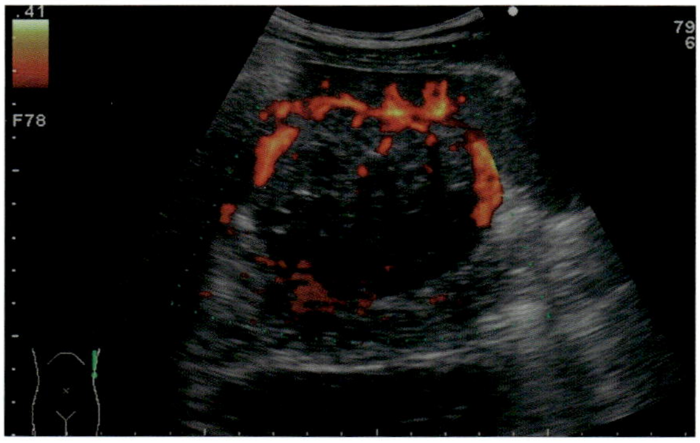

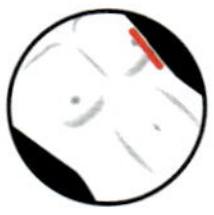

그림 5. 파워도플러법에 의한 혈류 평가

경계부 우위의 혈류 신호가 관찰되는데, 일부 중심부로 향하는 혈관 구조가 확인된다. 조직 추정은 어려웠다.

생각되었다. 파워도플러 검사에서는 경계부 쪽에 혈류 신호가 주로 보였으나(그림 5), 종양 중심부로 향하는 관통 혈관도 약간 보였다.

- 최근 많이 주목받고 있는 비장의 경화성 혈관종양 결절성 변형(sclerosing angiomatoid nodular transformation, SANT)은 섬유조직을 포함하는 종양이지만, 이 질환의 특징적인 소견인 중심성 반흔, 방사상 섬유성 격벽, 혈관이 퍼져 나는 spoked-wheel pattern 등은 확인되지 않았다. 양성일 가능성도 충분히 있었으나, 증상이 동반된 병변이었기 때문에 수술적 치료를 고려하였다.

철칙 잘 모르는 종양이 발견되면 악성 림프종, 사르코이드증, Castleman병, IMT, IgG4 관련 질환, SFT, AML의 가능성을 검토한다

- 조직학적으로 추정하기 어려운 종양이 발견되면, 영상의학과 전문의는 여러 장기가 기관에서 발생할 수 있는 다음과 같은 질환의 가능성을 검토할 수 있다. 악성 림프종, 사르코이드증, Castleman병, 염증성 근섬유아세포증(IMT), IgG4 관련 질환, 고립성 섬유종(solitary fibrous tumor, SFT) 또는 혈관주위세포증(hemangiopericytoma), 혈관근지방종(angiomyolipoma, AML), 그리고 감염에 의한 종양 등이다.
- 상기 질환에서 섬유화가 풍부한 종양은 IMT 또는 IgG4 관련 질환 또는 SFT이다.

▶▶▶ Practice 2 이후

비장적출술을 시행하였다. 종양은 섬유성 조직으로 이루어져 있으며, SANT에서 볼 수 있는 혈관종과 같은 혈관 증식은 확인되지 않았다. IgG4 양성세포는 IgG 전체의 40% 이상 비율로 나타났다. 병리조직검사 결과, IgG4 관련 질환에 의한 종양 형성으로 확진되었다. 수술 후 경과는 양호하며, 수술 부위와 관련된 증상만 약간 남아 있었으며, 수술 전의 증상은 소실된 상태였다. 상복부나 좌측 견갑골 부위의 둔통은 비장 병변과 관련된 소견으로 보였다.

비장의 초음파 정리

- 비장종대의 감별진단에 대한 충분한 이해가 필요하다.
- 비장종대의 평가에서는 부피(volume)만 보는 것이 아니라 비장의 둥근 형태 여부도 중요한 기준이 된다.
- 비장 내의 미세한 형상 변화를 파악하기 위해 리니어 프로브로 평가하는 것이 좋은 경우가 있다.
- 비장 내의 무수한 미세 저에코상이 보이면 악성 림프종이나 백혈병, 사르코이드증 등을 감별할 수 있다.
- 비장 종양에서는 SANT를 감별질환에 포함한다.
- 비장에 국한되지 않고, 빈도가 높은 전형적인 암이나 종양으로 설명할 수 없는 종양성 병변이 발견되면 사르코이드증, Castleman병, IgG4 관련 질환, 고립성 섬유종(SFT), 악성 림프종, 혈관근지방종(AML), 염증성 근섬유아세포종(IMT), 감염증을 고려한다.

참고문헌

1. Venkatraman I, et al：Does coronal oblique length of spleen on CT reflect splenic index? Abdom Radiol 42：1444-1448, 2017
2. 辻本文雄(編著)：腹部超音波テキスト—上・下腹部　改訂第3 版. ベクトル・コア, 2002
3. Lee HJ, et al： Cross-sectional Imaging of Splenic Lesions. Radiographics 38： 435-436, 2018
4. MSD マニュアルプロフェッショナル版：脾腫

5 / 소화관

Practice 1

갑작스러운 복통을 호소하는 64세 남성

■ 병력 · 신체소견에 의한 진단 추론

IgA 혈관염에 의한 십이지장 병변, 자반(purpura), 관절통으로 입원 치료 중이었다. 치료 전 시행한 상부소화관내시경 검사에서는 십이지장 하행부에 발적, 부종, 미란이 확인되었다. 원질환에 대해 프레드니솔론, 관절통에 대해 NSAIDs를 사용하여 경과가 좋았으나, 갑자기 심한 복통이 발생하였다. 환자는 일정한 자세를 취하며 움직임에 불편함을 느꼈다. 활력 징후는 안정적이었으나, 촉진 시 상복부는 판상경직(borad-like rigidity)과 반발압통(rebound tenderness)이 관찰되었다. 초음파 검사 시점에서는 혈액생화학검사 결과가 아직 나오지 않았다. 원질환에 의한 소화관 병변의 악화 가능성도 고려되었으나, NSAIDs를 사용하고 있어 이로 인한 소화성 궤양이 강하게 의심되었다.

■ 초음파 소견 및 해석

입원 중이었기 때문에 즉시 초음파실로 이송하여 검사를 시행하였다. 심와부 종스캔에서 간좌엽과 복벽 사이에 띠 모양의 고에코가 관찰되었다[**그림 1**, ▶ **01.** (그림 1에 해당)]. 이어 우늑간 스캔에서는 Morrison pouch에 복수가 보이고, 침전물을 동반하고 있었다[**그림 2**, ▶ **02.** (그림 2에 해당)]. 또한, 우상복부 횡스캔에서 십이지장의 비후와 내강에서 벽 밖으로 이어지는 연속된 선상 고에코가 관찰되었다[**그림 3**, ▶ **03.** (그림 3에 해당)].

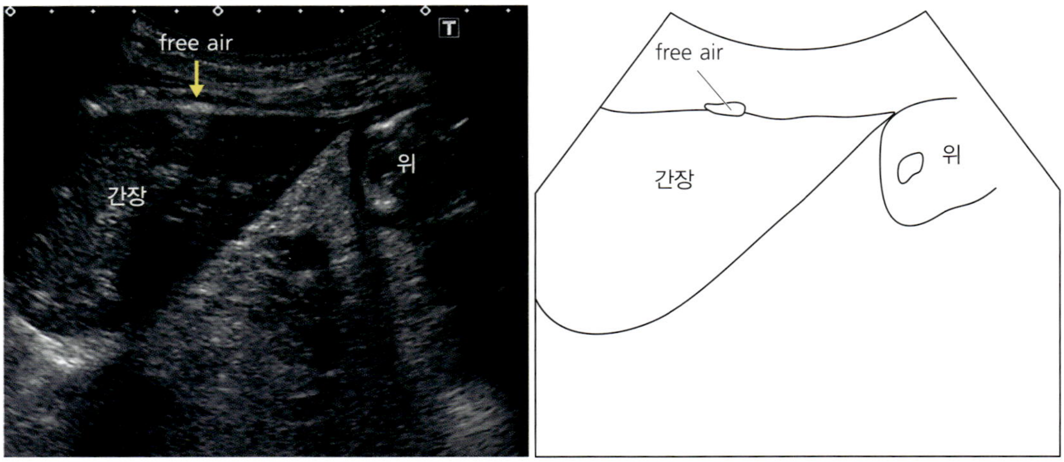

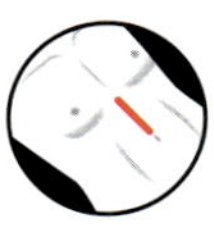

그림 1. 십이지장 천공에 의한 free air(4MHz 컨벡스 프로브)
간좌엽과 복벽 사이에 free air(⇨)가 선상 고에코로 묘출되어 있다.

web 동영상은 여기 ▶

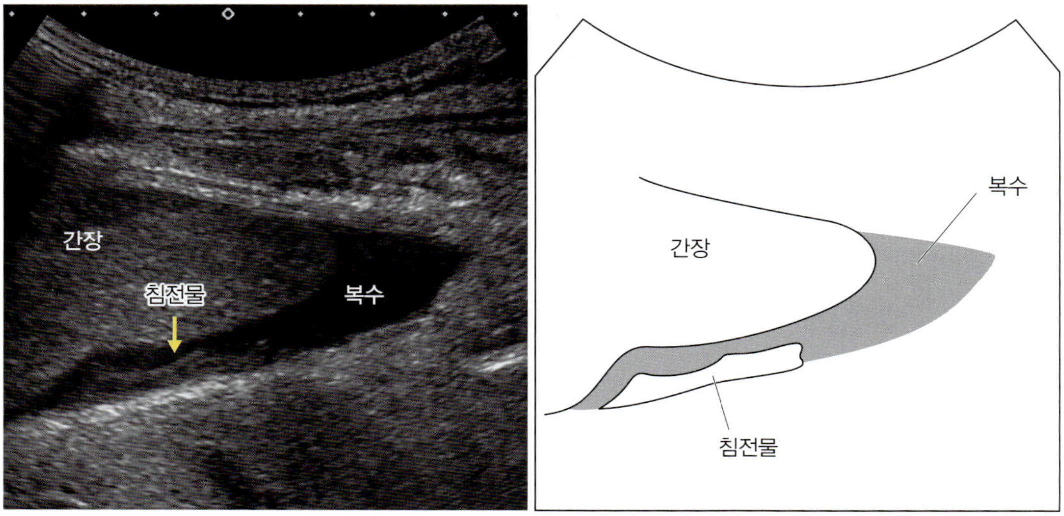

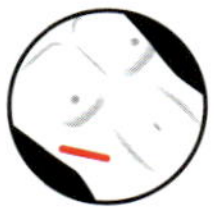

그림 2. 동일한 증례의 복수(4MHz 컨벡스 프로브)

Morrison pouch에 침전물을 동반한 복수가 관찰된다(⇨).

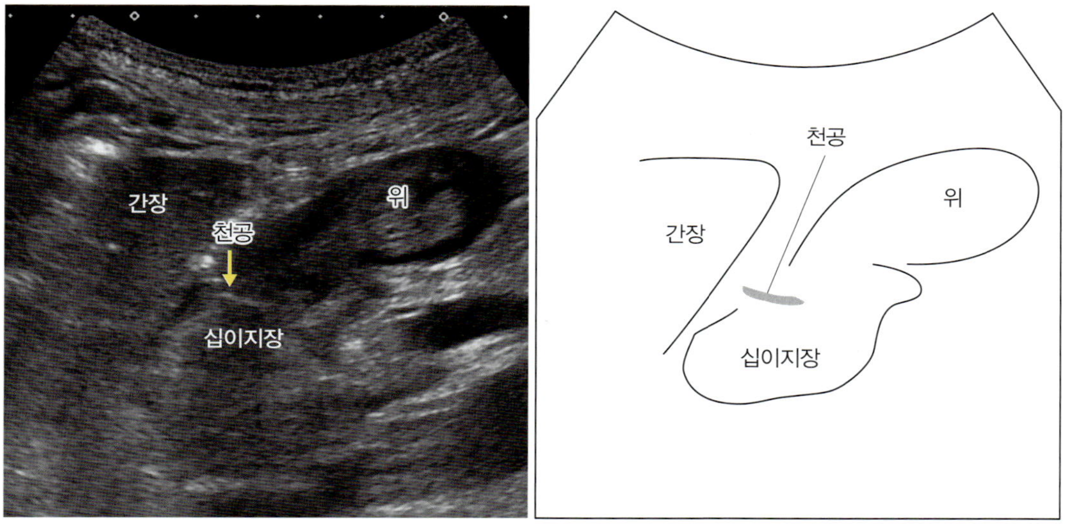

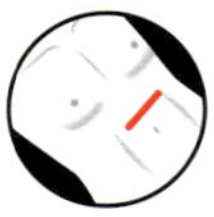

그림 3. 동일한 증례의 천공 부위(4MHz 컨벡스 프로브)

십이지장 전벽의 부종과 벽을 관통하는 선상 고에코가 관찰되어 동일한 부위의 천공으로 진단된다(⇨).

철칙 발병 시각이 몇 시, 몇 분, 몇 초인지 말할 수 있는 갑작스러운 복통에서는 소화관 천공을 먼저 고려해야 한다

• 급성 복통이라고 해도 그 발병 양식은 질환에 따라 다르다. 급성 충수염 등은 상복부 불편감에서

시작하여 점차 우하복부 통증으로 이행하는 것이 전형적인 경과이다.

- 그 중에서도 발병 당시의 상황을 명확하게 기억하고 있는 경우(예를 들어, 'TV의 어떤 장면을 보고 있었을 때' 등)는 동맥의 박리나 색전 등과 함께 소화관 천공도 우선적으로 고려해야 할 질환이다.
- 그 중 소화관 천공에서는 동맥 병변과 달리 복막 자극 증상이 조기에 보인다는 것이 감별상의 포인트이며, 복부 촉진을 통해 감별 대상 질환을 좁히는 것도 중요하다.
- 소화관 천공이라도 walk-in으로 외래진료를 받는 경우도 있으므로 **병력청취와 신체소견을 소홀히 하지 않는 습관**을 길러야 한다.

철칙 범발성 복막염에서는 먼저 초음파로 복수나 free air를 찾아야 한다

- 담낭염이나 충수염처럼 체성통을 유발하는 전형적인 대표 질환에서는 환자가 가장 아픈 부위를 정확히 손가락으로 짚을 수 있기 때문에 초음파로 해당 부위에 프로브를 대면 무언가가 보일 것이다.
- 반면, 범발성 복막염에서는 복부 전체에 통증이 있기 때문에 핀포인트로 가리킬 수 없다. 이 경우는 복부 전체를 관찰하여 **복수**나 **free air**가 없는지를 주의 깊게 관찰한다.
- 복수 중에서도 혼탁하거나 침전물을 동반한 복수는 농성, 혈성, 혹은 소화액이 섞인 복수가 의심되므로 간경변에서 보이는 맑고 깨끗한 복수에 비해 상당히 위험한 복수라고 할 수 있다.
- Free air가 관찰되는 경우는 소화관 천공이 강하게 의심되나 천공 부위의 동정에는 경험이 필요하므로 동정에 집착하여 장시간 검사를 시행하는 것은 삼가야 하며, 신속히 전문과에 진찰을 받도록 한다.
- 일반적인 4MHz 전후의 컨벡스 프로브에서는 복벽 바로 아래의 free air가 소량인 경우 알아차리기 어려울 수도 있으므로 천공이 의심되는 증례에서는 7MHz 리니어 프로브 등 고주파 프로브의 병용도 고려하는 것이 좋다.

▶▶▶ Practice 1 이후

초음파에서는 하복부에도 혼탁한 복수가 관찰되었고, 복막염도 국한되어 있지 않아 보존적 치료가 어렵다고 판단해 소화기외과에 의뢰하였다. 소화기외과의 진찰 후 환자 및 가족에게 수술의 필요성을 설명하고, 동의를 받은 뒤 즉시 복강경 수술을 시행하였다. 십이지장 구부 전벽에 천공이 확인되어 천공 부위를 대망(greater omentum)으로 봉합하고, 복강 내 세척을 시행하였다. 수술 후 경과 및 IgA 혈관염의 경과는 모두 양호하였다. 본원에서는 초음파 진단에 대한 신뢰도가 매우 높기 때문에 본 증례에 대해 다른 형태학적 검사를 시행하지 않았으나, 일반적으로는 진단을 더욱 확실하게 하기 위해 CT 촬영도 고려해야 할 것이다.

Practice 2

복통과 혈변을 호소하는 70세 남성

■ 병력 · 신체소견에 의한 진단 추론

며칠동안 변비를 앓고 있던 중, 아침에 강한 복통이 발생하였다. 통증 부위는 명확하지 않으나 하복부에서 더 강하게 호소하였다. 경과를 지켜보던 중 복통은 점차 완화되었으나 혈변이 발생하여 진료를 받았다. 활력 징후는 안정적이었다. 복부는 평탄하고 부드러웠으며, 좌복부부터 하복부까지 경도의 압통이 있었으나 반발압통은 없었다. 혈액생화학검사에서는 경도의 백혈구 증가와 CRP 상승(1.7mg/dL)을 보였으나, 그 외에는 정상범위였다. 선행된 변비와 강한 복통 후 발생한 혈변이라는 병력과 비교적 경미한 신체소견으로 일과성 허혈성 대장염을 의심하였고, 감별 대상 질환으로 세균성 장염이나 궤양성 대장염, 대장암 등을 고려하였다.

■ 초음파 소견 및 해석

4MHz 컨벡스 프로브를 이용한 좌복부 횡스캔에서 비후된 장관이 관찰되었고, 그 위치로 보아 하행결장으로 생각되었다[그림 4, ▶ **04.** (그림 4에 해당)]. 7MHz 리니어 프로브로 병변을 자세히 관찰한 결과, 비후의 주체는 점막하층이며, 점막층과 고유근층은 거의 정상이었다[그림 5, ▶ **05.** (그림 5에 해당)]. 비후된 장관을 항문 방향으로 추적하면 S자결장에서 점차 비후는 경감하고 정상 벽으로 이행하였으며, 종양성 질환이나 병적 협착은 관찰되지 않았다.

이상으로부터 일과성 허혈성 대장염이 강하게 의심되었다. 컬러도플러로 관찰한 결과 혈류는 회복되었고, 허혈은 관찰되지 않았다[그림 6, ▶ **06.** (그림 6에 해당)]. 고령이기에 하장간막동맥(inferior mesenteric artery)도 관찰했지만 협착은 관찰되지 않았다.

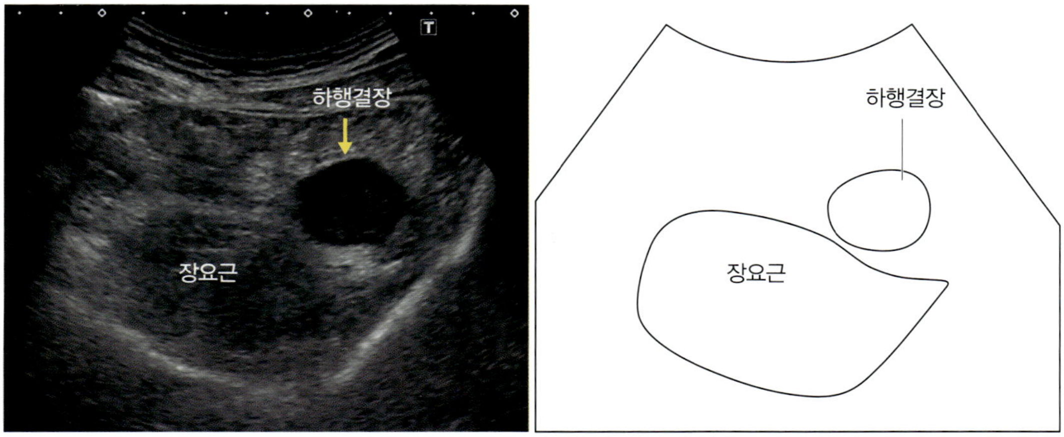

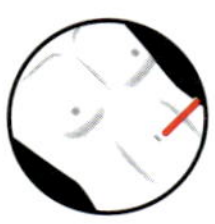

그림 4. 일과성 허혈성 대장염의 하행결장 단축상(4MHz 컨벡스 프로브)
하행결장의 뚜렷한 비후가 관찰된다(⇨). 이 영상에서는 층 구조가 불명료하다.

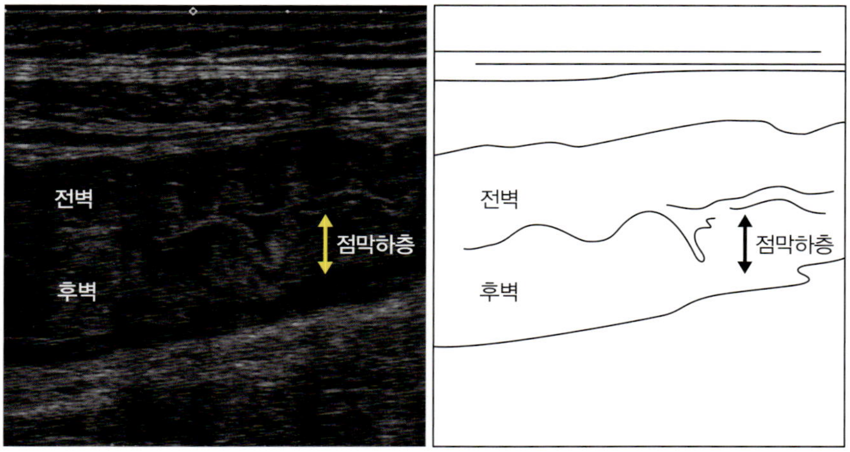

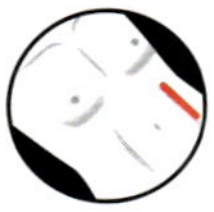

그림 5. **동일한 증례의 7MHz 리니어 프로브에 의한 하행결장 장축상**
층 구조는 보존되어 있으며, 점막하층의 뚜렷한 부종이 관찰된다.

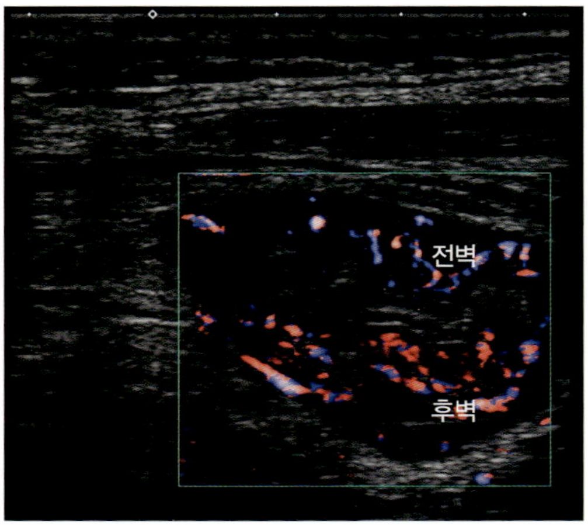

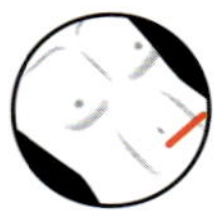

그림 6. **동일한 증례의 superb microvascular imaging에 의한 영상(7MHz 리니어 프로브)**
혈류 신호가 관찰되어 재관류 상태임을 알 수 있다.

철칙 다른 증상과 마찬가지로 혈변의 경우에도 병력은 매우 중요하다

- 일상적으로 경험하는 허혈성 대장염은 대부분 일과성이며, 명칭에서 알 수 있듯이 일과성으로 대장에 허혈이 발생하여 환자는 강한 복통을 느끼게 된다.
- 대부분 복통이 심할 때는 내원하지 않고, **복통이 어느 정도 호전된 후 혈변에 놀라서 내원한다.** 이 시점에서 혈류는 재개되고, 일반적으로 우리가 보는 것은 **재관류에 의한 장관의 염증**이다.
- 바이탈 사인에 영향을 줄 정도로 대량의 출혈이 보이는 경우 허혈성 대장염일 가능성은 낮으며,

게실 출혈이나 혈관 기형에 의한 출혈을 의심하지만, 이러한 경우 복통을 호소하는 일은 매우 드물다. 또한, 초음파를 통한 진단도 어렵다.

- 허혈성 대장염의 발병 요인으로 혈관 측 인자(동맥경화에 의한 혈류 저하)와 장관 측 인자(변비 등에 의한 내압 상승)가 고려되고 있으며, 특히 고령자에서는 하장간막동맥의 평가도 실시하면 좋다

철칙 단시간에 초음파 진단을 완료하기 위해서는 검사 전 진단을 통해 목표 부위를 결정해야 한다

- 허혈성 대장염은 직장을 제외한 좌측 대장에 호발하기 때문에 하행결장부터 S자결장을 의식적으로 관찰하지만, 하행결장은 복강 내에서 가장 배측 및 외측에 위치한다.
- 고주파 프로브로 층 구조를 관찰하면 주로 점막하층의 강한 부종에 의한 비후를 볼 수 있다.
- 에코에 의한 검출은 비교적 용이하고 진단능도 높으며, 병력도 특징적이기 때문에 진단에 내시경을 필요로 하지 않는 경우도 적지 않다.
- 한편, 검출능이나 진단능은 검사자의 기량에 따라 달라지므로, 경험이 적은 경우에는 소화기내과와 상의한 후 내시경검사를 고려해야 한다. 또한, 대장암에 의한 폐색성 장염 가능성에도 주의할 필요가 있다.
- 흔히 오해하는 경우가 많지만, 앞서 언급한 바와 같이 허혈성 대장염은 허혈 후 재관류에 의한 염증이며, 장관의 비후가 확인되는 시점에서는 컬러도플러에 의한 혈류는 오히려 양호하게 관찰된다.
- 감별 대상인 세균성 장염은 오히려 회맹부에서 우측 대장에 비후가 강하고, 궤양성 대장염에서는 점막하층의 강한 부종은 관찰되지 않는 경우가 많으며, 병변은 직장에서부터 연속되기 때문에 에코로 감별이 가능하다.

▶▶▶ Practice 2 이후

전형적인 병력과 에코상에서 일과성 허혈성 대장염으로 진단하고, 장관 안정을 지시하고 외래에서 경과 관찰하였다. 이후 경과가 양호하여 1주일 후 재검한 에코에서 대장벽의 비후는 거의 소실되었다. 향후 변비를 예방하기 위해 식이섬유와 수분의 적극적인 섭취 등을 지도하였다.

Practice 3

우하복부 통증을 호소하는 49세 여성

■ 병력 · 신체소견에 의한 진단 추론

간밤부터 우하복부 통증이 발생하여 경과를 지켜보던 중 점차 심해져 내원하였다. 상복부 불편감이나 구토는 없었다. 체온은 37.2℃로 평상시보다 높았으나 다른 바이탈 사인에 이상은 없었다. 촉진상 우하복부에 압통과 반발압통이 관찰되었다. 혈액생화학검사에서는 백혈구 증가(13,000/μL)와 CRP 상승(6.4mg/dL)이 나타났으나, 그 외에는 정상범위였다. 급성 충수염, 맹장 또는 상행결장 게실염, 부속기염 등을 생각할 수 있었으나 감별은 어려웠다.

■ 초음파 소견 및 해석

4MHz 컨벡스 프로브를 이용한 우하복부 횡스캔에서 비후된 장관이 관찰되었고, 그 위치로 보아 상행결장으로 생각되었다〔**그림 7**, ▶ **07.** (그림 7에 해당)〕. 7MHz 리니어 프로브로 병변을 자세히 관찰한 결과, 상행결장은 점막하층이 비후되어 외측으로 돌출된 타원형 구조가 관찰되었고, 그 주위 지방조직이 비후해져 고에코로 보였으며, 이 부위에서 최대 압통이 관찰되었다〔**그림 8**, ▶ **08.** (그림 8에 해당)〕. 또한, 컬러도플러에서는 그 타원형 구조에 접하는 원호 모양의 혈관과 그것이 상행결장을 관통하는 혈관상이 보였고, 이 타원형 구조는 가성게실(pseudodiverticulum)이라고 생각되었다〔**그림 9**, ▶ **09.** (그림 9에 해당)〕. 또한, 근처에 충수가 확인되었으나 종대는 없었고, 해당 부위에는 압통이 없었다〔그림 10, ▶ **10.** (그림 10에 해당)〕. 이상은 전형적인 상행결장 게실염의 초음파상이었다.

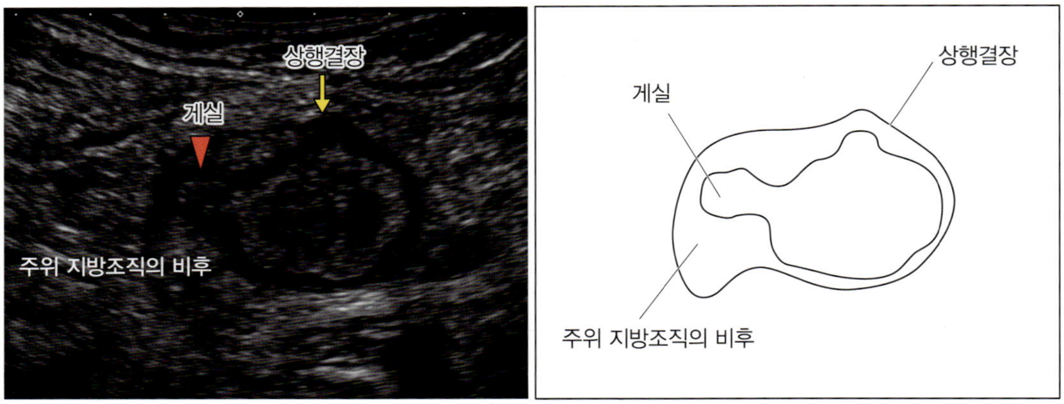

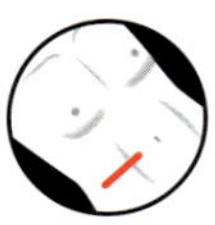

그림 7. 상행결장 게실염의 단축상(4MHz 컨벡스 프로브)
상행결장의 비후(⇨), 돌출된 게실(▶), 그리고 게실 주위 지방조직의 비후가 묘출되어 있다.

5 소화관

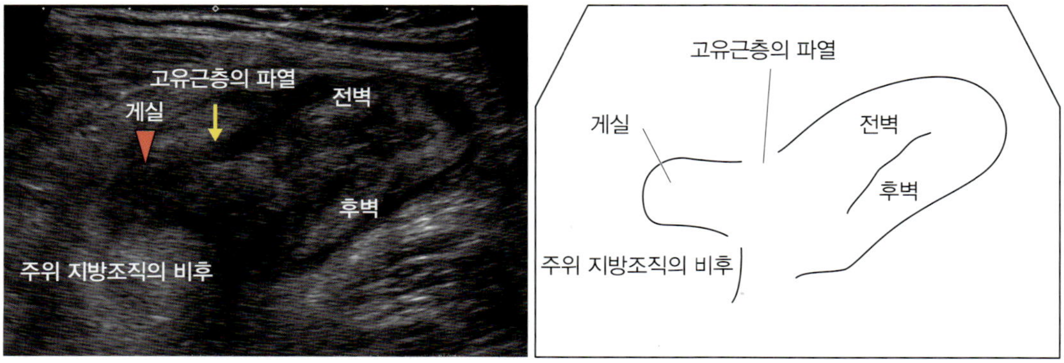

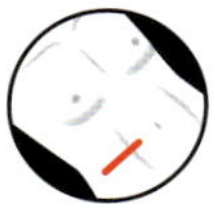

그림 8. 동일한 증례의 7MHz 리니어 프로브에 의한 영상

고유근층의 파열부(⇨)에서 게실(▶)이 돌출되어 있다.

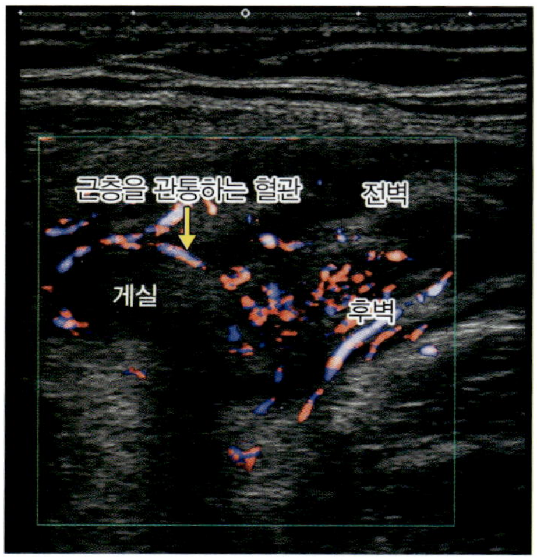

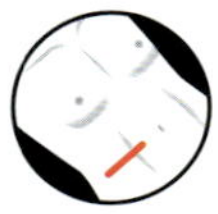

그림 9. 동일한 증례의 동일 부위 superb microvascular imaging에 의한 영상(7MHz 리니어 프로브)

게실을 둘러싸고 고유근층을 관통하는 혈관이 묘출되어 있어 가성게실임이 시사된다.

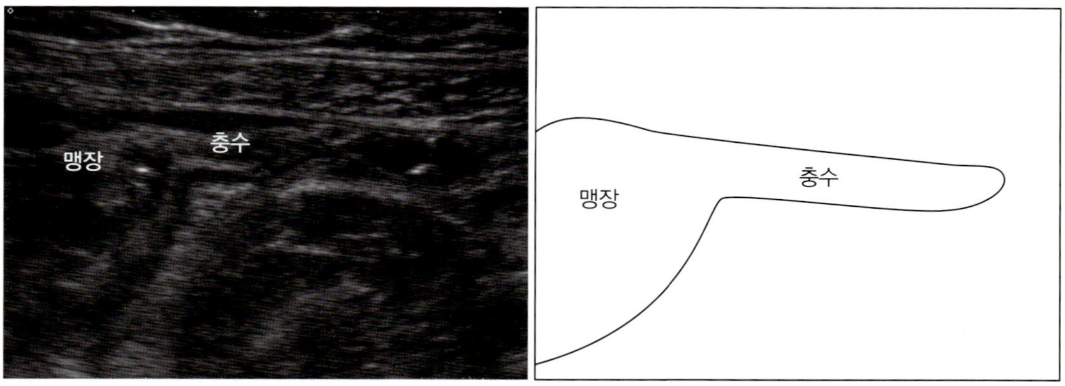

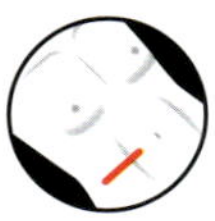

그림 10. 동일한 증례의 충수(7MHz 리니어 프로브)

충수에 종대는 관찰되지 않아 충수염은 배제되었다. 이처럼 정상적인 충수도 대부분 묘출이 가능하다.

철칙 신체소견과 혈액생화학검사로는 질환 간의 감별이 어려운 경우도 있다. 이럴 때는 먼저 초음파를 시행해 본다

- 급성 복통 환자 증례에서 환자를 진찰하기 전에 CT를 촬영하는 기관이 있다는 소문을 듣지만, 그러한 시대에도 병력과 신체소견의 중요성은 변함이 없다. 이는 수많은 증례를 경험하면 할수록 더욱 절실히 느끼게 된다.
- 한편 병력과 신체소견(모두 기량 차이는 있지만)으로는 감별이 어려운 경우도 확실히 있으며, 이것이 영상진단이 널리 보급된 하나의 이유이기도 하다. 그 중에서도 에코는 간편하고 비침습적이기 때문에 우선적으로 시도해 볼 수 있는 검사이다.
- 본 증례와 같이 맹장이나 상행결장 게실염에서는 신체소견이나 혈액생화학검사로 충수염과의 감별이 어렵지만, 초음파상은 전혀 다르기 때문에 쉽게 감별진단이 가능하다.

철칙 담낭염, 충수염, 게실염 등 국소의 급성 염증에서는 '가장 아픈 곳에 프로브를 댄다'는 원칙이 적용된다

- 위와 같은 급성 염증으로 인해 벽측복막(parietal peritoneum)이 자극된 상태인 체성통에서는 앞서 언급했듯이 환자가 가장 아픈 부위를 가리킬 수 있으므로 그곳에 프로브를 대면 뭔가 이상이 보일 것이다. 물론 정상적인 이미지를 모르면 무엇이 비정상인지도 알 수 없다.
- 동시에 병변을 프로브로 압박하여 통증을 유발할 수 있다. 이것은 급성 담낭염에서는 sonographic Murphy's sign이라고 한다.
- 급성 충수염과 상행결장 게실염의 감별은 종종 어렵지만, 최대 압통점에 프로브를 대고, 묘출된 것이 게실인지, 충수인지 판단하는 것은 그다지 어렵지 않다.
- 급성 염증이라고 해도 벽측복막에 파급되지 않은 경우, 이 철칙은 통용되지 않으므로 주의가 필요하다. 일반적으로 감염성 장염이나 허혈성 대장염 등에서는 애초에 압통점이 명확하지 않고, 벽 밖으로 파급되는 염증이 아니기 때문에 강한 체성통은 발생하지 않는다.

▶▶▶ Practice 3 이후

전형적인 에코상에서 상행결장 게실염으로 진단하였고, 배액이 필요한 농양도 발견되지 않아 경구 항균제를 투여하고 외래에서 치료하였다. 며칠 만에 증상이 사라졌고, 혈액생화학검사 소견도 정상화되었다.

소화관의 초음파 정리

- 확실한 병변의 검출을 위해서는 복부 식도, 십이지장, 상행결장, 하행결장, 그리고 직장이라는 정해진 장소에 위치한 소화관의 각 부위를 확실하게 동정하고, 그 관강을 추적하는 체계적 스캔이 중요하다. 참고문헌을 나열해 두었으니 관심 있는 분은 참고하기 바란다.
- 체계적 스캔을 익히면 진행암 등 종양성 질환의 검출능도 현저하게 향상되고(필자 등의 기관에서는 진행암의 검출률이 80%대), 급성 염증성 질환의 검출도 100% 가까이 가능해지기 때문에 외래나 응급실 진료에 큰 도움이 된다.
- 예를 들어 복부 식도는 간좌엽과 대동맥 사이를 주행한다〔**그림 11**, **▶ 11.** (그림 11에 해당)〕.
- 상행결장과 하행결장은 복강 내에서 최외측과 최배측에 위치한다[**그림 12**, **▶ 12.** (그림 12에 해당)].
- 정상적인 소화관의 두께는 부위에 따라 차이가 있지만 대체로 4mm 이하이며, 평소 소화관의 정상적인 이미지에 익숙해지는 것이 좋다.
- 정상적인 소화관 벽은 내강면에서 제1층 고에코(경계 및 점막층의 일부), 제2층 저에코(점막층 및 점막근판), 제3층 고에코(점막하층), 제4층 저에코(고유근층), 제5층 고에코(장막하층과의 경계 또는 장막)의 5층 구조를 나타낸다고 알려져 있다. 이 층 구조를 평가하는 것은 진단상으로도 중요하다〔**그림 13**, **▶ 13.** (그림 13에 해당)〕.
- 층 구조를 포함한 상세한 소화관 평가에는 일반적인 4MHz 전후의 컨벡스 프로브에 더해 7MHz 전후의 고주파 리니어 프로브를 사용하는 것이 바람직하다.
- 급성 복통의 원인의 대부분은 소화관 질환에 의한 것으로, 소화관 에코가 없으면 급성 복통에서 에코의 가치는 반감된다.
- 비교적 빈도가 높고 초음파로 진단하기 쉬운 질환으로 Practice에서 소개한 질환(소화관 천공, 허혈성 대장염, 대장 게실염) 외에 세균성 장염, 급성 충수염, 장폐색, 그리고 급성 복통은 아니지만 진행암 등을 들 수 있다. 이들 질환을 검출하고 진단할 수 있게 되면 우수한 레지던트라고 할 수 있다.
- 세균성 장염의 대부분은 회맹부에서 우측 대장에 걸친 연속적이고 미만성의 벽 비후가 특징이며, 층 구조는 온전히 보존된다〔**그림 14**, **▶ 14.** (그림 14에 해당)〕.
- 급성 충수염은 충수의 종대(일반적으로 단축 직경 6mm 이상)이며, 그 주행은 다양하기 때문에 확실한 검출을 위해서는 체계적 스캔이 바람직하지만, 우선은 최대 압통점에 프로브를 대는 것이 좋다〔**그림 15**, **▶ 15.** (그림 15에 해당)〕.
- 장폐색은 주로 소장의 병적 확장(대체로 직경 2.5cm 이상)이며, 공장에서는 그 Kerckring 주름에 의해 소위 keyboard sign이 관찰된다〔**그림 16**, **▶ 16.** (그림 16에 해당)〕.
- 장폐색에서 중요한 것은 단순성과 교액성(strangulation)의 감별이며, 에코는 매우 유용하지만 본 항목에서는 생략한다.
- 진행암의 전형적인 초음파상은 층 구조가 소실된 국소성 비후이다〔**그림 17**, **▶ 17.** (그림 17에 해당)〕.
- 이상으로 소화관의 초음파 진단에 대해 그 일부분을 소개하였다. '소화관이 에코로 보인다?'라고 생각할지도 모르지만, 마스터하면 일상의 임상에서 큰 위력을 발휘할 것임은 틀림없다.
- 우선 프로브를 대어 보고, 무언가를 발견하는 기쁨을 한 번이라도 경험하면 그 재미와 함께 비침습적으로 진단하는 묘미를 느낄 수 있을 것이다.

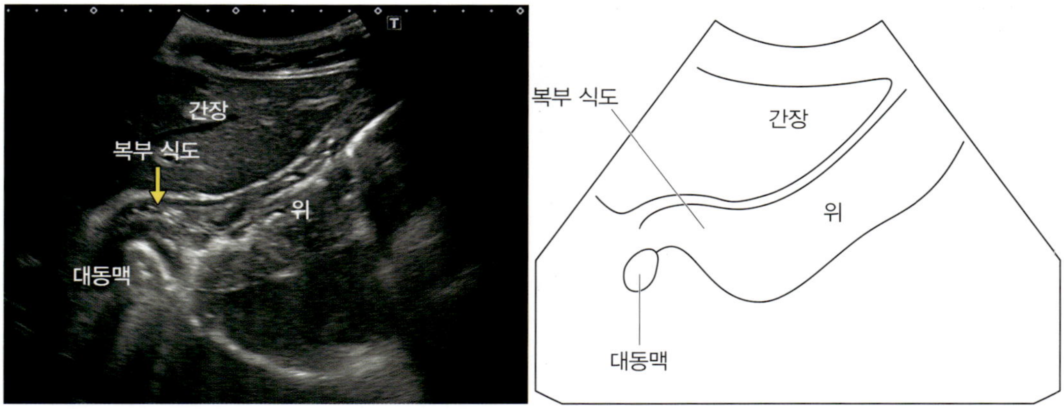

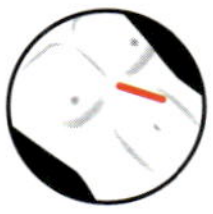

그림 11. 정상적인 복부 식도~위 체부(4MHz 컨벡스 프로브)

간좌엽과 대동맥 사이에 복부 식도가 묘출되고(⇨), 거기서부터 위까지 연속된다. 요령으로는 프로브를 심장을 향해 틸팅하면 좋다.

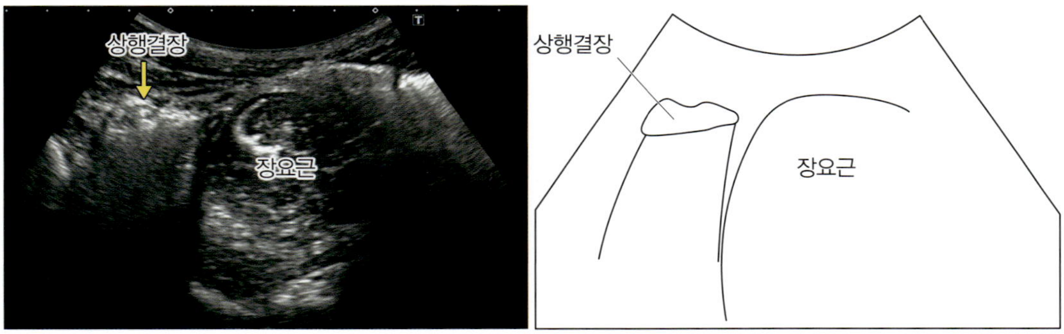

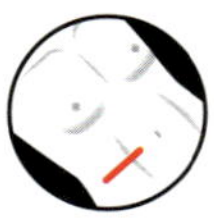

그림 12. 정상적인 상행결장의 단축상(4MHz 컨벡스 프로브)

복강 내에서 가장 외측의 소화관이며, 벽은 매우 얇고(2mm 정도), 연동이 거의 관찰되지 않는다.

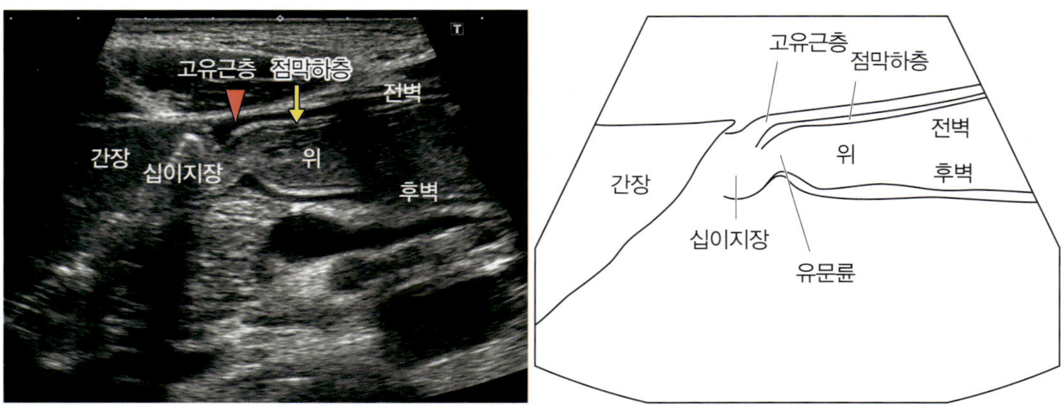

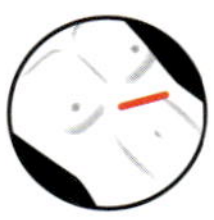

그림 13. 정상적인 위전정부~십이지장의 장축상(7MHz 리니어 프로브)

층 구조가 묘출되어 있다. 고유근층(▶)이 혹 모양처럼 비후한 부위가 유문륜이다.

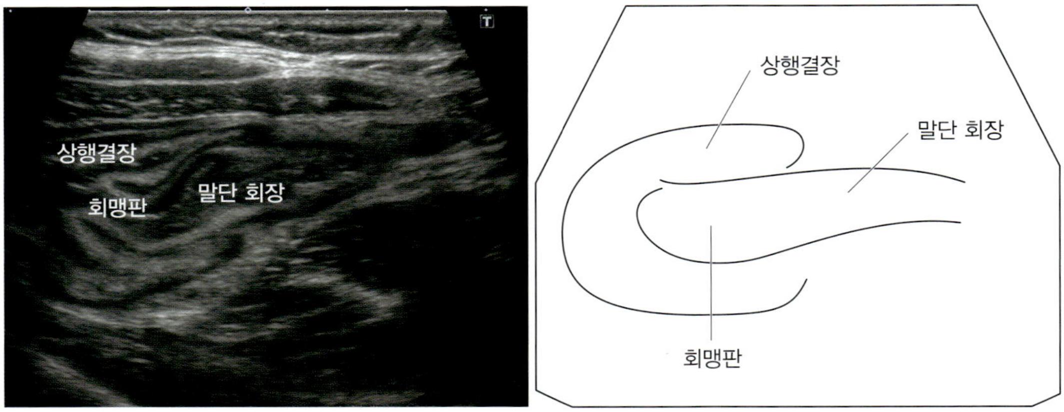

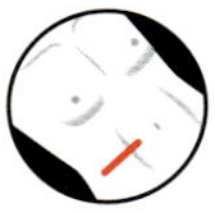

그림 14. *Campylobacter* **장염의 회맹부 단축상(4MHz 컨벡스 프로브)**
비후된 말단 회장, 회맹판, 상행결장이 묘출되어 있다.

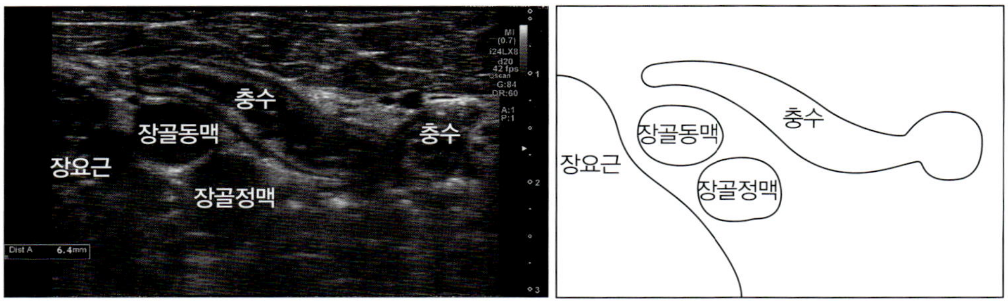

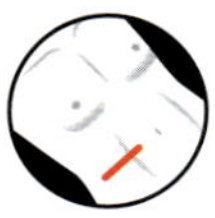

그림 15. 급성 충수염(7MHz 리니어 프로브)
장요근을 넘어 골반강으로 향하는 종대된 충수가 묘출되어 있다. 이 부위에 최대 압통이 있는 것을 확인하면 진단이 더욱 확실해진다.

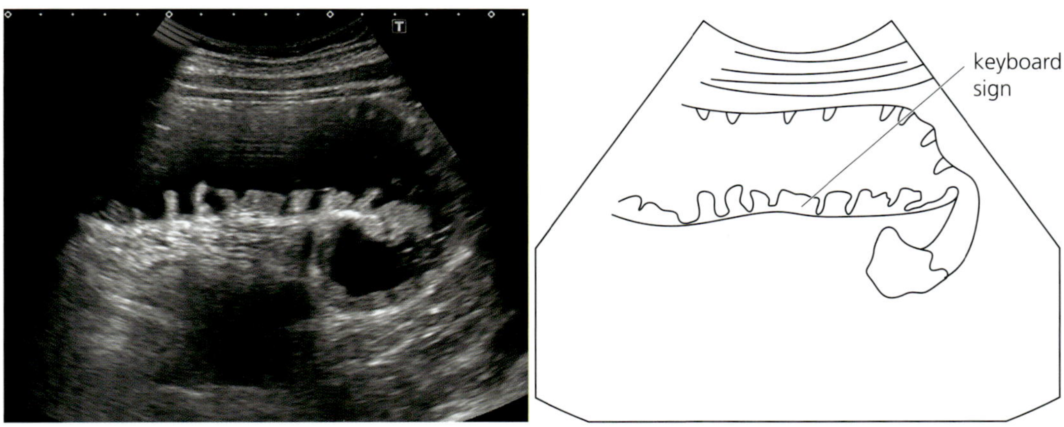

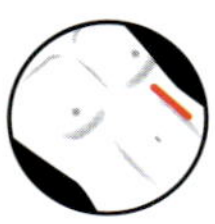

그림 16. 단순성 장폐색(4MHz 컨벡스 프로브)
공장의 확장이 관찰되며, Kerckring 주름에 의한 소위 keyboard sign이 묘출되어 있다.

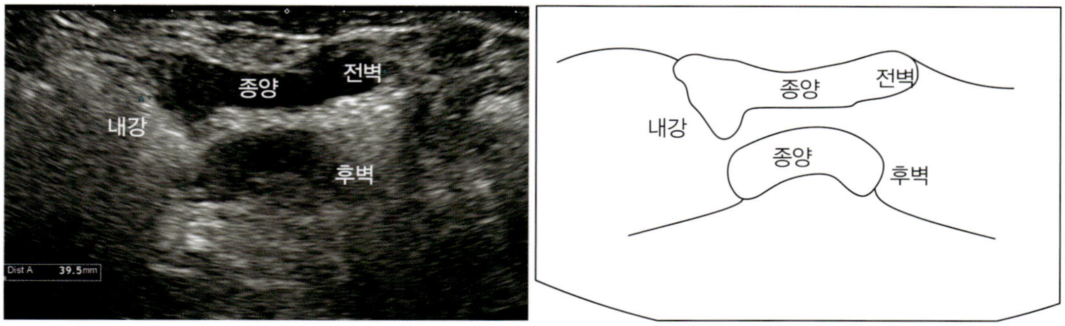

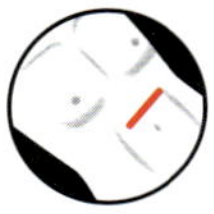

그림 17. 횡행결장 진행암(4MHz 컨벡스 프로브)

횡행결장에 국한된 벽 비후가 관찰되며, 그 층 구조는 소실되었다.

참고문헌

1. 春間 賢(編), 畠 二郎, 他(著) : 消化管超音波診断ビジュアルテキスト. 医学書院, 2004
2. 大石元(監), 本田伸行(著) : 日常臨床における消化管超音波診断—腹部食道から直腸まで。メディ カル・コア, 1996
3. 湯浅 肇, 井出 満 : 消化管エコーの診かた・考えかた. 医学書院, 1998
4. 長谷川雄一, 岡田淳一 : 腹部画像診断アトラス vol.3[消化管]—超音波からはじまる診断のポイン ト. ベクトルコア, 2000
5. 遠田栄一, 長谷川雄一(編) :「Medical Technology」別册 超音波エキスパート5 消化管超音波検査 —描出のコツと判読のポイント. 医歯薬出版, 2006

6 / 복부혈관

Practice 1

복통으로 내원한 77세 여성

■ 병력 · 신체소견에 의한 진단 추론

내원 4시간 전부터 복통을 호소하기 시작하였다. 치매로 인해 통증 부위를 명확히 표현하지 못했다. 구토, 설사는 없었다. 혈압 98/43mmHg, 맥박수 92회/분, 체온 37.2℃, BMI 22kg/m^2. 복부는 평탄하고 부드러웠으며, 배꼽 주위를 눌렀을 때 약간 괴로운 표정을 보였다. 장폐색 외에 충수염이나 복부대동맥류의 절박파열(impending rupture)을 감별해야 한다.

■ 초음파 소견 및 해석

응급실에 있는 포터블 기기를 이용하기로 하였다. 심와부에서 배꼽 하부까지 복부대동맥의 주행을 확인한 결과, 배꼽 상부 근처에 벽내 혈종(intramural hematoma)을 동반한 확장된 복부대동맥이 확인되었다(**그림 1**). 컬러도플러 모드로 확인했을 때 내강에 혈류가 관찰되었다. 복강 내에 뚜렷한 액체 저류는 보이지 않았다.

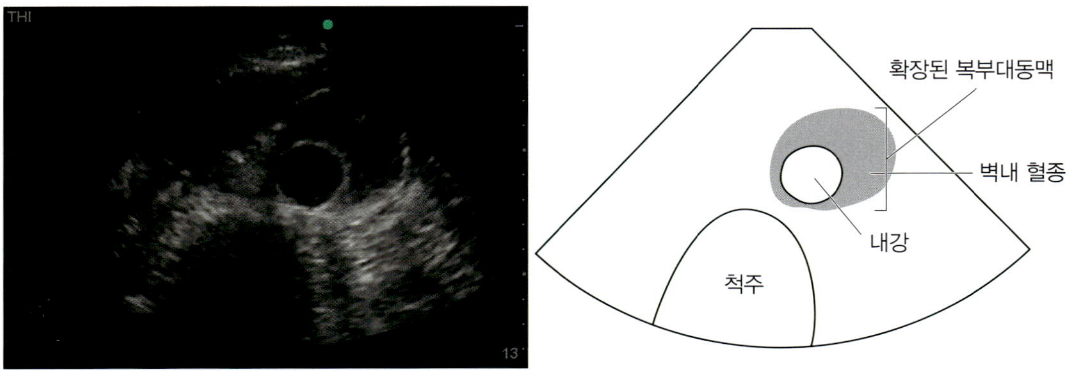

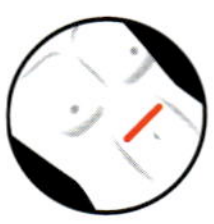

그림 1. 복부대동맥류의 에코상
내강만 보면 정상적인 대동맥으로 보이지만 실제로는 주위에 벽내 혈종이 발생하여 확장되어 있다.

철칙 복부대동맥은 모든 영역을 관찰해야만 평가가 가능하다

- 복부혈관 관찰의 난이도는 환자마다 개인차가 크다. 비만 환자나 장관 가스가 저류된 환자에서

는 허상으로 인해 관찰이 어려운 경우도 많다.

- 두측은 횡격막 아래에서, 미측은 총장골동맥(common iliac artery)으로의 분기부까지 전체 영역을 관찰하도록 한다. 묘출이 용이한 **배꼽 상부 근처에서 대동맥을 포착하고, 거기서부터 두미 방향으로 관강 구조를 따라가면** 관찰하기 쉽다.
- 복부대동맥류에 대한 초음파의 민감도와 특이도는 매우 높다고 알려져 있지만,[1] 이는 어디까지나 필요한 영역을 모두 묘출해낸 후의 수치이다. 관찰할 수 없는 영역이 있다면 정확한 판단을 내릴 수 없다.

철칙 복부대동맥의 관찰을 위해서는 충분한 압박이 필수적이다

- 복부대동맥류의 압박을 두려워하는 연수의들이 많지만, 불충분한 압박으로 인해 관찰이 소홀해지는 것을 두려워해야 한다. **'대동맥류가 발견될 때까지는 충분히 압박하고, 발견되면 부주의한 압박은 자제한다'**는 자세로 임하면 된다.
- 압박을 통해 장관 가스를 피하고, 후복막으로 덮인 대동맥을 관찰할 필요가 있으므로 초심자가 상상하는 것보다 훨씬 더 큰 힘을 가해야 한다. 갑자기 힘을 가하면 환자에게 강한 불쾌감이나 통증을 유발할 수 있지만, 천천히 힘을 가하면 압박 자체로 인한 통증을 느끼는 환자는 많지 않다.

▶▶▶ Practice 1 이후

복부대동맥류의 절박파열로 인한 복통이 강하게 의심되었고, 조영 CT에서도 동맥류가 확인되었다. 심혈관 외과와의 협진을 통해 응급으로 인공혈관치환술을 시행하게 되었다.

Practice 2

내원 시부터 쇼크를 보인 82세 남성

■ 병력 · 신체소견에 의한 진단 추론

내원 1시간 전부터 갑작스러운 흉통이 발생했고 곧 의식을 잃었다. 혈압 73/55mmHg, 맥박수 103회/분, 체온 36.1℃, BMI 20kg/m^2. 이송 직후부터 쇼크 상태가 지속되었다. 갑작스런 쇼크 및 의식 소실로 인해 심근경색으로 인한 심인성 쇼크(cardiogenic shock), 폐색전이나 긴장성 기흉, 심낭압전(cardiac tamponade)으로 인한 폐쇄성 쇼크(obstructive shock) 외에 출혈성 쇼크, 뇌간 출혈 등 폭넓은 질환이 감별진단으로 고려되었다.

web 동영상은 여기 ▶

■ 초음파 소견 및 해석

소생실에 설치된 포터블 기기를 사용하기로 하였다. 심와부 관찰에서 심낭액 저류가 관찰되어 심낭압전에 의한 폐쇄성 쇼크가 의심되었다. 심낭액 저류의 원인으로 급성 대동맥 박리(acute aortic dissection)가 의심되어 에코로 복부대동맥을 추가로 관찰하였다(그림 2, ▶ 01.). 대동맥 내강에 플랩(flap)을 확인할 수 있었고, 급성 대동맥 박리에 의한 심낭압전이 쇼크의 원인이라고 진단하였다.

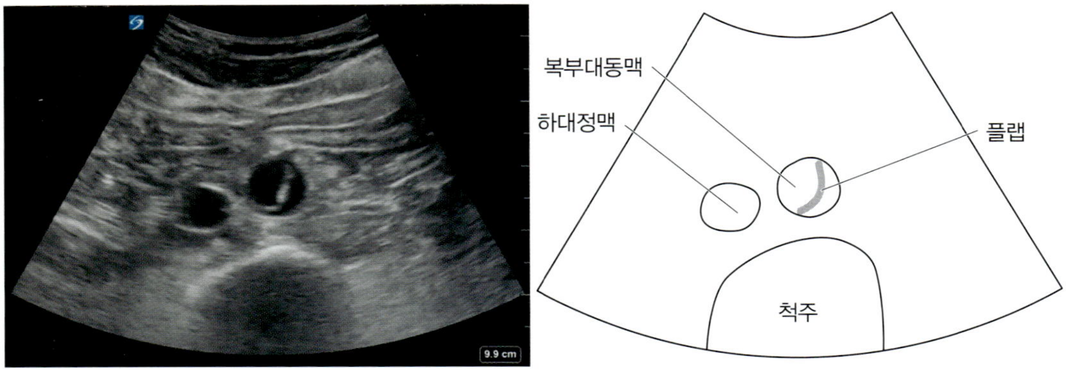

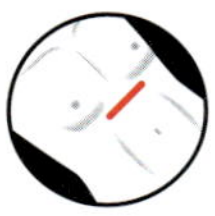

그림 2. 복부대동맥에 도달한 대동맥 박리의 에코상

철칙 복부혈관의 소견에서 대동맥 박리를 '제외'할 수는 없다

- 복부혈관을 관찰하고 '플랩(격벽)은 없기 때문에 대동맥 박리 가능성은 희박합니다'라고 말하는 연수의가 있지만, 그렇지 않다. 에코에 의한 대동맥 박리의 민감도는 60~90% 정도로 보고되고 있으며,[2, 3)] 또한, 복부 에코만으로는 그 민감도가 더욱 낮아진다.
- 대동맥 박리는 흉부에서 시작해 진행되는 질환으로, 에코로 검출할 수 있는 것은 **박리 병변이 대동맥궁, 심낭, 혹은 복부대동맥까지 병변이 진행된 경우에 한정된다는 것**을 명심할 필요가 있다.
- 복부혈관 에코는 대동맥 박리의 징후를 신속하게 발견하기 위한 도구, 즉 'rule in'을 위한 도구이지 'rule out'을 위한 것은 아니다.
- 쇼크의 원인이 대동맥 박리라고 하면, 그 병태는 심낭압전이며, 직접적인 원인은 심낭액 저류이다. 복부에 플랩이 보이면 심낭액 저류가 있는지 다시 한 번 잘 확인해야 한다.

▶▶▶ **Practice 2** 이후

침상에서의 초음파 소견으로 볼 때, 쇼크의 원인은 대동맥 박리에 의한 심낭압전으로 생각되었다. 바이탈 사인은 간신히 유지되고 있었기 때문에 조영 CT를 촬영한 결과 상기 질환이 확정되었다(**그림 3**). 이후 심낭압전의 악화로 인해 환자는 소생 처치에도 불구하고 응급실에서 사망하였다.

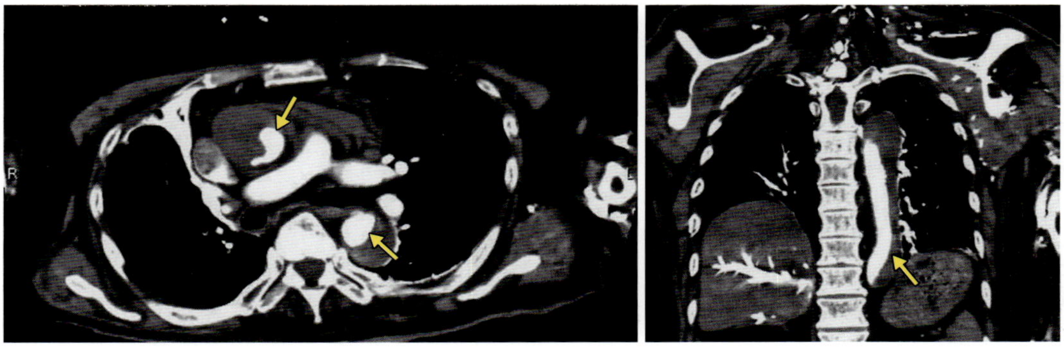

그림 3. 대동맥 박리의 CT 영상
박리는 복부대동맥까지 확장되어 있다(⇨).

복부혈관의 초음파 정리

- 복부대동맥류의 평가에서 에코는 진단, 제외 모두에 유용성이 높다.
- 복부대동맥류를 정확하게 평가하려면 충분한 압박을 통해 복부대동맥의 전체 영역을 관찰하는 것이 필수적이다.
- 쇼크나 흉통의 진료에서 에코를 이용하여 심낭압전의 원인이 되는 급성 대동맥 박리를 조기에 감별함으로써 진료의 속도가 향상된다.
- 단, 복부 에코나 경흉벽 에코로 얻은 소견만으로는 대동맥 박리를 'rule in' 할 수는 있어도 'rule out' 할 수는 없다.

참고문헌

1. Rubano E,et al : Systematic review : emergency department bedside ultrasonography for diagnosing suspected abdominal aortic aneurysm. Acad Emerg Med 20 : 128-138, 2013
2. Liu F,et al : Usefulness of ultrasound in the management of aortic dissection. Rev Cardiovasc Med 19 : 103-109, 2018
3. Nienaber CA,et al : The diagnosis of thoracic aortic dissection by noninvasive imaging procedures. N Engl J Med 328 : 1-9, 1993

7 / 신장 · 방광

Practice 1

요배부 통증을 주소로 내원한 60대 남성

■ 병력 · 신체소견에 의한 진단 추론

누워서 TV를 시청하던 중 갑자기 배부 통증이 발생하였다. 좌측 배부의 통증을 호소하며 구역감 · 구토를 보여 가족에 의해 구급 이송되었다. 응급실 도착 시 바이탈 사인은 의식 명료, 체온 : 36.8℃, 맥박 : 96회/분, 호흡수 : 25회/분. 안면이 창백하고, 신체소견에서는 복부 압통 · 복막 자극 징후는 없었고, 좌측 늑골척추각압통(CVA tenderness)이 관찰되었다. 병력과 신체소견에서 좌측 요관결석이 의심되었다. 또한, 갑작스러운 요배부 통증이기 때문에 복부대동맥류는 반드시 감별해야 할 질환으로 고려하였다.

■ 초음파 소견 및 해석

컨벡스 프로브를 이용하여 좌신의 묘출을 시행한 결과 좌신우의 확장을 확인할 수 있었다(**그림 1a**). 틸팅 조작으로 좌신 전체를 확인한 결과, 신우 및 요관 확장을 확인할 수 있어 좌측 수신증으로 진단하였다(▶ **01.**). 또한, 신우요관 이행부에는 후방 에코의 약화를 동반한 strong echo를 보이는 구조물이 관찰되어(**그림 1b**), 좌신우 · 요관 이행부의 결석이 수신증 및 요배부 통증의 원인으로 생각되었다. 복부대동맥류의 유무를 확인하기 위해 대동맥도 묘출했지만 동맥류는 발견되지 않았다.

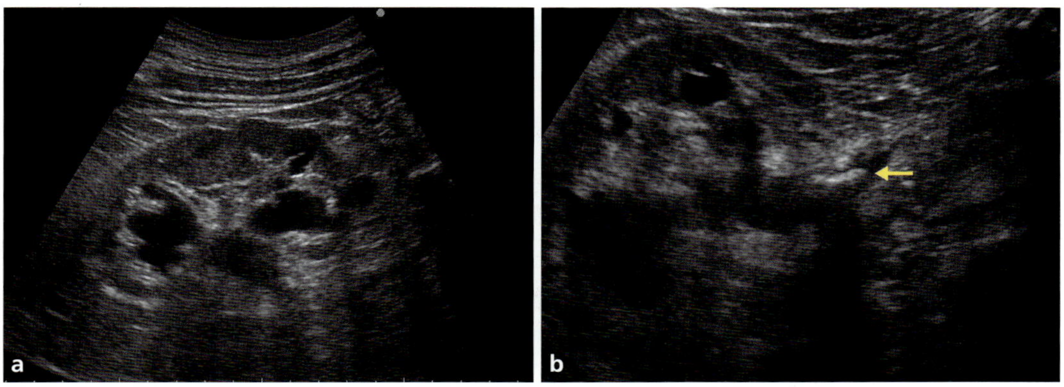

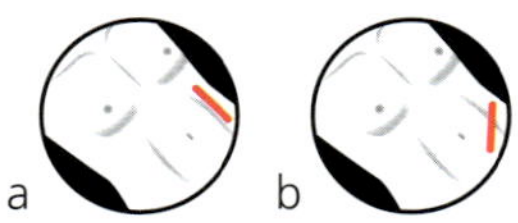

그림 1. 좌측 요관결석에 의한 수신증

a. 좌신을 묘출한 결과 요관~신우까지의 확장이 관찰되어 수신증의 소견을 나타내고 있다.
b. 좌측 요관에는 후방음영을 동반한 결석이 관찰된다(⇨).

철칙 갑작스러운 요배부 통증은 요관결석이라고 할 수 없다! 초음파 검사로 가능한 한 다른 질환을 rule out 하는 것도 중요하다

- 요관결석 산통 발작의 전형적인 증상은 심한 편측성 복통이나 요배부 통증, 외성기나 대퇴부로 방사되는 통증이 특징적이며, 구역감 · 구토, 복부 팽만감 등의 소화기 증상을 동반한다. 그러나 전형적인 증상이 없는 경우도 있다.
- 초음파 검사에서는 수신증이나 결석 평가를 하는 흐름으로 응급처치가 필요하고, 요배부 통증을 호소하는 복부대동맥류에 대한 평가도 동시에 할 수 있다. 또한, 무침습이기 때문에 매우 유용하다.

철칙 편측성 수신증이 확인된 경우에는 요관뿐만 아니라 방광의 평가도 잊지 말고 시행한다

- 편측성 수신증의 경우 상부 요로에 폐색 기점이 확인되는 경우가 많으므로 요관이나 방광요관 이행부를 반드시 확인한다. 방광요관 이행부 결석의 검출 민감도 · 특이도는 95% 이상으로 매우 높지만,[1] 요로 전체에서의 결석 검출 민감도는 78%, 특이도는 31%로 반드시 결석 그 자체를 동정할 수 있는 것은 아니다.[2]
- 일반적으로 5mm를 초과하는 결석은 고에코로 후방음영을 동반한 구조물로서 동정이 가능하다. 단, 요로 폐색의 원인이 반드시 결석이라고는 할 수 없으며, 그림 2와 같이 방광종양인 경우도 있으므로 방광에 대한 평가도 잊지 말아야 한다.
- 종양성 병변이 확인된 경우에는 CT 등의 다른 영상검사를 통해 평가(악성종양이 의심된다면 전이 등의 유무)를 시행하는 것도 고려한다.

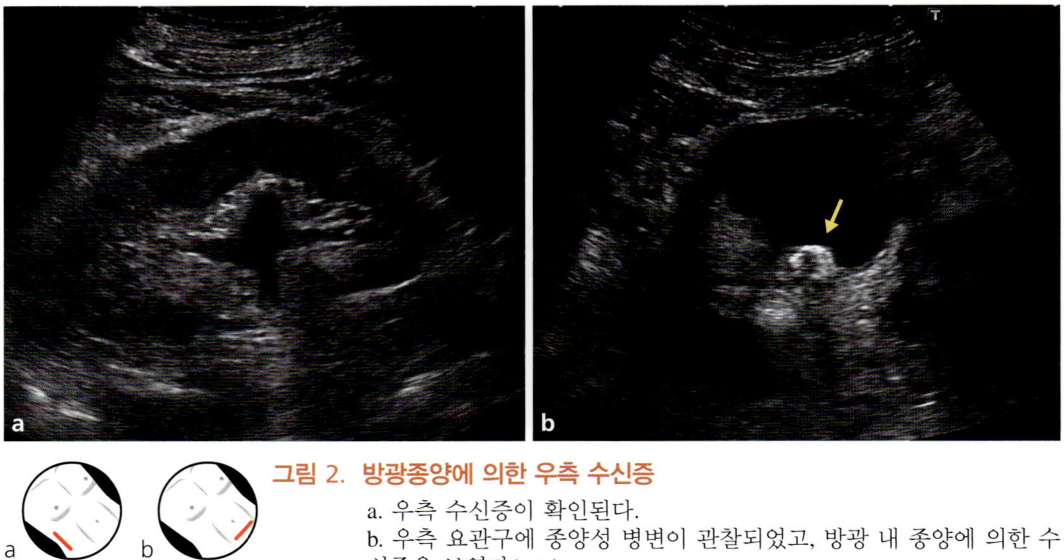

그림 2. 방광종양에 의한 우측 수신증

a. 우측 수신증이 확인된다.
b. 우측 요관구에 종양성 병변이 관찰되었고, 방광 내 종양에 의한 수신증을 보였다(⇨).

web 동영상 보기 ▶

▶▶▶ Practice 1 이후

- 초음파 검사에서 좌측 요관결석에 의한 수신증으로 진단하였으나, 요로 전체의 평가를 위해 단순 CT를 촬영하였다. 양측 신결석 및 좌측 신우요관 이행부에 결석이 확인되었다.
- 좌측 신우요관 이행부의 결석은 10×10mm 크기로 자연배석이 어렵다고 판단하여 비뇨기과에 의뢰하였다. 통증 조절을 시행한 후, 추후에 체외충격파쇄석술(ESWL)을 시행할 방침이었다.

Practice 2

요폐를 주소로 내원한 80대 남성

■ 병력 · 신체소견에 의한 진단 추론

간밤부터 소변이 나오지 않아 가까운 병원을 방문. 요폐에 대한 정밀검사 목적으로 본원으로 의뢰되었다. 배변은 매일 확인할 수 있었고, 복부 수술력은 없었다. 그 외 당뇨병이나 악성종양의 기왕력은 없었고, 항콜린제 사용이나 알코올 섭취도 없었다. 응급실 내원 시 신체소견상 하복부 팽만 및 경도의 하복부 통증이 있었으나, 압통이나 복막 자극 징후는 없었다. 신체소견 및 현 병력으로 보아 하복부 팽만의 원인은 확장된 방광이라고 생각되며, 기왕력을 고려할 때 물리적인 하부 요로 폐색이 원인으로 의심되었다.

■ 초음파 소견 및 해석

컨벡스 프로브로 하복부를 확인한 결과, 방광 확장 및 요저류가 확인되었다(**그림 3a**). 또한, 양측 신장을 관찰한 결과 낭종도 혼재되어 있었으나 확장된 요관과 신우의 연속성을 확인할 수 있어 수신증을 앓고 있음을 알 수 있었다(**그림 3b, c**). 하부 요로 폐색의 유무를 확인하기 위해 방광 · 전립선을 확인한 결과, 뚜렷한 전립선 종대가 관찰되어(**그림 3d, e**) 하부 요로 폐색에 의한 요폐로 진단하였다. 방광 용적은 342mL로 도뇨관 삽입의 적응증으로 판단할 수 있다.

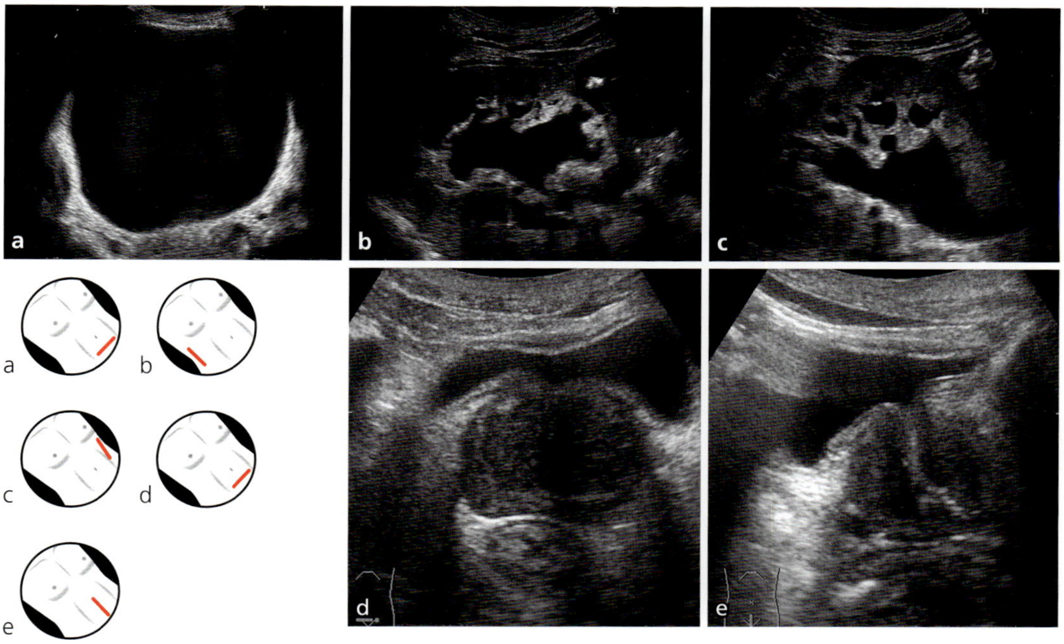

그림 3. 요폐로 인한 양측성 수신증

a. 방광 내에 다량의 요저류가 관찰된다. b, c. 우측/좌측 수신증. d, e. 전립선 종대(53.4×45.8mm).

철칙 수신증이 의심되는 소견은 반드시 수신증 여부를 확인한다!

- 언뜻 보면 수신증으로 오인할 수 있는 감별질환이 있기 때문에 확인이 필요하다(**그림 4**). 신우 주위 낭종, 신피질 낭종, 신혈관 확장 등의 감별질환을 **표 1**의 순서로 실시한다.[3)]

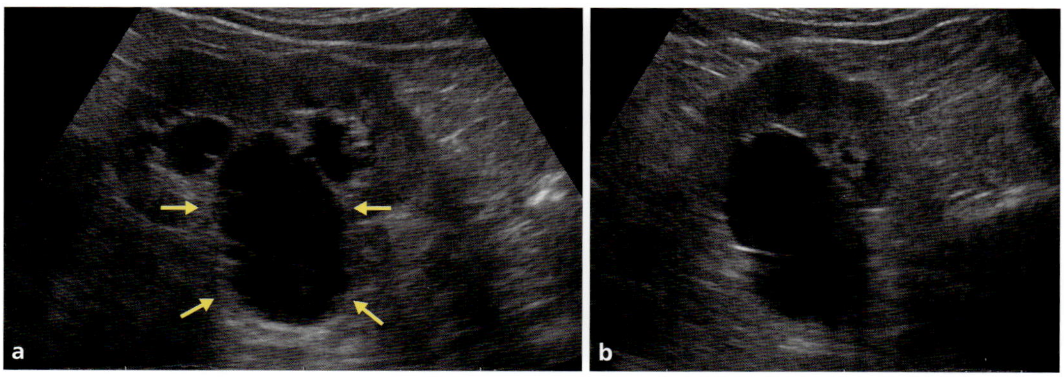

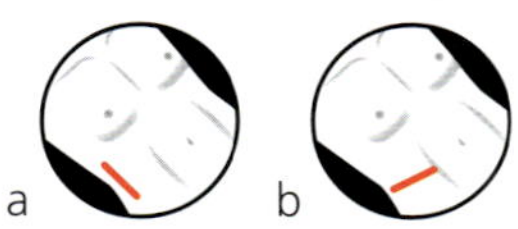

그림 4. 우측 신우 주위 낭종

a. 장축 단상, b. 단축 단상. 확장된 신우도 묘출되어 있으나, a에서 신장 정중앙에 보이는 무에코의 구조물(⇨)과의 연속성은 없고, 신우 주위 낭종의 소견이다.

표 1. 수신증과 신우 주위 낭종, 신피질 낭종, 신혈관 확장의 감별

1) 수신증을 의심할 수 있는 무에코 영역에서 신우까지 연속성이 있는지 확인한다.
2) 신장을 장축단면과 단축단면, 모두 묘출하여 확인한다.
3) 컬러도플러 또는 파워도플러를 사용하여 확장된 신배와 신혈관을 구별한다.

철칙 양측성 수신증의 경우에는 하부 요로의 폐색을 의심하고, 방광 · 전립선의 평가를 잊지 말자

- 급성 요로 폐색의 원인은 약 45%가 전립선 비대, 그 다음으로 신경인성(neurogenic) 방광이 약 20%를 차지한다.[4] 따라서 요폐가 확인된 경우 전립선 평가를 실시하는 것은 말할 필요도 없다.
- **전립선비대증**의 진단은 병력에서 국제전립선증상점수(international prostate symptom score, IPSS)>7점, 전립선 부피>20mL, 최대 요속<10mL/초를 평가하여 진단할 수 있다.[5]
- 초음파 검사에서는 전립선이 묘출된 후 쉽게 부피를 측정할 수 있다. 계산식 V=W(좌우 직경)×D(전후 직경)×H(상하 직경) $\pi/6$으로 산출이 가능하지만, 응급실에서는 필수적인 평가는 아니다. 오히려 전립선 비대에 의한 요폐로 진단한 경우에는 반드시 전문의의 진찰을 받는 것이 더 중요하다.
- 다음으로 방광 내에 요저류가 있는지 여부를 확인한다. 방광 내에 요저류가 보이고, 방광 용적 >150mL의 경우에는 요도 카테터 유치의 적응증이 된다. **방광 용적**은 다음의 식으로 산출한다. 방광 용적(cm^3) = 0.52×폭(cm : 횡단상)×전후 길이(cm : 횡단상)×상하 직경(cm : 시상면).[6]
- 또한, 소변이 나오지 않는데도 불구하고 방광이 허탈되어 있는 경우, 다른 질환의 감별(골반 내 복막 파종이나 림프절 전이에 의한 요로 폐색 등)을 생각해야 할 필요가 있으며 상황에 따라 다른 모달리티에서의 영상 평가를 고려한다.
- 물론 **신경인성 방광**도 감별로 생각해야 하며, 병력이나 내복약의 확인, 요통이나 하지 신경장애의 유무도 평가한다.

▶▶▶ Practice 2 이후

- 전립선 정밀검사가 필요하다고 판단하였다. 요도 카테터를 유치하여 귀가, 응급실 진료 다음날 비뇨기과 외래진료를 받았다.
- 전립선 진찰에서 전립선은 돌처럼 단단하게 만져졌고(stony hard), PSA : 35로 현저하게 높은 수치를 보였기 때문에 전립선암의 정밀검사를 시행하였다. 요도 카테터 제거를 위해 선택적 α1A 차단제를 사용하였으나 요폐는 지속되고 있다.

Practice 3

지속되는 복통을 주소로 내원한 40대 여성

■ **병력 · 신체소견에 의한 진단 추론**

아침부터 우측 복통이 발생. 경과를 지켜보았으나 저녁이 되어도 복통이 호전되지 않아 응급실 내원. 의식 명료, 체온 : 36.6℃, 맥박 : 75회/분, 호흡수 : 18회/분, 혈압 : 112/82mmHg, SpO_2 : 98%(room air). 문진상 복통보다는 하복부 팽만감, 주로 압박 증상을 호소하였고, 복부 압통, 복막 자극 징후, 소화기 증상은 보이지 않았다. 기왕력으로는 다른 병원에서 우신종양으로 추적관찰을 받고 있다고 들었으나, 종양에 대한 자세한 내용은 알 수 없었다. 우신종양에 대한 평가와 더불어 임신한 여성이므로 자궁 외 임신 파열에 따른 복수 저류의 유무, 요로 폐색(결석 등)에 의한 수신증의 여부, 장폐색의 유무에 대해 확인해야 한다.

■ **초음파 소견 및 해석**

우신 하극에는 54×50×40mm 크기의 경계가 뚜렷하고, 내부는 비교적 균일한 고에코 종양이 관찰되며(**그림 5**), 다른 병원에서 추적 관찰 중인 종양으로 생각되었다. 복수 저류, 수신증 · 요관 확장은 관찰되지 않았다. 우신종양에 대해 이전 검사와의 비교가 필요하여 진료정보제공서를 요청하였고, 1개월 전 초음파 검사에서는 같은 병변이 45×37×30mm 크기로 확인되었다. 종양 내 출혈 또는 종양 증대로 인한 복부 증상의 가능성이 고려되었다.

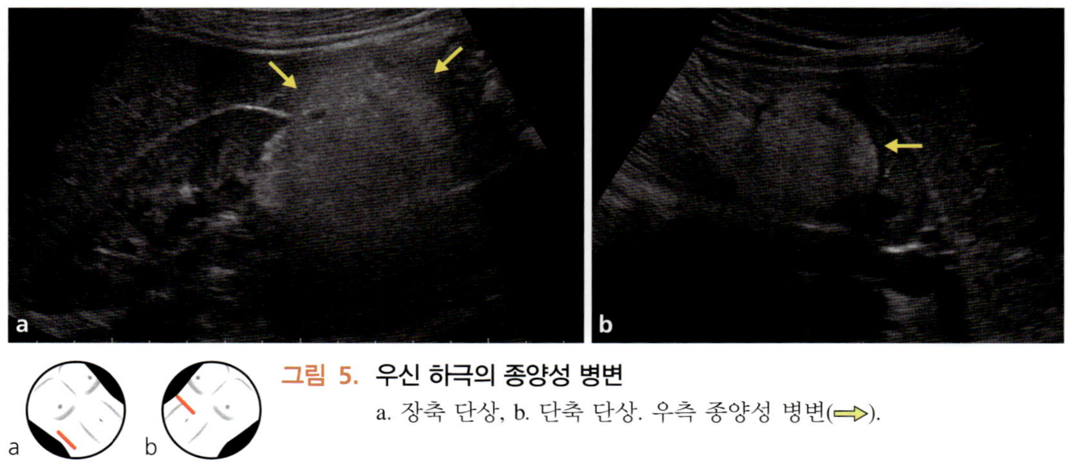

그림 5. 우신 하극의 종양성 병변
a. 장축 단상, b. 단축 단상. 우측 종양성 병변(⇨).

철칙 신종양을 발견한 경우에는 반드시 전문 진료과에 상담을 받도록 한다

- 증상이 없더라도 우연히 발견된 신악성종양은 합병증 및 사망률 감소와 관련이 있다.[7] 신악성종양 중 가장 빈도가 높은 것은 **신세포암**이다.
- 신세포암의 초음파 소견은 내부가 불균일하며, 인접한 신실질과 비교하였을 때 등에코, 저에코, 고에코 및 다양한 휘도를 나타낸다(**그림 6**).
- 한편, 신장의 양성종양에서는 **혈관근지방종(angiomyolipoma)**이 가장 빈도가 높으며, 전형적인 영상은 신피질 내에 위치한 경계가 뚜렷한 고에코를 나타낸다. 크기가 3cm 이하인 고에코 신세포암과 영상 소견이 겹칠 수 있고(**그림 7**),[8] 또한, 지방 함유량이 적은 저에코를 보이는 혈관근지방종과 신세포암과의 감별도 필요하다. 그러나 감별을 위해서는 초음파 소견만으로는 어렵기 때문에 MRI 등 다른 영상 모달리티에서의 정밀검사가 필수적이다.
- 신종양을 발견한 경우, 이미 확정 진단을 받은 병변 이외에는 악성종양으로 고려하여 전문 진료과로 연계하는 것을 잊어서는 안 된다.

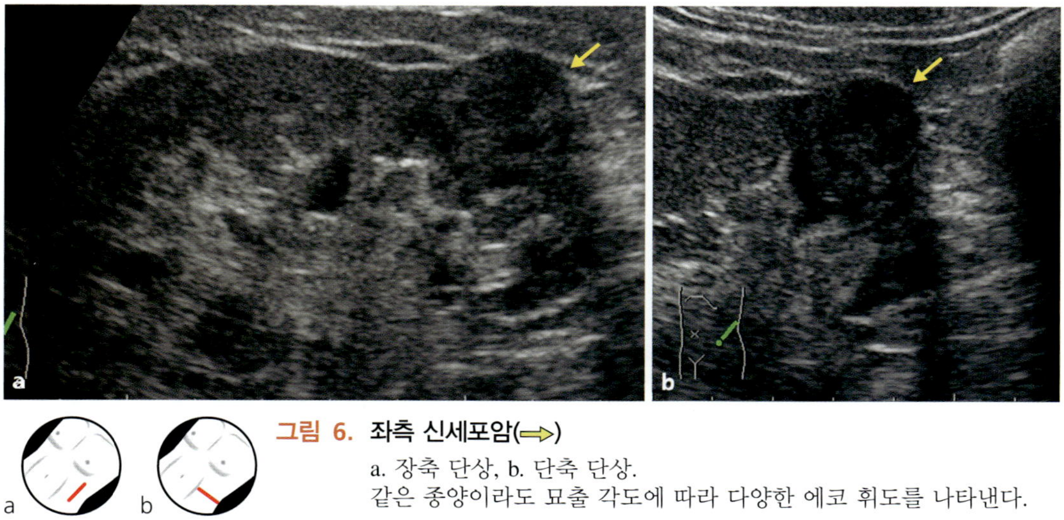

그림 6. 좌측 신세포암(⇨)

a. 장축 단상, b. 단축 단상.
같은 종양이라도 묘출 각도에 따라 다양한 에코 휘도를 나타낸다.

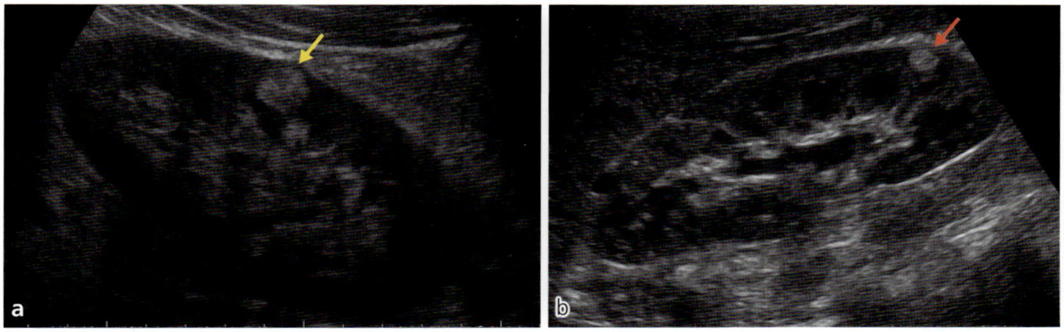

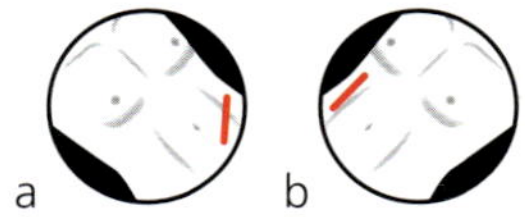

그림 7. 고에코를 보이는 신세포암과 혈관근지방종의 비교

a. 좌측 신세포암(⇨) : 14.4×12.2mm 크기.

b. 우신 혈관근지방종(⇨).

철칙 정상 구조물과의 감별을!

- 신종양성 병변을 동정한 경우에는 정상 구조물인지 여부를 확인해야 한다.
- 신종양성 병변과의 감별이 필요한 구조물로는 **신장기둥(column of Bertin)**이 있다. 이것은 신동(renal sinus)에 돌출된 정상 피질 조직이다. 컬러도플러에서 혈관 과형성이 보이지 않는 것으로 신장기둥으로 확정할 수 있다.

▶▶▶ Practice 3 이후

- 초음파 검사 결과, 종양 증대에 따른 복통으로 판단하였다.
- 종양 정밀검사를 위해 MRI를 시행한 결과 신혈관근지방종으로 진단되어 혈관색전술을 시행하기로 하였다.

신장 · 방광의 초음파 정리

- 수신증이나 신종양성 병변을 의심할 만한 소견이 발견되면 반드시 정상 구조물이 아닌지 확인해야 한다.
- 편측성 수신증, 양측성 수신증에 따라 원인이 되는 감별질환이 달라진다는 것을 염두에 두어야 한다.
- 요배부 통증을 주소로 하는 환자에서 수신증이 확인되지 않는 경우 다른 긴급한 질환일 가능성을 배제할 수 없으므로 즉시 복부초음파의 스크리닝을 실시한다.
- 요폐가 확인되는 경우 하부 요로를 평가한다.
- 방광 내 요저류가 있는 경우 방광 용적을 확인하고, 요도 카테터 유치의 적응증을 고려한다.
- 신장에 종양성 병변이 있는 경우 확정 진단이 내려질 때까지는 악성종양임을 염두에 두고, 전문 진료과에 의뢰하거나 다른 영상 검사로 정밀검사를 시행한다.

참고문헌

1. Smith-Bindman R, et al : Ultrasonography versus computed tomography for suspected nephrolithiasis. N Engl J Med 371 : 1100-1110, 2014
2. Varma G, et al : Investigations for recognizing urinary stone. Urol Res 37 : 349-352, 2009
3. Bates JA : Abdominal Ultrasound : How, Why and When. 3rd ed. Churchill Livingstone, New York, 2011
4. 清水信貴, 他 : 急性尿閉症例の臨床的検討. 日本泌尿器科学会雑誌 97 : 839-843, 2006
5. 日本泌尿器科学会(編) : 前立腺肥大症ガイドライン. RichHill Medical, 2011
6. Ballstaedt L, Woodbury B : Bladder Post Void Residual Volume. StatPearls Publishing, Treasure Island (FL), 2022
7. Sweeney JP, et al : Incidentally detected renal cell carcinoma : pathological features, survival trends and implications for treatment. Br J Urol 78 : 351-353, 1996
8. Tublin M, et al : Diagnostic Ultrasound. 4th ed. Elsevier Mosby, Philadelphia, 317-391, 2020

Practice 1

하복부 통증, 미열, 구토를 주소로 내원한 28세 여성

■ 병력 · 신체소견에 의한 진단 추론

내원 당일 아침, 기상 시에 하복부 통증을 느꼈다. 통증은 하복부 정중앙에 월경 전과 같은 둔통이었다. 회사에 출근하여 경과를 지켜보았으나 통증이 호전되지 않고, 미열과 구역감도 있어서 걱정되어 저녁에 병원을 찾았다. 구역감은 있었지만 구토는 없었다. 설사는 없으나 묽은 변을 보는 경향이 있다. 상기도염 증상은 보이지 않았다. 혈압 98/68mmHg, 맥박 100회/분, 체온 37.0℃, 호흡수 20회/분, SpO_2 98%(RA), BMI 22kg/m^2. 복부는 평탄하였으나, 하복부 정중앙~우측에 걸쳐 압통과 타진통이 있었다. 급성 위장염, 충수염(초기), 골반 복막염, 성감염증 등을 고려하였으나 혹시 모를 가능성을 배제하기 위해 임신검사를 시행한 결과 양성이 나왔다. 최종 월경일(최근 월경 시작일)을 확인해보니 2개월 전이었다. 원래 월경 불순이 있었고, 월경 주기는 1~2개월에 1회였다고 한다.

■ 초음파 소견 및 해석

침상 초음파를 시행한 결과, 더글라스와(Douglas pouch)에서 자궁 주위로 비정상적인 복수가 관찰되었다(**그림 1**). 자궁 내에 뚜렷한 태낭을 시사하는 구조물은 관찰되지 않았다. 자궁 주위를 검색한 결과, 자궁 우측에 종양이 관찰되었다.

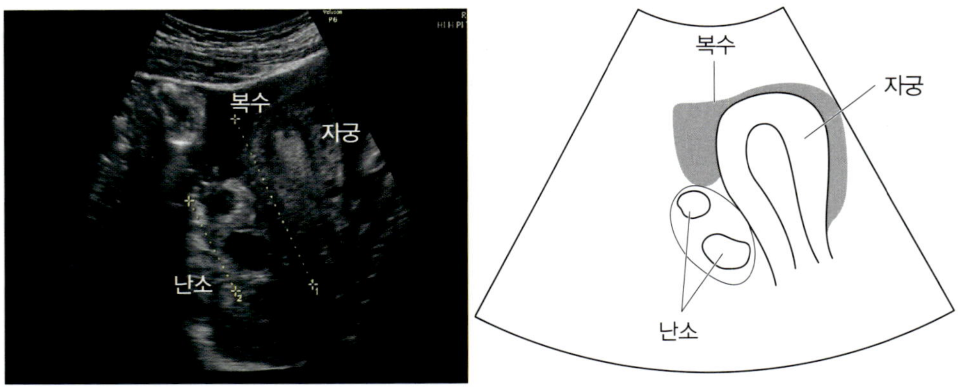

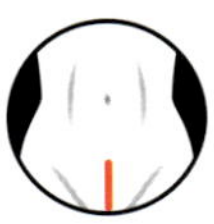

그림 1. 자궁 주위의 비정상 복수
자궁 크기 : 1D 71.4mm, 난소 크기 : 2D 40.1mm

web 동영상은 여기 ▶

철칙 여성의 복통, 미열, 구토, 부정 생식기 출혈은 자궁 외 임신을 감별해야 한다

- **'여성을 진찰할 때는 임신을 의심하라!'**는 말처럼 임신 초기에는 여성 자신도 자신이 임신한 것을 인지하지 못한다.
- 임신 초기 증상으로는 미열(임신하면 고온기가 된다), 구역감(입덧 증상), 비정상 자궁 출혈, 월경 불순(월경 지연, 무월경)이 있다.
- 소변을 통한 임신검사(요중 hCG 검사)는 임신 5주부터 양성으로 나타난다.
- 방광에 소변이 고여 있는 상태일수록 자궁의 경계가 명확해져 경복부초음파가 잘 보인다(그림 2). 임신검사를 위해 소변을 보게 되면 경복부초음파에서 자궁이 잘 보이지 않게 되므로 주의한다.
- 경질초음파에서는 임신 5주, 경복부초음파에서는 임신 6주경부터 자궁 내 태낭을 확인할 수 있다(그림 3). 경질초음파는 배뇨 후에 자궁 내와 난소 확인이 용이해진다.

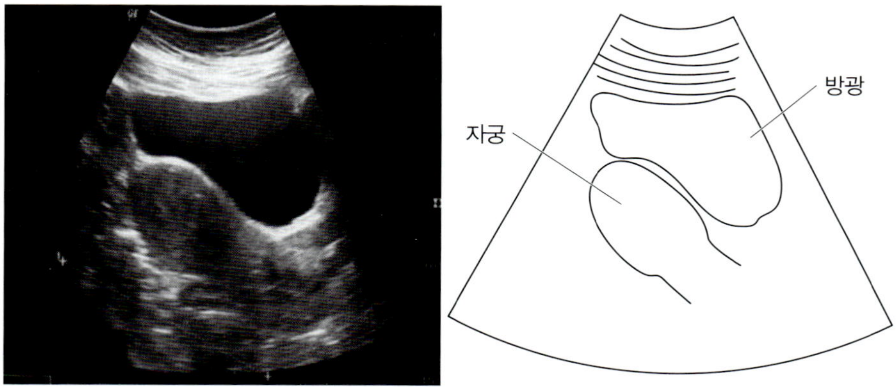

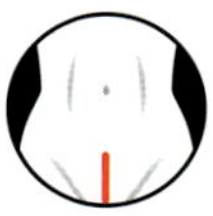

그림 2. 비임신 여성의 정상 자궁 경복부초음파

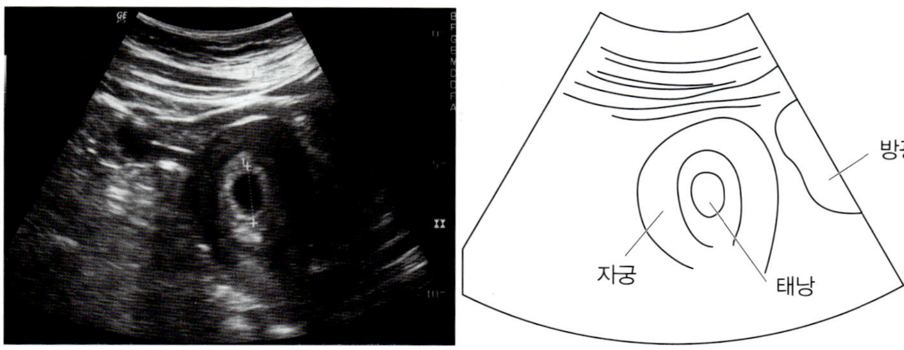

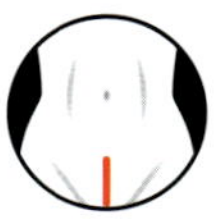

그림 3. 자궁 내 임신의 경복부초음파(임신 6주)

철칙 자궁 외 임신에서는 자궁 내 태낭의 유무, 비정상 복수, 자궁 외 비정상 종양을 검색한다

- 응급실의 경우 경복부초음파에서의 자궁 외 임신 민감도는 80%, 특이도 78%, 양성 예측도 12%, 음성 예측도 99%로 보고되고 있다.[1)]
- 자궁 외 임신 초음파 소견(경질초음파 포함)을 체계적으로 검토한 결과, 자궁 내에 태낭이 확인되지 않는다는 소견의 민감도는 75.8%(95% 신뢰 구간 31.4~95.5%), 특이도 71.0%(동 52.6~84.4%), 양성 우도비(positive likelihood ratio) 2.61, 음성 우도비(negative likelihood ratio) 0.34이다.[2)]
- 그 외 난소나 난관 등 부속기 주위 비정상 종양의 민감도는 67.3%(동 42.6~85.1%), 특이도 94.9%(동 94.9~99.2%), 양성 우도비 13.3, 비정상 복수(FAST 양성)의 민감도는 52.3%(동 35.9~68.2%), 특이도 93.5%(동 74.4~98.6%), 양성 우도비 8.1이다.[2)]

8 부인과

▶▶▶ Practice 1 이후

임신반응 양성으로 자궁 내 태낭이 관찰되지 않아 자궁 외 임신의 가능성이 있음을 환자에게 설명하였다. 같은 날 산부인과로 긴급 의뢰하여 경질초음파에서도 같은 소견이며, 자궁 외 임신(우측 난관 임신)의 우측 난관 파열이 진단되어 응급수술을 진행하기로 결정되었다.

Practice 2

성관계 후 하복부 통증 지속으로 내원한 24세 여성

■ 병력 · 신체소견에 의한 진단 추론

야간 성관계 후 하복부 통증이 서서히 발생. 진통제를 복용하며 경과를 지켜보았으나 호전되지 않아 걱정이 되어 다음날 아침 응급실을 방문하였다. 걸을 때 배에 울리는 통증이 있다. 구역감/구토, 설사 · 상기도염 증상 없음. 혈압 98/68mmHg, 맥박 100회/분, 체온 36.2℃, 호흡수 20회/분, SpO_2 98%(RA), BMI 24kg/m^2. 복부는 평탄하였으나 하복부 정중앙에 압통과 타진통이 있었다. 마지막 월경은 3주 전이었으나 만약을 위해 임신검사를 시행하여 음성을 확인하였다. 충수염(초기), 골반복막염, 성감염증을 감별하기 위해 경복부초음파를 시행하였다.

■ 초음파 소견 및 해석

경복부초음파 검사에서는 Douglas pouch에서 자궁 주위로 비정상적인 복수가 관찰되었고, 편측 난소의 종대가 관찰되었다(그림 4). 커진 난소 내부에는 고에코 부위가 관찰되었다. 자궁내막은 두꺼워져 고에코를 나타냈다.

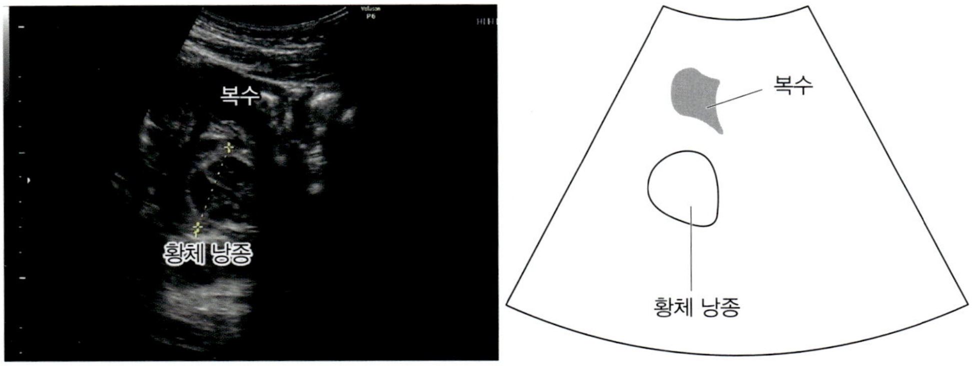

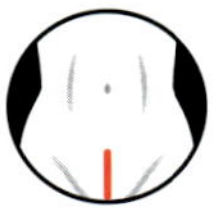

그림 4. 비정상 복수와 출혈성 황체 낭종
황체 낭종 크기 : 1D 34.4mm

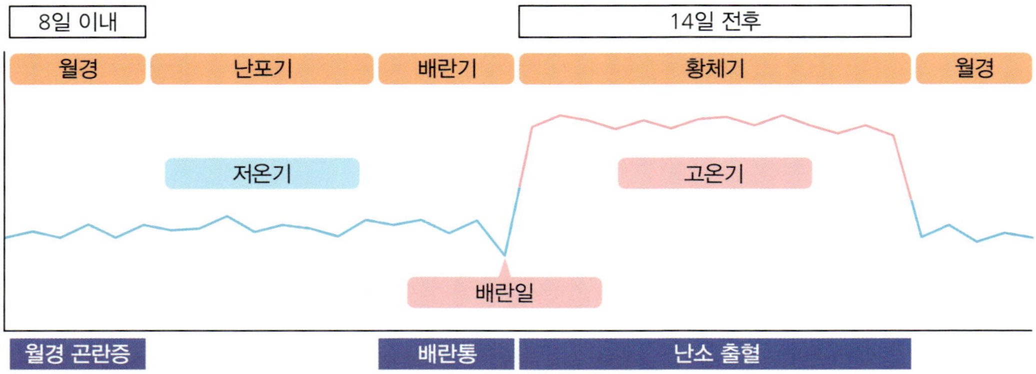

그림 5. 월경력과 복통의 감별

철칙 황체기나 성관계 후 하복부 통증에는 난소 출혈을 고려한다

- **난소 출혈**은 어떤 원인으로 난소에서 출혈한 것이 복강 내에 쌓이는 질환으로, 성관계 등의 격렬한 운동 후나 황체기(배란 후부터 다음 월경 시작까지)에 발병하기 쉽고(그림 5), 우측 난소에 발병하기 쉽다고 알려져 있다(우측 난소 정맥압이 더 높거나, 좌측은 S자 결장이 완충작용을 하기 때문으로 추정된다).[3)]
- 난소 출혈의 80%는 보존적 경과 관찰로 자연 지혈되지만, 수축기 혈압이 70mmHg 이하이거나 골반 내 복수(출혈) 깊이가 5.6cm 이상인 경우는 수술에 의한 지혈이 필요할 가능성이 높다.[4)]
- 배란은 다음 월경 예정일 약 2주 전에 일어나기 때문에 여성의 복통에서는 경복부초음파와 동시에 월경력을 확인한다(그림 5). 배란 후에 자궁내막은 두꺼워져 고에코로 관찰된다.

철칙 난소 출혈에서는 비정상 복수, 난소 종대, 난소 내부의 미만성 고에코 점상 소견을 확인해야 한다

- 난소 출혈에서는 출혈 후 시간이 경과함에 따라 종대된 난소(출혈성 황체 낭종)나 그 주위의 혈종이 미만성 고에코 점상, 해면상, 망상(lacy net, spider web)처럼 보인다.[3] 이는 난소 내부에서 발생한 출혈이 시간이 지남에 따라 섬유소(fibrin)를 형성하기 때문이다(그림 4).[3]

▶▶▶ Practice 2 이후

임신반응검사는 음성이었고, 혈액검사에서 Hb 10.3g/dL, Hct 35fl로 빈혈도 경미하여 당일~익일 산부인과를 직접 방문하도록 설명 후 귀가 조치하였다. 이후 가까운 산부인과에서 난소 출혈로 경증이기 때문에 외래 경과 관찰 중이라는 회신을 받았다.

8 부인과

Practice 3

점심식사 후 좌측 하복부 통증과 구역감으로 응급 이송된 32세 여성

■ 병력 · 신체소견에 의한 진단 추론

진료 당일 점심식사 후 갑자기 좌측 하복부 통증이 발생하였다. 좌측 하복부를 누르는 듯한 극심한 통증과 함께 메스꺼움도 동반되었다. 통증이 호전되지 않고, 자립보행이 어려워 웅크리고 있는 것을 직장 동료가 발견하여 구급차로 이송되었다. 혈압 98/68mmHg, 맥박 100회/분, 체온 36.8℃, 호흡수 22회/분, SpO_2 98%(RA), BMI 24kg/m^2. 들것에 몸을 웅크린 채로 누워 있었다. 복부는 평탄했지만, 좌측 하복부에 압통과 자발통이 있었다. 갑자기 발생한 좌측 하복부 통증과 구토로 요관결석, 난소 종양 염전(torsion of ovarian tumor), 식중독, 위장염 등을 감별하였다. 임신 여부 확인을 위한 검사를 시행하였으나 음성이었고, 최종 월경일을 확인한 결과 2주 전이었다.

■ 초음파 소견 및 해석

침상 초음파를 시행한 결과, 좌측 하복부에 약 4cm의 종괴성 구조물을 관찰할 수 있었고, 통증 부위와 일치하였다(그림 6). Douglas pouch에는 소량의 복수(echo free space)가 관찰되었다. 컬러도플러를 해보니 종괴 근처에 소용돌이치는 형상의 구조물이 관찰되었다.

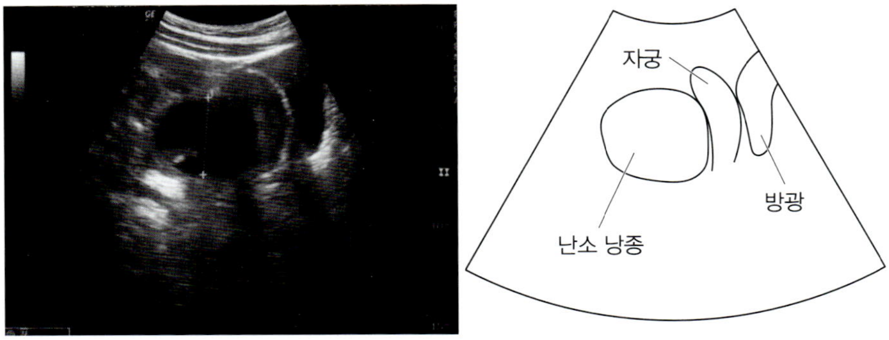

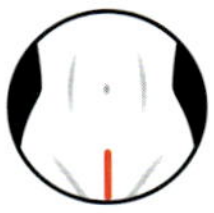

그림 6. 자궁후벽의 난소 낭종

철칙 복통 시에는 경복부초음파로 난소 종양을 찾는다

- **난소 종양 염전**은 난소 종양(드물게는 정상적인 난소 · 난관)이 염전되어 허혈로 인한 통증을 유발하는 질환으로, 갑작스럽게 발생하는 편측의 하복부 통증에 구역감 · 구토를 동반하는 경우가 많다(59~70%).[5]
- 여성의 하복부 통증에서 경복부초음파로 통증 부위에 해당하는 골반 내 종양이 발견되면 난소 종양 염전이나 자궁근종의 변성 가능성이 높다. 난소 종양 염전은 응급수술로 꼬임을 풀어야 하며, 자궁근종의 변성이라면 진통제로 보존적 치료를 하게 된다.
- 정상 난소의 대부분은 자궁후벽에 위치하여 경복부초음파에서는 보이지 않는 경우도 많다. 난소 종양의 대부분은 양성 질환으로 무증상이며, 통증이 없으면 경과 관찰할 수 있다.
- 직경 10cm 미만의 단방성 난소 낭종(낭성 종양)의 경우 악성화 위험은 1% 미만이지만,[6] 직경 5cm 이상인 경우 난소 종양 염전의 위험이 높아지므로,[5] 추적 관찰하면서 필요 시 수술을 고려한다.
- 일본인을 대상으로 한 경복부초음파 검사에서는 약 38.9%(16~45세의 66.2%, 45세 이상의 5.7%)의 정상 난소를 검출할 수 있었다는 보고도 있지만,[7] 실제로는 비만이나 장관 가스 등으로 인해 정상 난소는 보이지 않는 경우도 많다.

철칙 난소 종양 염전에서는 난소 부종, 비정상 복수, 난소 동정맥의 와류 징후를 찾는다

- **난소 종양 염전**의 초음파 소견으로는 5cm 이상의 난소 낭종(성숙 낭성 기형종이 많음), 난소의 위치 이상(자궁전벽 · 자궁저부로의 편위), 난소 광범위 부종(massive ovarian edema, 빈도 69.3%), 난소 주위나 Douglas pouch의 비정상 복수(빈도 71.3%), 난소 동정맥의 와류 징후(그림 7, whirlpool sign, 빈도 78.8%) 및 혈류 저하(빈도 44.2%), follicular ring sign(난포벽이 고에코가 되는 것 : 빈도 38.1 %), 난소 종양벽의 부종 등이 있다.[8]

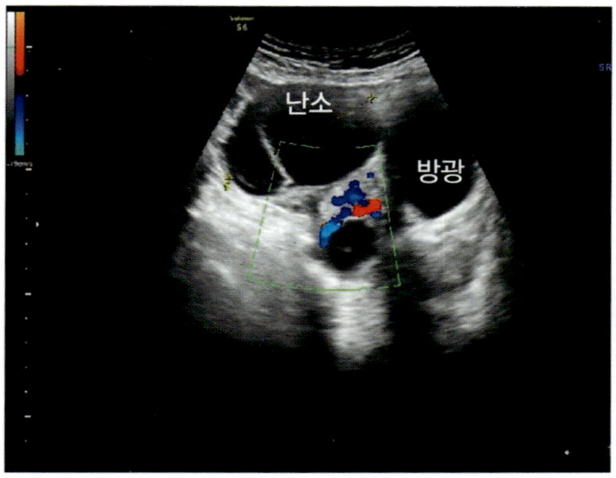

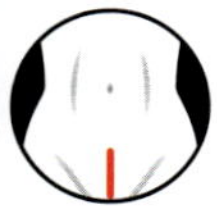

그림 7. 난소 동정맥의 와류 징후 (whirlpool sign)

- 경복부초음파에서는 난소 동정맥의 꼬임이나 혈류 평가가 어려운 경우가 많다. 우선 통증 부위에 일치하는 난소 종양의 유무나 Douglas pouch의 echo free space(비정상 복수)를 확인한다. 체계적 문헌고찰(systemic review)에 따르면 경질초음파를 포함한 초음파 검사의 민감도는 0.79(95% 신뢰 구간 0.63~0.92), 특이도 0.76(동 0.54~0.93), 음성 우도비 0.29(동 0.13~0.66), 양성 우도비 4.35(동 2.03~9.32)이다.[9)]

▶▶▶ Practice 3 이후

경복부초음파에서 좌측 하복부에 약 4cm의 난소 종양과 whirlpool sign이 관찰되고, 난소 종양 염전이 강하게 의심되어 응급차로 상급병원에 전원 의뢰하였다. 이후 응급수술을 시행하여 난소 종양 꼬임을 해소하였다는 보고가 있었다.

Column 종스캔(▶ 01.)

① 치골결합 상연에서 하복부 정중앙에 프로브를 세로로 둔다.
② 자궁내막을 확인할 수 있는 위치(자궁 정중앙)에서 자궁의 최대 길이(장축)를 측정한다.
③ 프로브를 정중앙에서 좌우로 틸팅하여 난소(3cm 전후의 종양)를 찾는다.

Column 횡스캔(▶ 01.)

① 치골결합 상연에서 프로브를 가로로 둔다(방광 아래 자궁이 보인다).
② 프로브를 정중앙에서 좌우로 틸팅하여 외장골동맥을 찾는다(컬러도플러로 확인).

③ 외장골동맥을 따라 프로브를 미측에서 두측으로 천천히 이동시킨다.
④ 외장골동맥 근처에서 난소를 발견할 수 있다.

Column 부인과 경복부초음파의 관찰 순서

- 동영상은 시뮬레이터를 이용하여 경복부초음파의 중앙을 보고 있는 모습이다[▶02.(그림 8~13에 해당, 음성 해설 있음)]. 방광에 소변이 차 있는 상태에서 경복부초음파를 시행하면 방광 뒤에 자궁이 잘 보인다(그림 8).
- 먼저 치골 위에 프로브를 세로로 단단히 눌러 자궁내막이 보이는 것을 확인한다.
- 그 다음, 자궁내막의 두께를 확인한다. 이 동영상에서는 고에코 부분이 내막이다(그림 9).
- 폐경 전 여성에서 자궁내막이 두꺼운 경우는 배란 후나 임신 가능성이 있다. 폐경 후 여성에서 자궁내막이 두꺼운 경우는 자궁체암의 가능성이 있으므로 주의가 필요하다.
- 자궁내막을 확인 후 프로브를 좌우로 움직여 자궁근종이나 종양이 없는지, 부속기에 이상이 없는지 확인한다. 이 동영상에서는 자궁후벽에서 자궁근층까지 연속되는 종양이 관찰된다(그림 10). 이러한 경우에는 첫 번째로 근종을 의심해 볼 수 있다.
- 다음으로 프로브를 90° 회전하여 횡스캔으로 자궁을 확인한다. 방광 뒤에 자궁을 확인할 수 있다(그림 11).
- 자궁을 확인한 후, 프로브를 좌우로 움직여 부속기나 난소에 종대가 없는지 확인한다. 이 동영상에서는 난소를 모두 확인할 수 있다(그림 12).
- 난소나 부속기에 큰 이상이 없음을 확인한 후, 다시 한번 종스캔을 시행하여 자궁후면의 Douglas pouch에 복수가 없는지 확인한다. 이 동영상에서는 Douglas pouch상에 소량의 echo free space가 관찰되어 약간의 복수가 있음을 알 수 있다(그림 13).

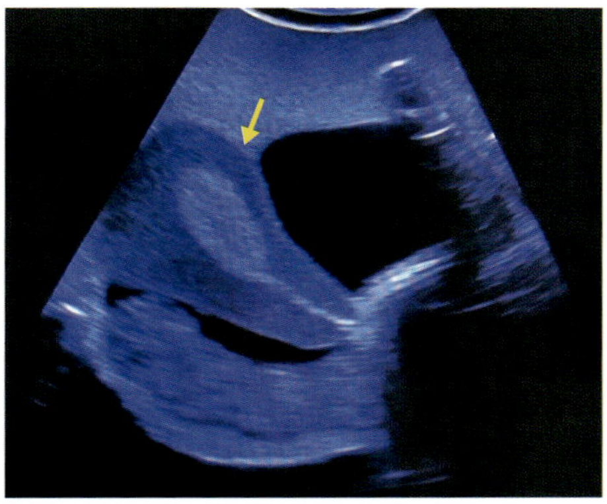

그림 8. 자궁(종단면, ⇨)

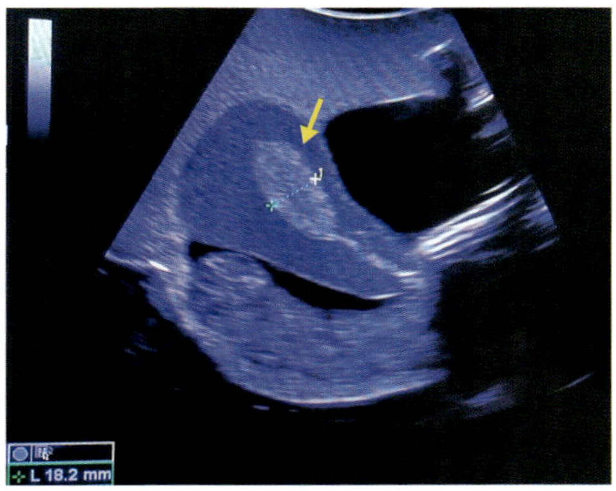

그림 9. 자궁내막(⇨)

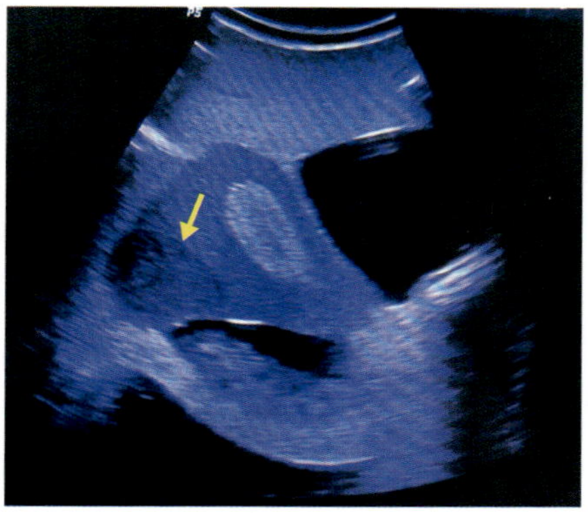

그림 10. 자궁후벽의 종양성 병변
자궁근층에서 연속되는 종양이 관찰된다(⇨).

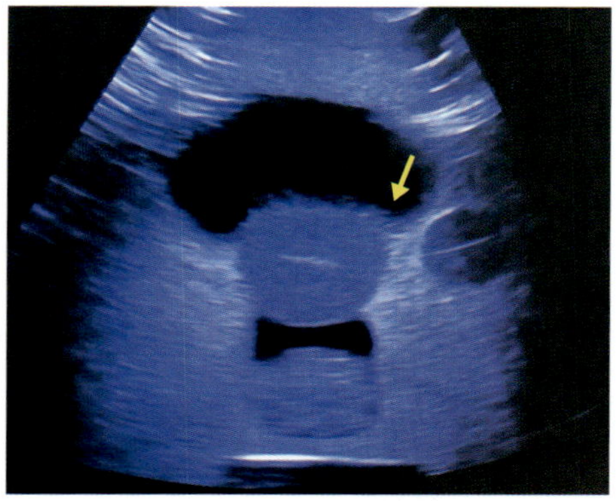

그림 11. 자궁(횡단상, ⇨)

8

부인과

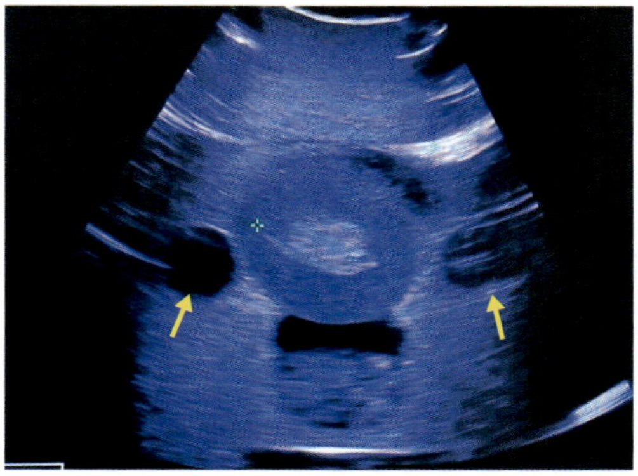

그림 12. 난소(⇨)

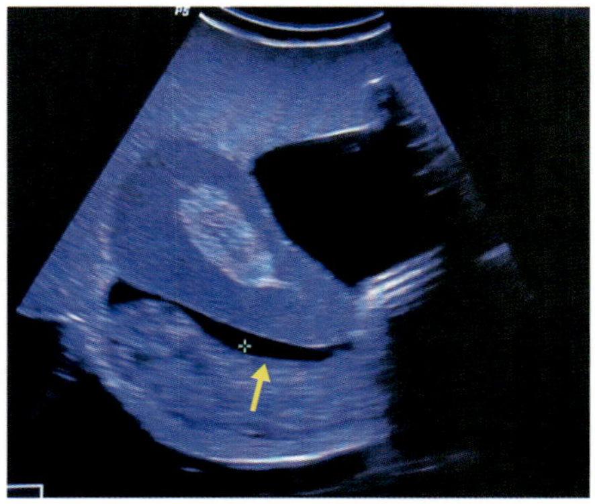

그림 13. 복수(⇨)

여성 복통의 초음파 정리

- 초음파 검사로 진단이 가능한 여성의 급성 복통으로는 자궁 외 임신, 난소 출혈, 난소 종양 염전, 근종 변성, 자궁농양 등이 있다(**그림 14, 표 1**).[10, 11]
- 여성의 복통에서는 우선 경복부초음파로 FAST(focused assessment with sonography for trauma)를 시행하고, 그 후 골반 내 종양, 자궁 · 부속기의 이상을 확인한다.
- 복통이 있는 여성에서 FAST가 양성인 경우(비정상 복수가 있는 경우), 임신반응이 양성이면 자궁 외 임신의 파열, 임신반응이 음성이면 난소 출혈이나 난소 종양 염전일 가능성이 높다.
- 난소의 경복부초음파 관찰은 일본초음파검사학회에서 종스캔과 횡스캔을 모두 시행할 것을 권장하고 있다.[12)]

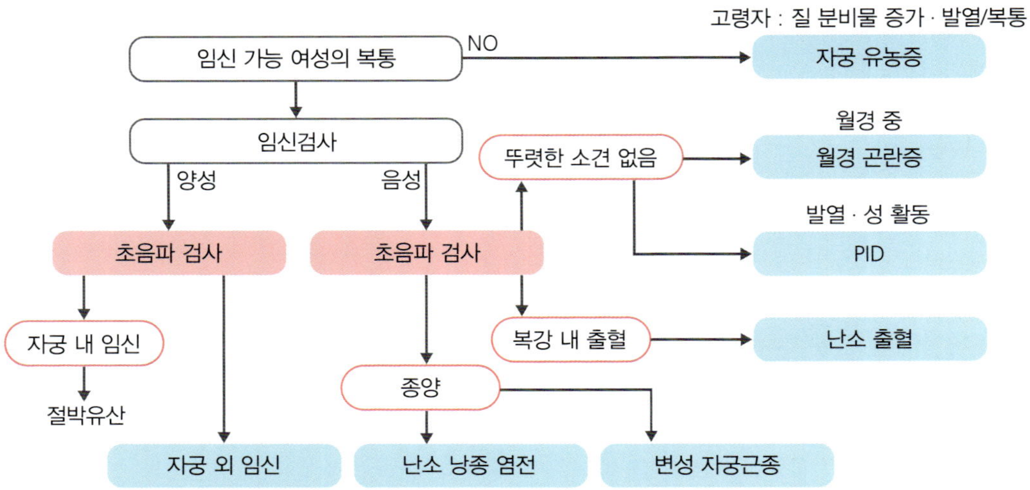

그림 14. 여성의 복통에 대한 접근

PID : pelvic inflammatory disease(골반 내 염증성 질환)

표 1. 부인과 관련 질환의 초음파 소견과 감별

질환명	증상 · 특징	초음파 소견
자궁 외 임신	임신반응 양성, 하복부 통증 임신 6~7주에 많음	복강 내 출혈(FAST 양성) 골반 내 이상 종양(자궁 외 태낭)
난소 출혈	급성 하복부 통증, 빈혈 우측 · 황체기에 많음	복강 내 출혈(FAST 양성) 난소 종대(출혈성 황체 낭종) lacy net, spider web pattern
난소 낭종 염전	갑작스러운 발병 편측 하복부의 극심한 통증	난소 종대(5cm 이상이 많음) 통증 부위에 종양이 일치 난소 광범성 부종 whirlpool sign follicular ring sign
변성 자궁근종	국소적인 하복부 통증 염증 상승, 드물게 발열	통증 부위에 종양이 일치 자궁에 연속된 종양 종양 내부의 에코 휘도 불균일
자궁 유농증	고령, 거동 불편, 질 분비물 증가 하복부 통증, 발열	자궁 종대 자궁 내 액체 저류

참고문헌

1. Wong TW, et al : Efficacy of transabdominal ultrasound examination in the diagnosis of early pregnancy complications in an emergency department. J Accid Emerg Med 15 : 155-158, 1998
2. Richardson A, et al : Accuracy of first-trimester ultrasound in diagnosis of tubal ectopic pregnancy in the absence of an obvious extrauterine embryo : systematic review and meta-analysis. Ultrasound Obstet Gynecol 47 : 28-37, 2016
3. Medvediev MV, et al : Hemorrhagic corpus luteum : Clinical management update. Turk J Obstet Gynecol 17 : 300-309, 2020
4. Kim JH, et al : Successful conservative management of ruptured ovarian cysts with hemoperitoneum in healthy women. PLoS ONE 9 : e91171, 2014
5. Dawood MT, et al : Adnexal Torsion : Review of Radiologic Appearances. RadioGraphics 41 : 609-624, 2021
6. Levine D, et al : Management of asymptomatic ovarian and other adnexal cysts imaged at US : society of radiologists in ultrasound consensus conference statement. Radiology 256 : 943-954, 2010
7. Kameda T, et al : Usefulness of transabdominal ultrasonography in excluding adnexal disease. J Med Ultrasonics 43 : 63-70, 2016
8. Moro F, et al : Imaging in gynecological disease (20) : clinical and ultrasound characteristics of adnexal torsion. Ultrasound Obstet Gynecol 56 : 934-943, 2020
9. Wattar B, et al : Accuracy of imaging modalities for adnexal torsion : a systematic review and meta-analysis. BJOG 128 : 37-44, 2021
10. Roche O, et al : Radiological appearances of gynaecological emergencies. Insights Imaging 3 : 265-275, 2012
11. Al Ali, et al : ACUTE ABDOMEN systemic sonographic approach to acute abdomen in emergency department : a case series. Ultrasound J 11 : 22, 2019
12. 日本超音波検査学会：走査法の標準化.
    https://www.jss.org/committee/standard/01.html(Last access 2022/05/05)

9 / 소아

Practice 1

잦은 구토로 내원한 11개월 남아

■ 병력 · 신체소견에 의한 진단 추론

내원 6시간 전부터 구토가 시작되었고, 이후 불규칙적으로 울기 시작하였다. 구토는 비담즙성이며, 지금까지 5번 구토하였다. 설사나 혈변은 없다. 진료실에 들어가기 전에는 울었으나, 엄마의 품에 안겨 진료실에 들어온 후에는 울음을 그쳤다. 축 처진 모습은 아니지만 웃는 표정은 없었다. 맥박 130회/분, 호흡수 34회/분, 체온 36.8℃, 의식 명료. 대천문(anterior fontanell)은 편평, 구강 내 건조 없고, 심음은 규칙적이고 심잡음은 없었다. 복부는 또래에 비해 약간 불룩해 보였으나 팽만 소견은 없었다. 복부를 촉진하자 울기 시작했고, 명확한 종괴는 촉지되지 않았다. 서혜부와 음낭에 종창 없음. 피부 발진 없음.

의식이 명료하고 발열이나 신경학적 이상이 없는 점과 11개월이라는 연령을 고려하면 두개 내 병변보다 급성 복통의 가능성을 고려하여 접근할 필요가 있다. 서혜부 탈장 감돈, 급성 음낭증, 장폐색 등은 가능성이 낮으므로 연령상 장중첩증(intussusception)이 첫 번째로 감별해야 하는 질환이다.

■ 초음파 소견 및 해석

응급실에 있는 포터블 기기로도 충분히 평가가 가능하다. 아이가 엄마의 무릎 위에 최대한 편안하게 누울 수 있는 자세를 확보하고, DVD로 유아용 애니메이션을 틀어주면서 에코를 시작하였다. 먼저 컨벡스 프로브로 복부의 간단한 스크리닝을 실시한다. 체온과 같은 온도로 데운 젤을 복부에 도포하고 FAST에 준하여 Morrison pouch, 비장과 신장 사이, 방광 직장 주위의 액체 저류가 없는지 확인한다. 또한, 여유가 있다면 담낭 종대와 담관 확장이 없는지까지 체크하는 것이 좋다. 본 증례에서는 모두 이상이 없었다.

장중첩상의 유무를 보는 순서로서 회맹부에서 상행결장, 횡행결장, 하행결장으로 프로브를 슬라이딩시켜 간다. 간만곡부에서 target sign이라고 하는 중첩 장관의 단축상을 확인하였다(**그림 1**). 이후 장축상에서도 pseudokidney sign이 관찰되어(**그림 2**) 장중첩으로 판단하였다. 중첩 장관이 의심되는 소견이 있으면 리니어 프로브로 교체하여 더 자세히 평가하면 좋다. 리니어 프로브에서는 장벽의 층 구조를 세부적으로 파악할 수 있었고, 내부에 있는 림프절(**그림 3**, ⇨)이나 교액된 장간막을 포착할 수 있었다(**그림 3**, ►). 혈류 신호의 감소는 없었으며, 복강 내 액체 저류(fluid collection)도 관찰되지 않았다.

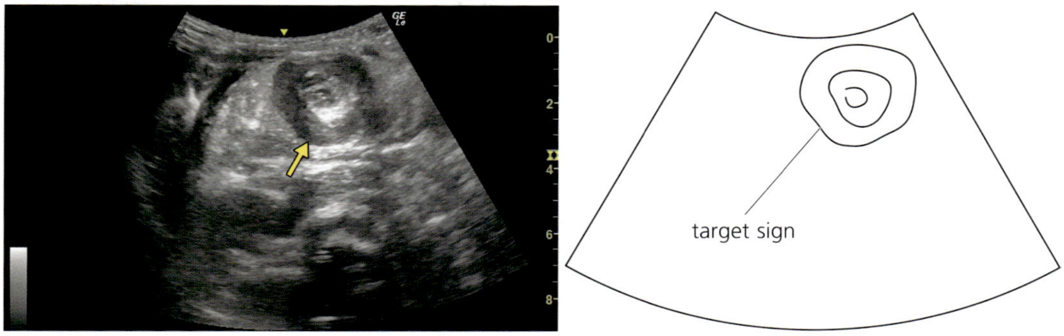

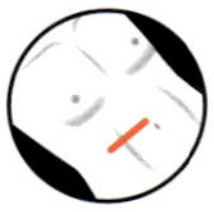

그림 1. 컨벡스 프로브에 의한 장중첩 단축상
target sign(⇨).

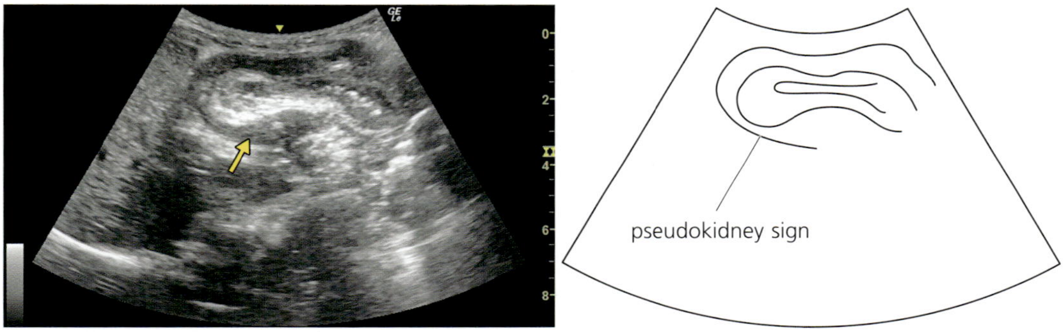

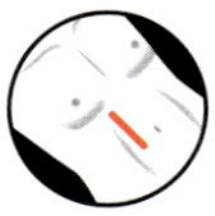

그림 2. 컨벡스 프로브에 의한 장중첩 장축상
pseudokidney sign(⇨).

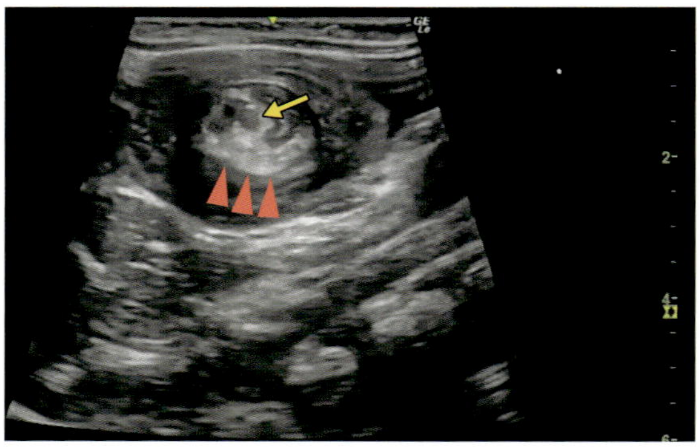

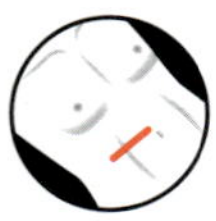

그림 3. 리니어 프로브에 의한 장중첩 단축상을 묘출
내통의 일부는 림프절로(⇨), 장간막은 초승달 모양의 고에코상(▶)으로 묘출된다.

철칙 6개월에서 3세까지의 소아에서 구토, 불쾌감, 복통이 있으면 반드시 장중첩증을 감별해야 한다! 혈변이 없어도, 복부 종괴가 만져지지 않아도 초음파로 확인한다

- **장중첩증(intussusception)**은 6개월에서 3세 사이의 영유아에게 많으며, 3개월 미만이나 6세 이상에서는 드물다.[1] 일본에서는 장중첩증 환자 중 1세 미만의 영아가 30% 이상을 차지한다고 알려져 있으므로 영유아에서는 적극적으로 의심할 필요가 있다.
- 로타바이러스 백신 접종 후 장중첩의 위험이 아주 미세하게 증가할 수 있다는 보고가 있어, 백신 접종 후(특히 1차 접종 후 7일 이내)라면 보다 적극적으로 의심할 필요가 있다.[2]
- 장중첩에 특이적인 소견은 거의 없다. 복통이나 보챔을 보이는 영유아에서는 장중첩을 고려한다. 구토나 혈변은 초기에는 나타나지 않을 수도 있지만, 동반될 경우 장중첩증 가능성이 더욱 높아진다.
- 소아 의식저하의 감별 중 하나로 장중첩증이 있다는 것을 잊지 말아야 한다. 늘어짐, 사지 무력, 안면 창백 등도 의식저하의 표현 유형 중 하나로 생각할 수 있다.

철칙 복부초음파에서 회맹부가 정상임을 확인하는 것이 장중첩증을 배제하는 첫 단계이다. 단축 및 장축상 모두에서 비정상 소견을 확인하고, 단축상에서 중첩된 장관의 벽 구조를 파악하는 것이 진단의 정확성을 높인다

- 장중첩증은 회장 결장형이 90%를 차지한다. 우선 회맹부를 관찰하여 회장이 결장으로 유입되는 정상적인 이미지를 확인할 수 있는지가 중요하다.
- 단축상만으로는 벽이 비후해진 장관과의 감별이 어려울 수 있다. 단축상에서 **target sign**(**그림 1**)과 같은 구조를 본 경우, 반드시 장축상에서 **pseudokidney sign**(**그림 2**)이 있는지 확인한다.
- 장간막(mesentery)이 교액됨으로써 혈류 장애가 발생하여 장관 허혈이 생긴다. 교액되는 장간막은 **crescent in doughnut sign**으로서 고에코로 묘출할 수 있다(**그림 3**, ►)
- 초음파에서는 장관벽 혈류 신호의 저하가 있는지, 장관 중첩부의 내층과 외층 사이에 액체 저류가 있는지에 대한 평가에 더하여 병적인 기저질환 존재가 중증도의 지표가 된다.[3] 중증도가 높다고 판단되면 비관혈적 정복이 실패할 가능성이 있으므로 주의가 필요하다.
- 하지만 외형적 상태가 불량(늘어진)하거나 복막염을 시사하는 증상이 있거나 복부 단순 X선 검사에서 자유 공기음영이 관찰되는 경우 등이 있으면 초음파 소견보다 소생 처치를 우선하여 수술을 첫 번째 선택지로 한다.[3]

▶▶▶ Practice 1 이후

초음파에서 장중첩 부위의 내강벽 구조는 정상 혈류 신호를 보였으며, 장관 중첩부에 액체 저류는 확인되지 않았다(그림 4). 초음파 종료 후 장중첩증 진단을 환자의 가족에게 알리고, 장중첩증 치료로서 비관혈적 정복 처치가 필요함을 설명하였다. 동의를 얻어 소아과 의사와 함께 비관혈적 정복 처치를 시행하였다. 별다른 합병증 없이 종료되어 입원 경과 관찰 중이다.

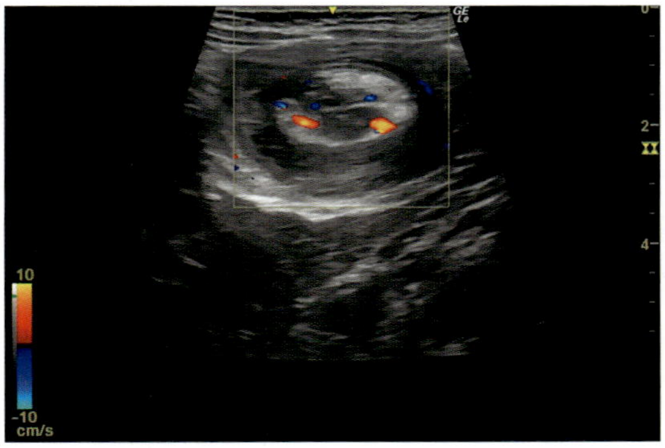

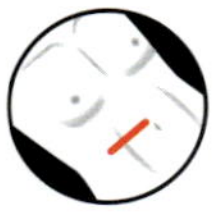

그림 4. 장중첩의 단축상
컬러도플러에서 내통 장관벽, 장간막의 혈류 신호는 정상이다.

Practice 2

분출성 구토로 내원한 생후 1개월 남아

■ 병력 · 신체소견에 의한 진단 추론

생후 40일 된 남아. 첫째 아이. 생후부터 잦은 분유 토(분출성이 아닌 흘리는 형태)는 종종 보였지만 4일 전부터 구토가 잦아졌다. 전날부터 수유할 때마다 심하게 구토를 한다. 활기차고 수유 의욕이 있어 지켜보았으나 구토가 호전되지 않아 응급실에 내원하였다. 맥박 140회/분, 호흡수 40회/분, 체온 36.8℃, 의식 명료. 대천문은 편평하고, 구강 내 건조 없고, 심음은 규칙적이고 심잡음은 없었다. 복부는 또래에 비해 약간 불룩해 보였지만 팽만은 없었다. 젖꼭지로 진정시키면서 복부를 촉진하자 배꼽 위 복직근 약간 좌연에서 종양이 만져졌다. 자세히 보면 구토하기 직전에 복부의 연동파를 관찰할 수 있다. 서혜부나 음낭에 종창 없음.

생후 1개월이라는 나이를 고려하면 비후성유문협착증(hypertrophic pyloric stenosis)을 감별해야 한다. 두개 내 질환, 대사성 질환, 선천성 심질환 그리고 교액성 장폐색증이나 괴사성 장염도 감별해야 할 질환으로 꼽히지만 가능성은 낮다.

■ 초음파 소견 및 해석

응급실에 있는 포터블 기기로도 충분히 평가할 수 있다. 베드 위에서 바로 누운 자세로 자당을 바른 젖꼭지를 물려 안정시킨 후 초음파를 시작하였다. 체온 정도로 데운 초음파 젤을 복부에 도포하고, 고주파 리니어 프로브로 관찰을 시작하였다. 간을 음향창으로 이용하여 담낭 주위를 검사하고, 위점막을 따라 가며 비후해진 유문을 묘출한다. 위 내 가스의 영향으로 유문부의 완전한 묘출이 어려웠기 때문에(**그림 5**), 수유 후 우측 옆으로 누운 자세로 다시 관찰한 결과 유문이 깨끗하게 묘출되었다(**그림 6**). 유문근 두께(pyloric muscle thickness, PMT)와 유문근 길이(pyloric muscle length, PML)를 각각 계측한 결과 PMT 5.9mm, PML 19.5mm였다(**그림 7**).

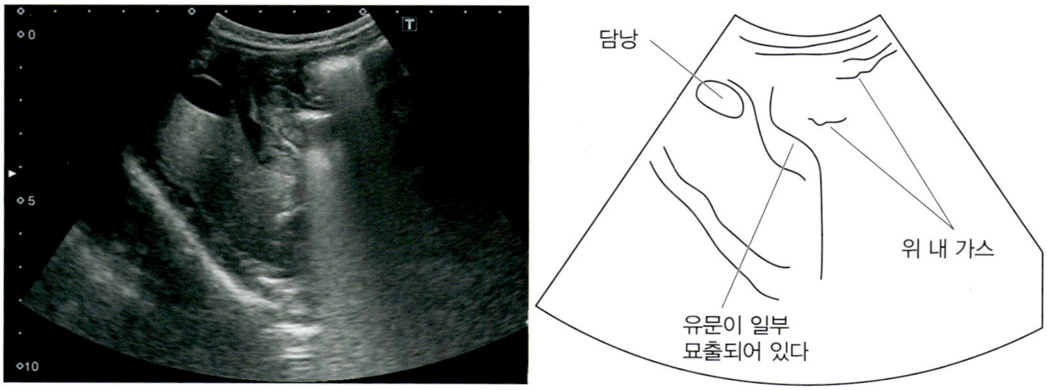

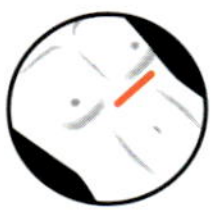

그림 5. **위 내 가스로 묘출하기 어려운 유문 주위**

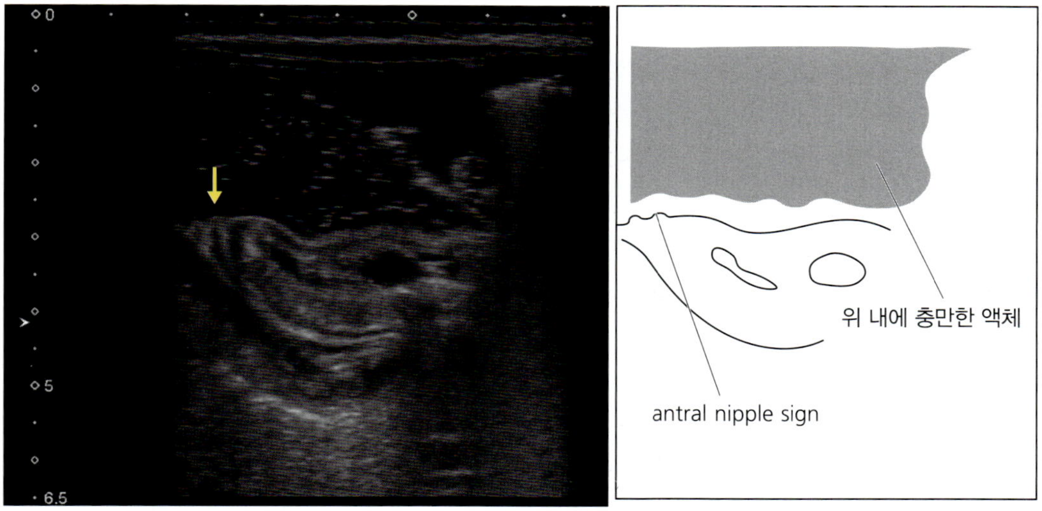

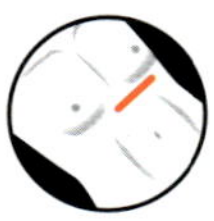

그림 6. **antral nipple sign**

수유 후 우측 옆으로 누운 자세에서 재평가한 결과 비후된 유문이 묘출되었다. 유문관 밖으로 압출된 위 점막은 antral nipple sign이라고 한다(⇨).

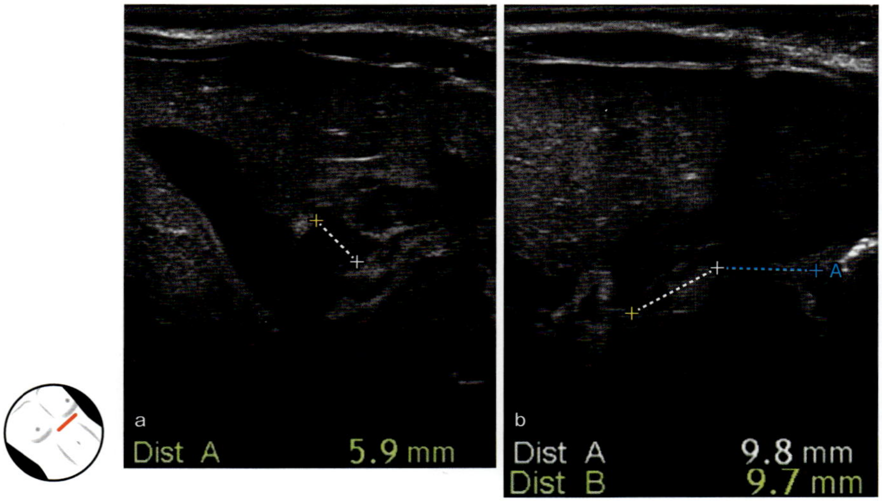

그림 7. 유문근 두께와 유문근 길이의 계측

계측 결과 유문근 두께(PMT)는 5.9mm(a의 점선), 유문근 길이(PML)는 19.5mm(b의 점선)로 나타났다.

올리브 모양의 종양이 만져지지 않더라도 초기 영아에서 반복적인 비담즙성 구토나 원인 불명의 저염소성 알칼리증이 있으면 비후성유문협착증을 의심한다

- 비후성유문협착증(hypertrophic pyloric stenosis)은 생후 수 주된 영아가 분유나 모유를 먹고 분출성 구토를 반복할 때 가장 먼저 고려해야 할 질환이다. 수유 직후의 비담즙성 구토가 특징적이며, 구토 후 바로 수유를 요구하는 모습 때문에 'hungry vomiter'라고 불린다.
- 1970년대부터 약 20년 동안 진료 시의 주령이 평균 5.4주에서 3.4주로 변화했다고 한다.[4] 1980~90년대와 2000년대의 환자를 비교한 연구에서도 신체 진찰만으로 진단하는 경우는 74%→9%로 감소하였고, 초음파 사용은 16%→91%로 증가하였다.[5] 혈중 Cl 85mmol/L 미만의 빈도는 26%→9%로 감소한 것으로 보고되고 있다. 조기 검진 추세에 따라 진단 시기가 빨라지고 있으며, 올리브 모양의 종양도 절반 이상의 환자에서 촉지되지 않는 것으로 알려져 있다.
- 초음파 전에 환아를 편안하게 할 수 있는지가 매우 중요하다. 신생아나 초기 영아에서는 젖꼭지로 진정시키는 것이 효과적이다. 연령과 발달 단계에 따라 다양한 방법이 있으니 잘 알아두면 좋다.

비후된 유문을 포착하기 위해서는 음향창을 잘 조정해야 한다. 익숙하지 않으면 십이지장 구부나 분문부를 유문으로 오인할 수 있으므로 주의해야 한다

- 간을 음향창으로 이용하여 담낭 주위를 검색하면 좋다. 영아의 유문관은 복벽에 가깝기 때문에

장관 가스의 영향은 덜 받지만 위 내 가스에 방해받아 유문을 묘출할 수 없는 경우가 있다.

- 우측 옆으로 누운 자세를 취하거나 수유 후 초음파를 시행하면 위가 수분으로 채워지기 때문에 적절한 음향창이 되어 유문을 묘출하기 쉬워진다.
- 일시적으로 엎드려 누운 자세를 취하면 가스가 이동하고, 다시 복부에서 관찰하면 유문이 보이기도 한다.
- 유문근 두께(PMT), 유문근 길이(PML)의 정상범위 상한(컷오프값)에 대해서도 논의의 여지가 있으며, 특히 조기 유아의 경우 주의해서 해석할 필요가 있다. 대체로 PMT : 3~4mm, PML : 15~19mm로 되어 있다. 한 연구에서는 연령이나 체중과 유문근의 두께나 길이는 상관관계가 있다고 알려져 있으며, PMT 3mm 이상에서 민감도 100%, 특이도 99%, PML 15mm 이상에서 민감도 100%, 특이도 97%라는 결과가 나왔다.[6] 일반적으로 필자는 PMT 3mm, PML 15mm를 컷오프로서 사용하고 있다.
- 유문관 밖으로 압출된 위 점막을 확인할 수 있는 경우가 있다(**antral nipple sign**, 그림 6 ⇨).[7]
- 초음파 소견에서 비후성유문협착증이 명확하지 않더라도 구토 증상이 남아있는 경우는 수일 내에 반드시 복부초음파 재검을 실시한다.

▶▶▶ Practice 2 이후

초음파로 비후성유문협착증으로 진단하고 수액치료를 시작하였으며, 소아외과 전문의와 상담하여 입원 후 근치적 수술(Ramstedt's pyloromyotomy)을 시행하기로 결정되었다.

소아의 복부초음파 정리

- 복통과 구토는 복강 내 질환을 떠올리기 쉽지만, 복강 내 이외의 원인으로 급성 음낭증, 서혜부 탈장 감돈, 요로 감염증, 급성 심근염, 당뇨병성 케톤산증(diabetic ketoacidosis) 등도 상기할 필요가 있다. 프로브를 잡기 전에 병력청취와 신체 진찰을 소홀히 해서는 안 된다.
- 소아 급성 복통의 감별질환은 연령에 따라 구분된다. 병력청취를 하면서 응급실에서 놓쳐서는 안 되는 감별질환을 반드시 떠올려야 한다.
- 소아에서 CT 검사는 방사선 피폭이나 진정의 단점 때문에 쉽게 선택할 수 있는 영상검사가 아니다. 또한, 소아는 성인에 비해 근육이나 피하지방이 적기 때문에 초음파가 급성 복통에 대한 영상검사의 첫 번째 선택이다.
- 복부초음파에서는 환아를 어떻게 편안하게 할 수 있느냐가 매우 중요하다. 신생아, 영아, 유아, 학령기 아동 등 연령과 성별에 맞춰 주의를 분산시킬 수 있도록 미리 DVD나 장난감을 준비해 두는 것이 좋다. 유아 이후에는 대화로 긴장을 풀어주면서 프로브를 스캔하는 것도 효과적이다.

참고문헌

1. Takeuchi M, et al : Intussusception among Japanese children : an epidemiologic study using an administrative database. BMC Pediatr 22 : 12-36, 2012
2. Papadakis K, et al : The changing presentation of pyloric stenosis. Am J Emerg Med 17 : 67-69, 1999
3. 日本小児科学会：日本小児科学会の「知っておきたいわくちん情報」—ロタウイルスワクチンNo.13. https://www.jpeds.or.jp/uploads/files/VIS_13-2Rota.pdf
4. 日本小児救急医学会(監)，日本小児救急医学会ガイドライン作成委員会(編)：エビデンスに基づいた小児腸重積症の診療ガイドライン．へるす出版，2012
5. Taylor ND, et al : Infantile hypertrophic pyloric stenosis : has anything changed? J Paediatr Child Health 49 : 33-37, 2013
6. Iqbal CW, et al : Evaluation of ultrasonographic parameters in the diagnosis of pyloric stenosis relative to patient age and size. J Pediatr Surg 47 : 1542-1547, 2012
7. Hernanz-Schulman M, et al : The antral nipple sign of pyloric mucosal prolapse : endoscopic correlation of a new sonographic observation in patients with pyloric stenosis. J Ultrasound Med 14 : 283-287, 1995

실습편 3
증상별 초음파 실습

1 / 상복부 통증

Practice 1

식후 심와부 통증을 주소로 응급 이송된 51세 여성

■ 병력 · 신체소견에 의한 진단 추론

과거 건강검진에서 담낭 담석을 진단받은 병력이 있었다. 저녁에 가족과 함께 스키야키를 먹은 후, 21시경 TV를 시청하던 중 심와부 통증이 발생하였다. 통증은 웅크리면 완화되었으나, 시중 제산제를 복용해도 호전되지 않았고, 점차 참기 어려운 통증이 지속되어 응급실로 내원하였다. 내원 시 의식 명료, 혈압 128/74mmHg, 맥박 108회/분, 호흡 30회/분, SpO_2 97%(실내기), 체온 37.7℃, BMI 28kg/m^2. 괴로운듯한 표정으로 무릎을 굽힌 채 측와위 자세에서 움직이지 못했다. 황달 없고, 복부는 편평하고 부드러웠으며, 우측 늑골하에 뚜렷한 압통이 관찰되었다. 기왕력 및 저녁 식사 내용과 복부 소견을 종합할 때 담석성 담낭염을 첫 번째로 의심하였다. 그 외 천공성 복막염 등을 감별진단으로 꼽았다.

■ 초음파 소견 및 해석

아세트아미노펜 정맥투여로 통증을 가라앉히면서 환자가 가장 편안해하는 좌측 옆으로 누운 자세로 응급실에서 초음파 검사를 실시하기로 하였다. 응급실에 있는 포터블 초음파 기기의 컨벡스 프로브를 우측 늑골하에 갖다 대자 심한 압통을 호소하였다. 늑간 스캔에서는 확장된 담낭이 관찰되었고, 담낭경부에 담석이 감돈(impacted stone)되어 있으며, 담낭벽은 전체적으로 비후되어 연속된 3층 구조가 관찰되었다(**그림 1**). Morrison pouch나 비장과 신장의 경계, Douglas pouch에는 액체 저류 소견이 없었고, 심전도에서는 ST 파형의 변화가 없어 급성 담석성 담낭염을 의심하였다.

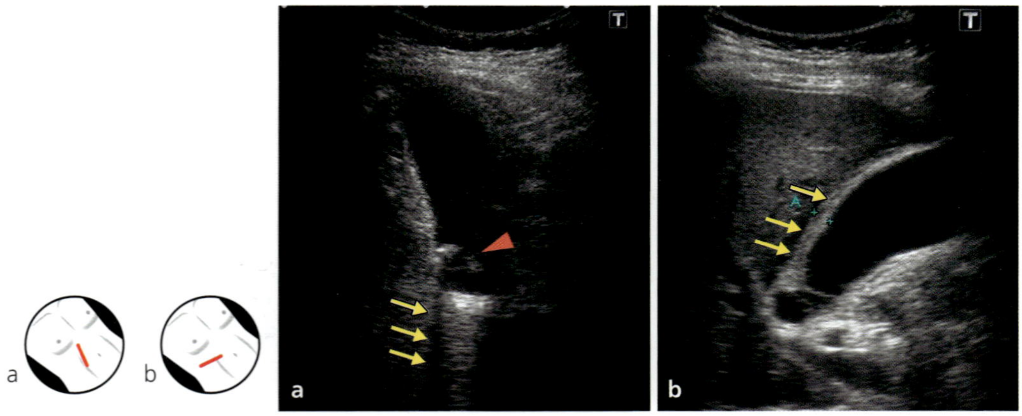

그림 1. 담낭의 초음파 소견

a. 늑골궁하 스캔에서 담낭경부에 음향음영(⇨)을 동반한 결석(▶)이 관찰된다.

b. 담낭벽은 6mm 두께로 비후되어 부분적으로 3층 구조(⇨)를 보인다.

철칙 복통 환자에게는 우선 진통제를 투여하고, 적절한 체위로 초음파 검사를 진행한다

- 초음파 검사의 성공 여부는 **피검사자의 체위**에 좌우된다. 피검사자(=환자)가 통증을 호소할 때는 통증을 가라앉히는데 힘쓰고, 최적의 체위를 유지하도록 함으로써 검사자는 초음파 검사에 집중할 수 있다.
- 아무리 초음파 검사가 비침습적이라고 해도 환자에게 고통을 주는 POCUS(point-of-care ultrasound)가 되어서는 안 된다.
- 진단이 확정되기 전에 진통제를 투여해도 진단 정확도를 떨어뜨리지 않는다는 것으로 밝혀져 '급성 복통 진료 가이드라인 2015'에서는 조기부터 진통제 사용을 권장하고 있다.[1)]
- 좌측 옆으로 누운 자세는 간과 담낭을 늑골하로 이동시켜 담낭의 묘출이 개선될 수 있다. 동시에 담낭에 접하는 장관 가스를 이동시켜 장관에서 기인하는 사이드 로브(side lobe) 허상을 줄이는 데에도 효과적이다.[2)]

철칙 급성 복통의 진찰은 초음파 프로브를 이용한 촉진을 활용한다

- 프로브에 의한 담낭 압박 시 유발되는 통증(**sonographic Murphy's sign**)은 급성 담낭염의 진단에 유용하다.[3)]
- 묘출된 충수를 프로브로 직접 압박하여 압통을 확인하는 방법(**sonographic McBurney's sign**)도 충수염의 진단에 유용하다.[4)]

▶▶▶ Practice 1 이후

초음파 검사 종료 후 급성 담낭염의 가능성이 있음을 설명하고, 수술 적응증에 대해 외과의와 상담하였다. 입원 후 각종 수술 전 검사를 시행하고, 복강경하담낭절제술(laparoscopic cholecystectomy)을 시행하였다(**그림 2**).

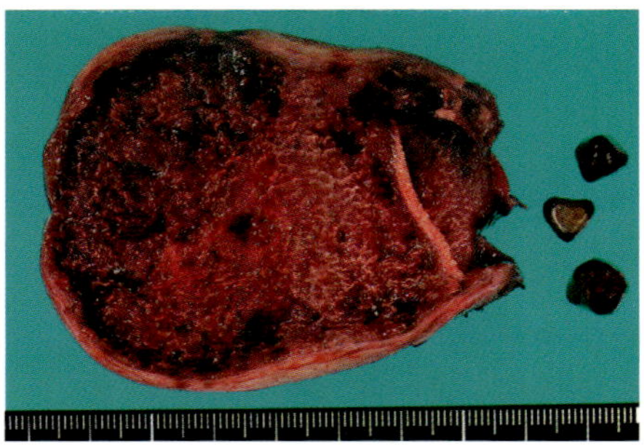

그림 2. 수술 표본

육안적으로 담낭벽의 비후와 점막의 미란이 관찰된다. 병리조직학적으로 Rokitansky-Aschoff sinus를 동반한 고도의 섬유화가 확인되어 급성 악화가 동반된 만성 담낭염(acute on chronic cholecystitis)으로 진단되었다.

web 동영상은 여기 ▶

- 프로브로 관찰 부위를 강하게 압박함으로써 장관 가스 및 장관 자체를 피할 수 있고, 대상 장기의 묘출능을 향상시킬 수 있다(**graded compression technique**).[5)]

Practice 2

간헐적인 우상복부 통증과 검붉은 설사가 지속되고 있는 22세 여성

■ 병력 · 신체소견에 의한 진단 추론

기왕력 없음. 1주일 전부터 막연한 복통이 나타났다. 시판되는 약을 복용했으나 복통이 심해져 3일 전 동네 병원을 방문, 위장염 진단으로 제산제와 위장운동 조절제를 처방받아 귀가하였다. 응급 이송 당일 18시부터 우상복부에 '찌릿찌릿한(본인 표현)' 통증이 생겼다가 사라졌다가 반복하였다. 18시와 21시 두 차례에 걸쳐 '검붉은 설사(본인 표현)'가 확인되어 구급 요청.

입원 시, 환자는 기력이 저하된 상태였다. 혈압 130/80mmHg, 맥박 102회/분, 호흡 24회/분, SpO_2 99%(실내 공기), 체온 37.3℃, 신장 150cm, 체중 41kg(BMI 18kg/m^2). 마지막 월경은 14일 전이었고 본인은 '임신 가능성이 없다'고 말했다. 복부는 평탄하고 부드러우며, 우상복부에 강한 압통이 있으나 통증 때문에 충분한 촉진은 어려웠다. 검붉은 색의 변과 복통의 소견으로 보아 위궤양이나 십이지장궤양에 의한 천공성 복막염을 가장 배제하기 어려운 급성 복통이라고 생각했지만, 통증 부위가 국소적이고, 전형적이지 않다. 급성 충수염으로 보기에는 경과가 길고, 통증 부위가 McBurney point보다 약간 상방이었다. 급성 담낭염에 합당하지 않았고, Fitz-Hugh-Curtis 증후군도 감별해야 할 질환으로 꼽히지만, 검붉은 설사를 설명할 수는 없다. 환자가 말하는 '검붉은 설사'는 부정출혈의 가능성을 배제할 수 없으며, 자궁 외 임신으로 인한 난관 파열이나 부인과 질환을 의심할 수 있으나, 통증 부위가 우상복부에 국한되어 있어 전형적이지 않다. 간헐적인 복통과 혈변의 조합은 소아라면 장중첩을 의심할 수 있으나 연령이 전형적이지 않다. 위장염이라고 하면 혈변이 동반되어 중증 위장염을 생각할 수 있다.

■ 초음파 소견 및 해석

소변 hCG 검사와 혈액검사를 의뢰하고, 아세트아미노펜 정맥투여로 통증을 가라앉히면서 컨벡스 프로브를 우측 늑골하에 대고 담낭을 관찰하였으나 담낭 내 결석이나 담낭 종대, 벽 비후 소견은 관찰되지 않았다. 자궁 외 임신 가능성을 고려하여 복강 내 출혈을 검색하였으나, echo free space는 관찰되지 않았고, 난소 종양도 관찰되지 않았다. 진통제 투여로 우상복부 통증이 완화되어 프로브를 우상복부에 대고 검사한 결과, 상행결장의 현저한 벽 비후가 다층의 동심원 구조를 이루는 소견(multiple concentric ring sign)이 관찰되었다(**그림 3**).

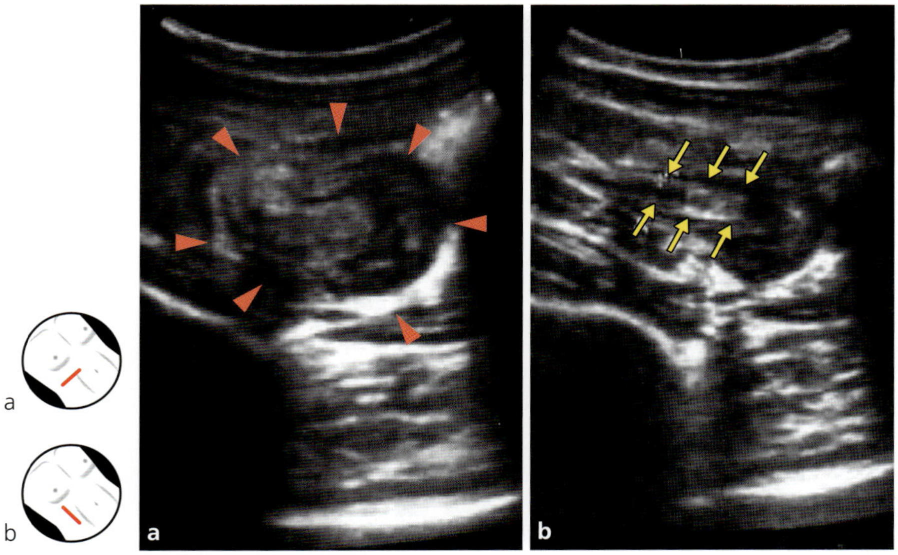

그림 3. 상행결장의 초음파 소견

a. 고에코층과 저에코층이 다중으로 겹쳐진 타원형의 종양상(multiple concentric ring sign)이 관찰되었다(▶).

b. 심지의 선진부에는 감입된(impacted) 장관의 벽 비후가 관찰된다(⇨).

철칙 야구처럼 '타깃 볼을 좁히는 것'이 진단 성적을 높이는 지름길이 될 수 있다

- 급성 담낭염이나 장중첩은 초음파 검사 시행 전부터 기왕력이나 현 병력 및 체형 · 연령 · 증상을 바탕으로 어느 정도 질환을 예상할 수 있는 경우가 많다. **담낭 결석의 감돈, 담낭 종대, 담낭벽 비후, sonographic Murphy's sign, multiple concentric ring sign**은 타깃을 좁힌 뒤, 확증을 얻기 위한 영상 소견이라고도 할 수 있다.
- 본 증례가 만약 1세 남아였다면 장중첩은 쉽게 감별될 수 있었을 것으로 생각된다. 아마도 프로브를 쥐고 있는 손은 **multiple concentric ring sign**을 포착하기 위해 초음파 프로브를 움직였을 가능성이 크다.
- POCUS 초심자는 책을 정독하거나 동영상을 보거나 핸즈온 세미나에 참여하면서 전형적 영상 소견을 묘출하는 데에만 몰두하기 쉽지만, **병력과 신체진찰로부터 진단을 추론하고, 적절한 감별진단을 도출해 초점을 좁히는 훈련을 쌓는 것**도 중요하다.
- 야구에서 '타깃 볼을 좁히는 것'[6]처럼 진단 추론으로 초점을 좁힌 뒤 초음파 검사를 실시하는 것이 진단의 지름길이다.

철칙 자동차 운전에서 위험 예측을 하듯, "있을 수도 있다"는 인식을 갖는 것으로 진단 누락을 막을 수 있다

- 급성 복통의 POCUS에서도 **may(있을 수도 있음)라는 의식**이 중요하다. 성인 장중첩의 빈도는 소아를 포함한 모든 장중첩 중 5%로 여겨지지만,[8] 최근에는 초음파 검사 및 CT의 유효성이 확립되어 진단율이 90%를 넘는다.[9]
- 상복부 통증으로 POCUS를 시행할 때 부위별로 감별해야 할 질환(**그림 4, 표 1~4**)을 기억해두면 불필요하게 프로브를 움직이지 않고도 비정상 소견을 묘출할 수 있다.
- 자동차 운전과 같이 위험 예측[7](=있을 수도 있음)을 의식하여 POCUS를 실시하는 것이 중요하다.

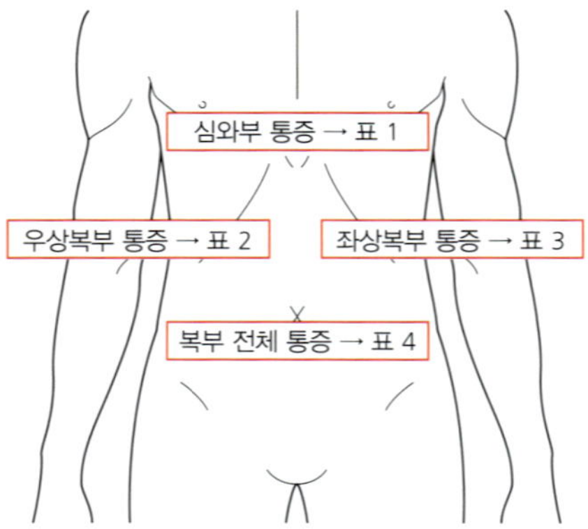

그림 4. 복통의 부위별 감별진단
부위별로 고려할 수 있는 질환을 표 1~4에 정리하였다.

표 1. 심와부 통증에서 감별해야 할 질환

소화기계 질환	위궤양, 십이지장궤양, 장폐색, 대장염, 게실염, 충수염, 담낭염, 담석증, 담관염, 간농양, 간염, 간종양, 췌장염
혈관계 질환	급성관상동맥증후군, 심근염, 심내막염, 심낭염, 대동맥 박리, 상장간막동맥 박리, 상장간막동맥 폐색
요로계 질환	신결석증, 신우신염, 요관결석, 신경색, 부신경색
기타	호흡기 질환(폐렴, 폐색전증, 농흉), Fitz-Hugh-Curtis 증후군

식도 · 위 · 십이지장 질환, 간담도계 질환이 많다.

표 2. 우상복부 통증에서 감별해야 할 질환

소화기계 질환	담낭염, 담석증, 담관염, 대장염, 게실염, 충수염, 간농양, 간염, 간종양, 위궤양, 십이지장궤양, 췌장염
혈관계 질환	급성관상동맥증후군, 심근염, 심내막염, 심낭염, 대동맥 박리, 상장간막동맥 박리
요로계 질환	신결석증, 신우신염, 요관결석, 신경색
우신, 부신 질환	신경색, 부신경색, 신우신염, 신결석증, 요관결석
기타	호흡기 질환(폐렴, 폐색전, 농흉), Fitz-Hugh-Curtis 증후군

우상복부 통증은 식도 · 위 · 십이지장 질환, 간담도계 질환이 많다.

표 3. 좌상복부 통증에서 감별해야 할 질환

소화기계 질환	식도파열, 식도염, 식도경련, 위궤양, 위염, 비장경색, 비종대, 비장파열, 비농양, 비장염전, 비장 동맥류, 게실염, 허혈성 장염, 장폐색, 좌측 충수염, 췌장염, 췌종양
혈관계 질환	급성관상동맥증후군, 심근염, 심내막염, 심낭염, 대동맥 박리, 상장간막동맥 박리, 상장간막동맥 폐색
좌신, 부신 질환	신경색, 부신경색, 신우신염, 신결석증, 요관결석
기타	좌측 흉곽 내 질환(좌하부 폐렴, 좌기흉, 좌농흉)

표 4. 복부 전체의 복통에서 감별해야 할 질환

혈관계	복부대동맥류 파열, 복부대동맥 박리, 장간막 동맥 폐색, 장간막정맥 혈전증
소화기계	소화관 천공, 소화관 폐색(교액성), 급성 위염, 급성 장염, 장기 파열, 췌장염
내분비대사계 질환	당뇨병성 케톤산증, 알코올성 케톤산증, 급성 포르피린증
기타	중독(납, 비소 등), IgA 혈관염(Henoch-Schönlein purpura), 양측성 폐렴 등

▶▶▶ Practice 2 이후

장중첩이 의심되어 외과의에게 정복 적응증을 상담하였다. 소변 hCG 검사에서 음성을 확인 후 복부조영 CT 검사(**그림 5**)와 바륨관장검사를 시행하여 장중첩이 정복되었다(**그림 6**). 하부소화관 내시경검사에서는 결장과 회장의 비특이적 염증 소견만 보였고, 회맹부 주위 림프절의 염증성 종대를 원인 병변으로 한 장중첩으로 생각되었다.

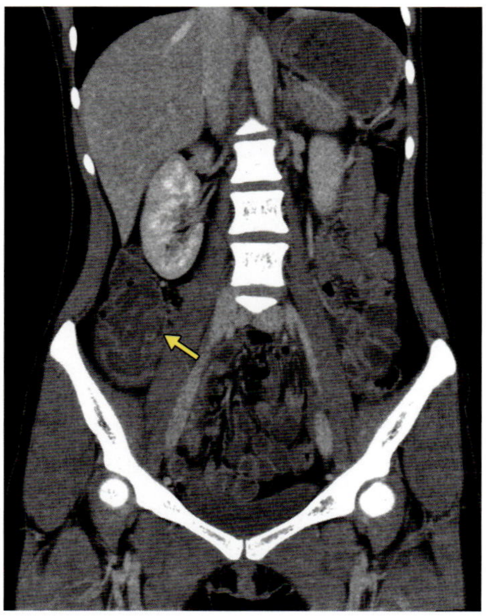

그림 5. 복부조영 CT
상행결장에 회맹부가 감입되어 있다(⇨).

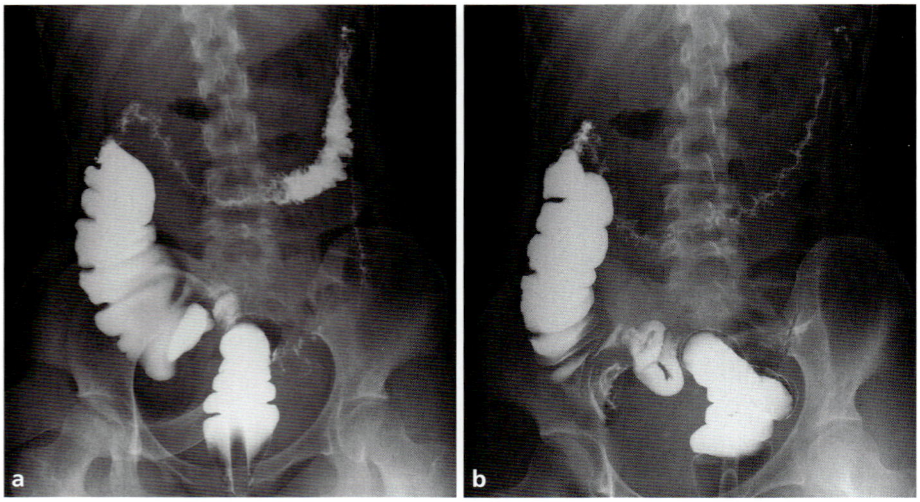

그림 6. 바륨관장(barium enema)
전형적인 게발톱 소견은 보이지 않고(a), 관장 시 경도의 고압과 압박으로 회장이 확인되면서 장중첩이 정복되었다(b).

Practice 3

갑자기 심와부를 조이는 듯한 통증이 발생한 43세 남성

■ 병력 · 신체소견에 의한 진단 추론

음주는 하지 않지만 하루 15개비의 흡연자. 협심증의 정밀검사 목적으로 입원한 당일 밤, 갑자기 심와부가 조이는 듯한 통증이 발생하였고 30분 이상 지속되어 주치의가 진찰하였다. 의식은 명료하고, 호흡은 안정적이었다. 심와부에 압통과 반동통이 있었으나, 아세트아미노펜 정맥투여로 통증은 소실되었다. 심전도에서는 ST 파형 변화 등의 급성 관상동맥증후군을 의심할 만한 소견은 없었고, 심장초음파 검사에서도 벽 운동은 양호하였다. 흉부 X선 검사에서는 free air를 발견하지 못하였다. 경과를 관찰하기로 하였으나 2시간 후 심와부 통증이 재발하였다. 주치의는 귀가했고, 병동 당직 중인 전공의가 진료를 시작하였다. 얼굴은 괴로운 듯 보였고, 복부는 판상경직 되어 있었다. 과거 공복 시 심와부 통증이 있었다는 병력을 들었고, 흡연자라는 점과 복막 자극 소견으로 위궤양 천공에 의한 범발성 복막염을 의심하여 CT 검사 전 단시간 내에 복부초음파 검사를 시행하기로 하였다.

■ 초음파 소견 및 해석

먼저 아세트아미노펜 정맥투여로 통증을 가라앉히려 했지만 전혀 효과가 없었고, 심와부에 컨벡스 프로브를 대는 것만으로도 극심한 통증으로 고통스러워했다. 펜타조신(pentazocine) 투여로 통증은 약간 완화되었고, Morrison pouch · 비장 주위 · 골반강을 검색하였으나 액체 저류 소견은 묘출하기 어려웠다. 간표면의 극히 일부에서 반짝이는 부위가 관찰되었으나(그림 7, ▶ 01.), 프로브 압박으로 인한 통증이 심하여 더 이상의 초음파 검사(고주파 프로브로의 교체 등)를 지속하기 어려웠다. 아마도 앞서 언급한 반짝이는 소견은 강한 반사체인 복강 내 공기(free air)에 기인한 것으로 생각되었다. 전형적인 띠 모양의 고에코(선상 고에코와 그 다중반사)를 묘출하는 것은 어려웠다.

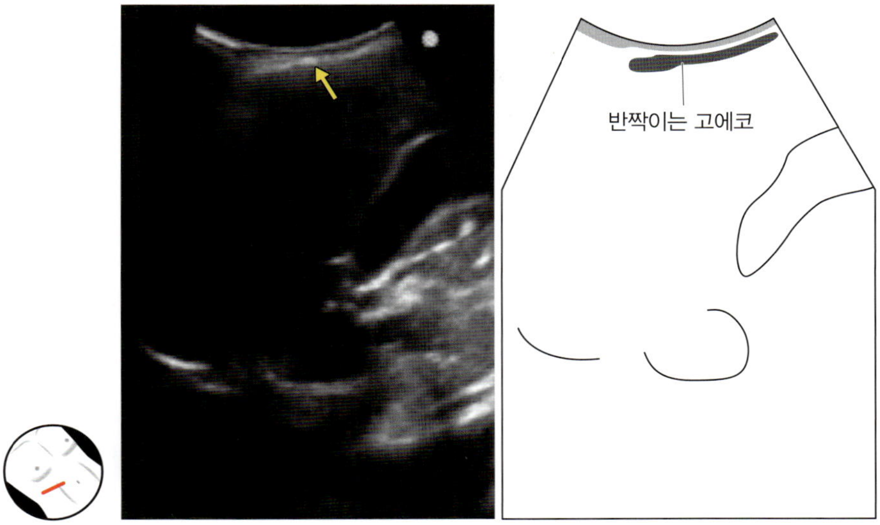

그림 7. 복강 내 유리 가스(free air)의 초음파 소견
간표면의 극히 일부에서 반짝이는 고에코(⇨)를 관찰할 수 있다.
다중반사는 판독이 어렵다.

철칙 초음파 검사에서 이상 소견 없음≠문제가 없음

- 천공성 복막염의 초음파 검사 소견으로 free air에 의한 다중반사나 복강 내 액체 저류가 중요한 소견으로 보고[10]되고 있지만, 초음파 초심자가 응급 시에 시간을 들여서 묘출하는 소견은 아니다.
- 만약 초음파 검사에서 이상 소견이나 양성 소견이 발견되지 않더라도 안심해서는 안 된다. 검사자 자신의 기술적 미숙함 · 지식 부족 · 경험의 한계를 자각 · 자인하는 것이 간과를 피할 수 있는 방법이다.
- 반대로 초음파 검사에서 양성 소견이 나왔다고 해서 섣불리 판단하는 것도 주의해야 한다. 특히, 담낭 내 결석을 묘출하여 '급성 담낭염'이라고 단정 짓는 것은 초심자가 흔히 범하기 쉬운 실수이다.

철칙 급성 복통에서 진단을 명확히 특정하기 어려울 때는 '6자' 프로토콜을 시도한다

- 하타케 등은 ① 심와부 종스캔, ② 우늑간 스캔, ③ 우측 측복부 종스캔, ④ 우복부 횡스캔, ⑤ 하복부 정중앙 종스캔, ⑥ 좌복부 횡스캔, ⑦ 좌복부 종스캔, ⑧ 복부 정중앙 횡스캔의 상복부에서 시작하여 시계반대 방향으로 복부를 한 바퀴 도는 방식의 프로토콜(6자 프로토콜)을 제안[11]하고 있어 유용하다.
- 급성 복통 진료의 포인트는 확정 진단을 얻는 것이 아니라, 빈도와 중증도 및 긴급도를 고려하여 **놓쳐서는 안 되는 질환을 반드시 제외**하는 것이다.

▶▶▶ Practice 3 이후

복부조영 CT(**그림 8**)에서 간표면에 소량의 복수와 free air가 관찰되어 위 소만부 후벽에 깊은 궤양으로 인한 천공이 의심되었다. 외과의와 수술 적응증에 대해 상담한 결과, 통증 조절이 어렵고 위 내용물 충만 소견이 있어 보존적 치료는 어렵다고 판단되어 같은 날 복강경하 세척, 배액술 및 대망 피복술(laparoscopic peritoneal lavage and drainage with omental path repair)을 시행하였다.

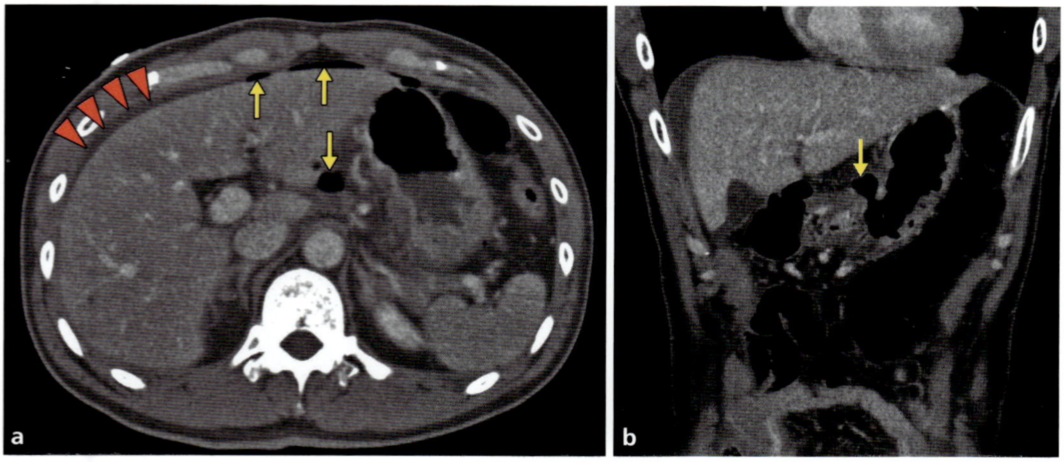

그림 8. 복부조영 CT

a. 횡단상에서 window 조건을 조정하면 간표면의 액체 저류(▶)가 잘 보이지 않는 반면, 간표면이나 망낭 내의 free air(⇒)가 잘 묘출된다.
b. 관상단상에서는 위각에 깊은 궤양상(⇒)이 묘출되어 있다.

상복부 통증의 초음파 정리

- 응급실뿐만 아니라 병동에서도 상복부 통증을 호소하는 환자에게 병상에서 적극적으로 초음파 검사를 시행하면 진단의 정확도를 높일 수 있다.
- 상복부는 흉부와 복부의 경계로 오진이 발생하기 쉽다. Practice 3과 같이 '급성 관상동맥증후군인 줄 알았는데 위궤양 천공이었다'는 경험이나, 반대로 '급성 담낭염인 줄 알았는데 급성 심근경색이었다'는 경험은 많은 임상의들이 하고 있다. 그 외에 복부대동맥류 파열은 놓치면 치명적일 수 있으므로 반드시 감별질환으로 꼽는 습관을 갖는 것이 바람직하다. 심초음파에서 이상 소견이 없으면 복부초음파를 시도해 보는(또는 그 반대도) 습관을 들이는 것이 중요하다.
- Practice 2와 같이 원래는 배꼽 주위 또는 하복부 통증의 원인이 되는 회장이나 상행결장의 질환도 상복부 통증의 원인이 될 수 있다. 병력과 신체 진찰을 통해 진단 추론하고, 초음파 검사를 활용하면 진단 정확도의 향상을 기대할 수 있다.
- 급성 담낭염은 초음파로 가장 쉽게 찾아낼 수 있는 질환이다. 초음파 초심자는 병력과 신체 진찰을 통해 급성 담낭염을 진단 추론하고, '담낭 종대', '벽 비후', '담석의 위치', 'sonographic Murphy's sign'(▶ **02.**)을 묘출할 수 있도록 적극적으로 컨벡스 프로브를 우측 늑골하부와 늑간에 대주었으면 한다.

참고문헌

1. 急性腹症診療ガイドライン出版委員会(編)：急性腹症診療ガイドライン2015. 医学書院, 2015
2. 田口大：救急超音波テキスト— point of care としての実践的活用法. pp181-190, 中外医学社, 2018
3. Ralls PW, et al：Prospective evaluation of the sonographic Murphy sign in suspected acute cholecystitis. J Clin Ultrasound 10：113-115, 1982
4. Sivitz AB, et al：Evaluation of acute appendicitis by pediatric emergency physician sonography. Ann Emerg Med 64：358-364, 2014
5. Rumack CM：The Gastrointestinal Tract. In: Rumack CM, et al, editors. Diagnostic ultrasound. 5th ed. pp256-309, Elsevier Health Sciences, Philadelphia, 2017
6. 古田敦也：フルタの方程式—バッターズ・バイブル. 朝日新聞出版, 2010
7. JAF：「実写版」危険予測・事故回避トレーニング. https://jaf.or.jp/common/safety-drive/onlinetraining/risk-prediction
8. Marinis A, et al：Intussusception of the bowel in adults： a review. World J Gastroenterol 15：407-411, 2009
9. Gupta RK, et al：Intussusception in adults. Institutional review. Int J Sur 9：91-95, 2011
10. Chen SC, et al：Ultrasonography is superior to plain radiography in the diagnosis of pneumoperitoneum. Br J Surg 89：351-354, 2002
11. 畠二郎：腹部領域のPOCUS 急性腹症における5W1H. 超音波医学46：25-33, 2019

2 / 하복부 통증

Practice 1

급성 하복부 통증을 주소로 내원한 28세 남성

■ 병력 · 신체소견에 의한 진단 추론

내원 3시간 전부터 서서히 지속되는 하복부 통증이 나타났다. 통증은 우측에 더 치우쳐 있으며 보행 시 심해졌다. 진찰 전까지 3회 구토가 있었고, 설사는 없었다. 혈압은 144/92mmHg, 맥박수 84회/분, 체온 37℃, BMI 21kg/m^2. 복부는 평탄하고 부드러웠으며, 가벼운 타진 및 압박 시 우하복부에 국한된 심한 압통이 관찰되었다. 늑골 척추각의 타진통 없음. 기타 눈에 띄는 이상 소견 없음. 급성 발병에 지속성의 우하복부 통증으로 복막 자극 증상이 있는 것으로 보아 급성 충수염을 첫 번째로 생각하였다. 그 외 대장 게실염, 대장염 등을 감별로 꼽았다.

■ 초음파 소견 및 해석

응급실에 있는 포터블 기기를 이용하기로 했다. 컨벡스 프로브를 이용하여 환자가 통증을 호소한 부위를 직접 관찰하자, 복벽 가까운 쪽에서 관상 구조가 묘출되었다. 자세히 평가하기 위해 리니어 프로브로 바꾸어 관찰한 결과, 단면은 원형이고 최대 직경 10mm의 관강 구조를 관찰할 수 있었고, 맹단부도 포착할 수 있었다. 내부에는 분변석(fecalith)이 관찰되었다〔그림 1, ▶ **01.** (그림 1a에 해당) ~ ▶ **02.** (그림 1b에 해당)〕. 프로브로 압박해도 변형되지 않고, 해당 부위에 압통이 국한되어 있었다.

철칙 복부초음파의 적응증을 고려할 때 의심되는 질환, 나이, 성별뿐만 아니라 체형과 신체진찰 소견의 '정도'도 중요하다

- 먼저 하복부 통증을 유발하는 질환을 영역별(소화관, 비뇨기, 부인과 등)로 정리하고, 복부초음파의 적응증이 되는 질환에 대해 이해해 둔다.
- 피폭을 고려하여 특히 소아나 가임기 여성에서는 복부초음파를 우선할 수 있는지 검토한다.
- 피하지방이나 내장지방이 많은 체형에서는 일반적으로 복부초음파의 묘출능이 저하된다. 특히 충수의 묘출은 어려워진다.
- 비교적 마른 체형에서 타진통이나 압통이 심할 때는 체표에서 충수까지의 거리가 짧은 경우가 많으며, 커진 충수는 묘출하기 쉽다. 약간의 경험을 쌓으면 이런 경우 포터블 진단기기로도 충분히 진단할 수 있다.[1)]

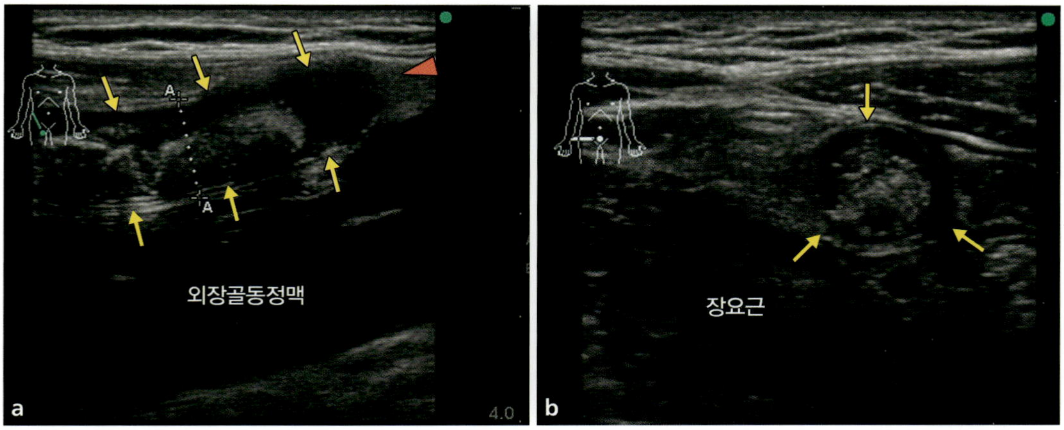

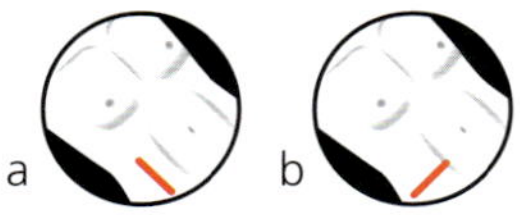

그림 1. 충수

장축상(a)과 단축상(b). 충수는 종대되어 있다(⇨). 맹단부(▶)를 확인할 수 있고, 내부에 분변석이 관찰된다.

철칙 복부초음파 시행 중에 '신체진찰 소견'을 적극적으로 병용한다

- 복부초음파로 통증의 원인 부위를 특정하려면 프로브를 이용한 '촉진'이 큰 도움이 된다.
- **Sonographic McBurney's sign**이란 초음파로 충수상이 묘출되었을 때, 프로브로 압박했을 때 그 부위에 국한된 압통이 있는 것을 가리킨다.[2)]
- 프로브에 의한 촉진으로는 급성 담낭염의 평가에 이용되는 **sonographic Murphy's sign**이 가장 유명하다.[3)] 그 외 신우신염이 의심되는 경우, 신장에 국한된 압통이 있는지도 확인할 수 있다.[4)]
- 프로브에 의한 압박은 촉진의 역할뿐만 아니라, 묘출에 방해가 되는 소화관 가스를 관찰 단면에서 밀어내고, 프로브와 관찰 대상 부위와의 거리를 짧게 하여 묘출능을 향상시키는 역할도 있다(graded compression technique, Practice 2 참조→206p).

▶▶▶ Practice 1 이후

초음파 종료 후 환자에게 급성 충수염이 의심된다고 설명하였다. 급성 충수염이 의심되는 경우에는 원칙적으로 복부조영 CT를 시행하도록 외과에서 요청하였으나, 초음파 소견상 조영제 투여 없이도 CT로 진단이 충분히 가능하다고 판단하였다.[5)] 비조영 복부 CT(**그림 2**)를 시행한 후 외과에 인계하였다. 응급수술을 통해 최종적으로 급성 충수염으로 진단되었다.

web 동영상은 여기 ▶

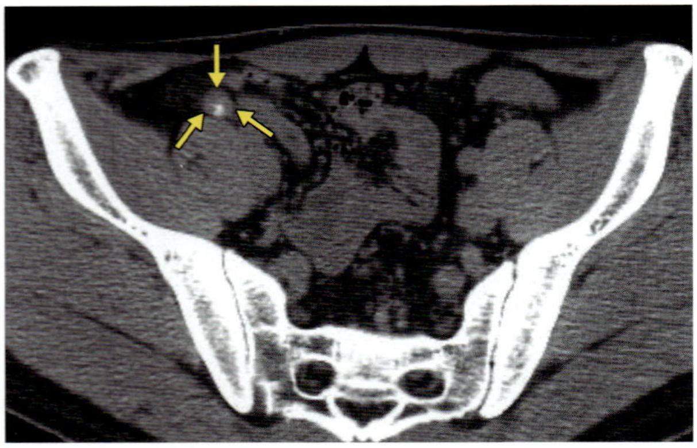

그림 2. **단순 CT 영상**
복벽 가까운 부위에 분변석을 동반한 종대된 충수가 관찰된다(⇨).

Practice 2

하복부 통증을 주소로 내원한 33세 여성

■ 병력 · 신체소견에 의한 진단 추론

내원 6시간 전부터 서서히 지속되는 하복부 정중앙의 통증이 발생하였고, 3시간 전에는 통증이 완화되는듯했다. 통증은 보행이나 체위 변화에 의해 심해지지 않았다. 월경통과 유사한 양상이었으나, 평소보다 지속시간이 길었다. 구역감이나 설사 없음. 혈압 126/64mmHg, 맥박수 78회/분, 체온 37.8℃, BMI 19kg/m^2. 복부는 평탄하고 부드러웠으며, 강한 타진이나 압박 시 우하복부 통증이 심해지는 것 같았으나 복막 자극 증상은 눈에 띄지 않았다. 늑골 척추각의 타진통 없음. 증상은 호전되었고, 복막 자극 증상도 뚜렷하지 않아 급성 충수염의 가능성도 있지만, 다른 소화관 질환, 부인과 질환, 요로 질환도 고려되었다.

■ 초음파 소견 및 해석

컨벡스 프로브로 양측 신장을 관찰하였으나, 수신증은 확인되지 않았다. 다음으로 부인과 질환인 자궁외 임신이나 난소 출혈, 난소 종양 염전의 가능성을 고려하여 복강 내 출혈과 하복부 종양상을 확인하였으나 관련된 소견은 발견되지 않았다. 마지막으로 충수를 평가하기로 하였다. '어디가 아픈지 손가락으로 가리키세요'라고 물었더니 조금 망설이다가 '이 근처인가?'라며 우하복부를 가리켰다. 리니어 프로브로 바꾸어 관찰했지만, 처음에는 소화관 가스의 영향으로 충수는 확인할 수 없었다. 그대로 프로브를 누른 채 관찰을 계속하자 안개가 걷힌 듯 연동운동이 없는 관강 구조가 화면에 나타났다(graded compression technique).[6] 단면은 원형으로 최대 직경은 10mm, 압박에 의해 눌리지 않았고 환자가 호소하는 압통의 최강점과 일치하였다. 관찰된 관강 구조는 골반부로 내려가면서 더 이상 관찰할 수 없었다. 한편, 반대 측을 따라가면 직경은 가늘어지고, 맹장과 연속되어 있는 것을 확인하였다〔**그림 3**, ▶ **03.** (그림 3c에 해당)〕.

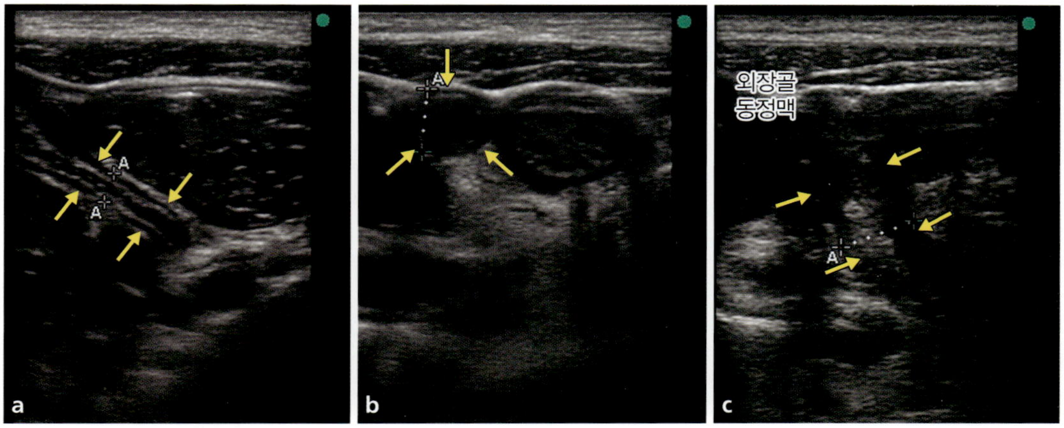

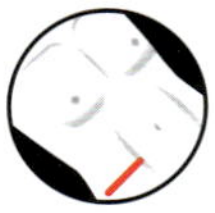

그림 3. 충수

충수 근부의 직경은 정상이고(a, ⇨), 중간부터 종대하며(b, ⇨), 맹단 측은 골반강에 빠져 있다(c, ⇨). 실제로는 b→c→a의 순서로 동정하였다.

철칙 '숲'을 보고 나서 '나무'를 본다

- Practice 1과 같은 사례에서는 Point of Care로서 처음부터 관찰 범위를 좁혀도 좋지만, 이번 사례는 통증의 국소화가 불분명하고, 감별질환도 좁히기 어렵다. 이런 경우는 복부초음파의 일반적인 철칙인 전체상을 먼저 파악한 후 국소적으로 좁혀 관찰하는 것이 타당하다. 이 사례에서는 관찰하기 쉬운 범위부터 순서대로 평가하였다.
- 충수의 체계적인 동정법으로는 먼저 상행결장, 맹장, 회맹판을 찾고 그 다음 맹장에서 벽의 접힘 없이 곧게 뻗으며 연동운동이 없는 관강 구조를 추적하는 것이 일반적으로 권장된다. 상행결장은 후복막에 고정되어 있어 정상일 때는 가스 음영, 세균성 대장염에서는 벽 비후 소견이 관찰되기 쉽다. 병력과 신체소견으로 보아 급성 충수염으로 생각되지만, 대장 게실염이나 세균성 대장염일 수도 있다.

철칙 rule in 방향인지, rule out 방향인지 정리해 둔다

- 전문가라면 급성 충수염의 rule in, rule out 모두에 복부초음파가 유용하지만 일반적으로 rule out에는 적합하지 않다. 정상 충수(전체)의 묘출이 어려운 경우가 많기 때문이다. 만일 정상 충수의 일부를 관찰할 수 있다고 해도 충수염을 완전히 배제할 수는 없다. 맹단부에 국한된 충수염도 있을 수 있다(필자에게는 씁쓸한 경험이 있다).
- 충수가 어느 정도 종대되어 있으면 급성 충수염은 rule in 하기 쉽다. 물론 초음파 소견을 정확하게 이해하고 있는 것이 전제이다. 종대는 물론이고(>6mm로 간주되는 경우가 많다), 압박 시 눌

리지 않고(되기 어렵다), 연동운동이 없고, sonographic McBurney's sign이 있는 경우 등이 있다. 초심자는 (염증이 생긴) 회장 말단을 충수로 착각할 수가 있다.

- 다른 영역에서 예를 들어, 급성 담낭염은 rule out 하기 쉽다. 충수와 달리 담낭은 정상적인 이미지도 묘출하기 쉬우므로 사이즈가 작고, 팽만감이 없다면 급성 담낭염은 생각하기 어렵다.[7] 한편, 초급성기 급성 담낭염에서는 진단에 어려움을 겪을 수 있다. 염증이 진행되어 벽 비후가 눈에 띄고, sonographic Murphy's sign이 양성이면 rule in 할 수 있다.

▶▶▶ **Practice 2** 이후

'증상은 호전된 것 같지만 충수가 부어 있어 급성 충수염으로 판단되므로 담당외과에 연락하겠습니다'라고 환자에게 설명하고 외과에 인계하였다. 초기에는 항생제의 경정맥 투여를 통한 보존적 치료방침을 세웠다.

Practice 3

갑작스러운 하복부 통증으로 응급 이송된 42세 여성

■ 병력 · 신체소견에 의한 진단 추론

이전부터 월경통이 심했으나, 병원 진료를 받은 적은 없었다. 갑자기 심한 하복부 통증이 발생하였고, 통증은 지속적이며 체위 변경이 어려울 정도여서 발병 1시간 후에 응급실로 이송되었다. 혈압 104/70mmHg, 맥박수 95회/분, 체온 37.0℃. 초진 환자로 통증이 심하여 괴로워하는 표정이었고, 가족의 동반도 없었기 때문에 더 이상의 병력은 확인이 불가하였다. 복부 전체에 압통이 있었고, 하복부에서는 근성 방어가 관찰되었다. 자궁 외 임신, 난소 출혈, 난소 종양 염전 등 부인과 질환을 우선적으로 의심하였다. 비교적 바이탈 사인이 안정적이어서 정맥 내 진통제를 소량 투여하여 통증을 경감시킨 후 CT 시행 전에 복부초음파를 실시하기로 하였다.

■ 초음파 소견 및 해석

먼저 focused assessment with sonography for trauma(FAST, 외상 환자에서의 신속초음파검사) 방법으로 평가한 결과, Morrison pouch, 비장 주위, 골반강에 액체 저류가 확인되었다[**그림 4a, b** ▶ **04.** (그림 4a에 해당)~**05.** (그림 4b에 해당)]. 전체적으로 액체 저류는 소량으로 추정되었다. 또한, 자궁 좌측에는 낭성 종괴 소견이 관찰되었다[**그림 4c,** ▶ **06.** (그림 4c에 해당)].

철칙 급성 부인과 질환에서도 복부초음파의 유용성은 높다

- 부인과 질환에서는 경질초음파가 중심이 되어 일반적으로 복부초음파에 대한 관심은 많지 않다.

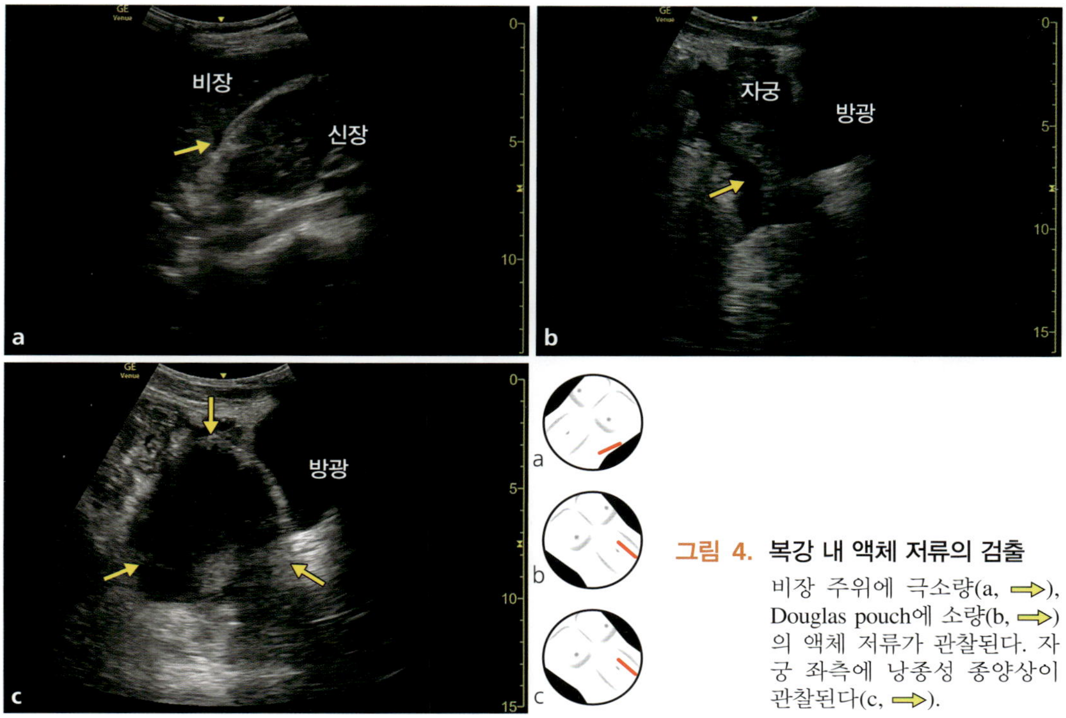

그림 4. 복강 내 액체 저류의 검출

비장 주위에 극소량(a, ⇨), Douglas pouch에 소량(b, ⇨)의 액체 저류가 관찰된다. 자궁 좌측에 낭종성 종양상이 관찰된다(c, ⇨).

그러나 급성 하복부 통증이나 하복부 팽만을 보이는 부인과 질환에서는 복부초음파의 유용성이 높으므로 초기 평가에 적극적으로 활용하고 싶다.

- 자궁 외 임신으로 인한 난관 파열에서는 복강 내 출혈이 발생하므로 의심이 되면 먼저 FAST 방법으로 복강 내 출혈 여부를 확인해야 한다. FAST로 복강 내 출혈 여부와 양을 평가하면 신속한 임상 의사결정에 도움이 된다. 또한, 복강 내 출혈의 출현이나 증가를 모니터링할 수도 있다.
- 필자의 검토에 따르면, 난소의 종양성 병변의 크기가 4~5cm 이상이고, 하복부의 장내 가스가 비교적 적으면 대부분 복부초음파로 묘출할 수 있다.[8] 복부초음파로 병변을 확인한 뒤 직접 부인과에 협진을 의뢰하면 CT로 인한 불필요한 방사선 노출을 피하는 선택을 할 수도 있다.

▶▶▶ Practice 3 이후

임신반응은 음성으로 나타났다. 복부조영 CT(그림 5) 시행 후에 부인과 상담을 통해 좌측 난소의 내막증성 낭종 파열로 진단되었다. 이후에도 바이탈 사인은 안정적이었으므로 통증 조절을 중심으로 한 보존적 치료가 선택되었다.

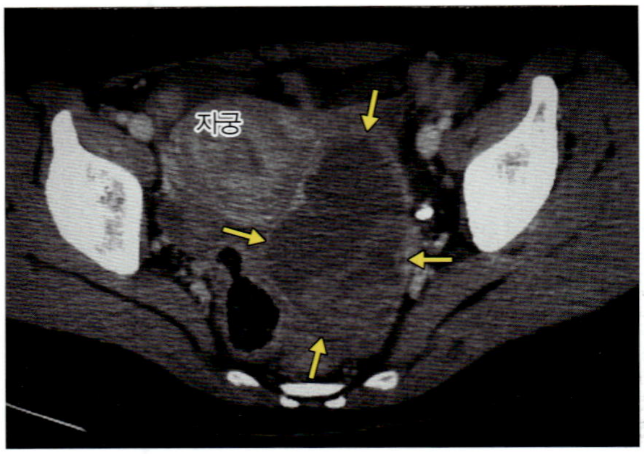

그림 5. **조영 CT 영상**
자궁 좌측에 낭종성 종양상이 관찰된다(⇨).

하복부 통증의 초음파 정리

- 병상에서 초음파를 활용하면서 환자를 진료하는 임상의에게도 하복부 통증에 대한 초음파의 역할은 크다.
- 병력과 신체소견을 바탕으로 복부초음파로 평가가 가능한 감별질환이나 병태를 떠올리고 자신의 수준에 맞게 활용한다.
- 적절한 진단 추론을 바탕으로 복부초음파를 잘 활용하면 CT에 의한 피폭의 기회를 줄일 수 있다.[9)]
- 하복부 통증에서는 소화관 질환의 비율이 높다. 급성 충수염에 대한 에코는 초음파 검사를 전문으로 하지 않는 많은 임상의에게 있어 비교적 높은 장벽이지만, 우선 rule in을 목적으로 Practice 1과 같은 사례로 실습해 나가는 것이 좋다.
- 감별질환으로서 대장 게실염을 접하는 경우도 많으므로 급성 충수염 진단 능력을 높이는 과정에서 초음파로 게실염을 감별할 수 있도록 해두는 것이 바람직하다〔**그림 6**, ▶ **07.** (그림 6에 해당)〕.
- 또한, 세균성 대장염〔**그림 7**, ▶ **08.** (그림 7a에 해당)~**09.** (그림 7b에 해당)〕이나 일과성 허혈성 대장염〔**그림 8**, ▶ **10.** (그림 8에 해당)〕은 에코로 병변을 포착하기 쉬우므로 적극적으로 활용하여 '에코의 시야'를 넓혀 주었으면 한다.
- 마른 체형의 고령 여성에서 **Howship-Romberg 징후**(칼럼 참조)를 동반한 경우, 컨벡스 프로브로 장폐색 유무를 평가한 후, 리니어 프로브로 서혜부를 관찰하여 비교적 쉽게 폐쇄공 탈장(obturator hernia)을 포착할 수도 있다(**그림 9**).
- 부인과 질환이 예상되는 경우에도 앞서 언급한 바와 같이 복부초음파를 적극적으로 이용하여 복강 내 출혈과 하복부 종양의 신속한 검출에 도움이 되었으면 한다. ① 복부초음파, ② 부인과 상담(경질초음파), ③ MRI, 수술 등의 흐름도 가능해진다.
- 요관결석에서는 하복부 통증이 주소가 되는 경우도 많다. 의심되면 수신증의 유무를 평가하고, 확정 진단으로 이어지기 위해 배뇨 전에 방광요관 이행부의 결석 묘출도 시도해 보기 바란다〔**그림 10**, ▶ **11.** (그림 10에 해당)〕.

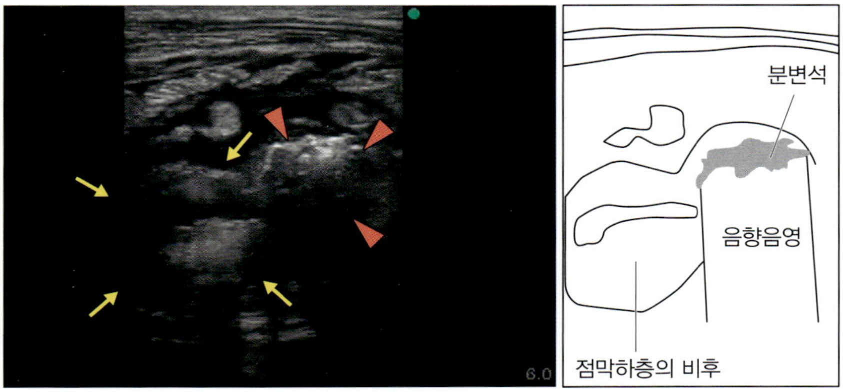

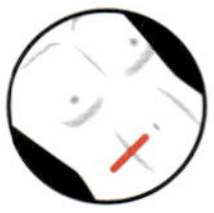

그림 6. 상행결장 게실염의 초음파상

상행결장의 점막하층은 비후하고(횡단면, ⇨), 돌출된 게실(▶) 내에 분변석이 관찰된다. 게실 주위의 지방조직은 휘도가 상승하고 있다.

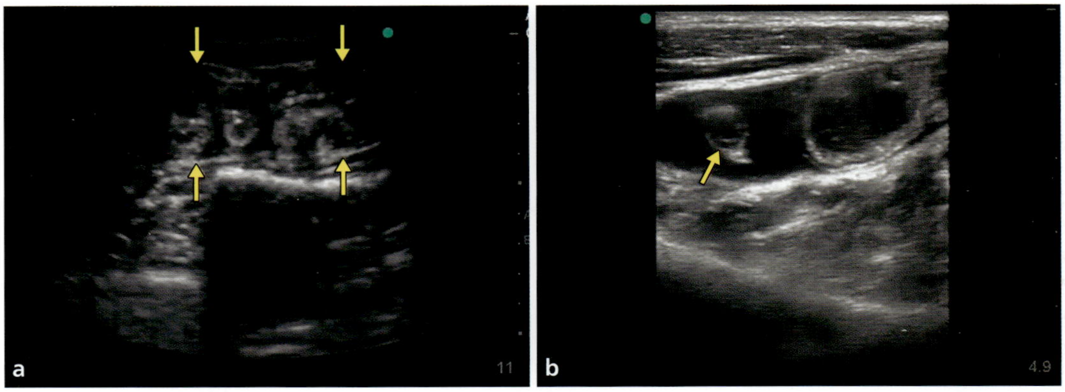

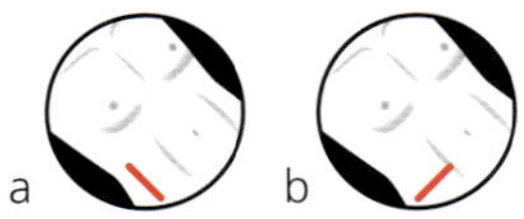

그림 7. 발열, 우하복부 통증으로 내원한 19세 여성

상행결장 전체의 점막하층을 중심으로 벽 비후가 관찰된다(a, ⇨). 소량의 복수 중에 직경 5mm 크기의 충수가 부유하고 있다(b, ⇨). 하행결장에는 유의미한 소견이 보이지 않아 세균성 대장염으로 판단하였다.

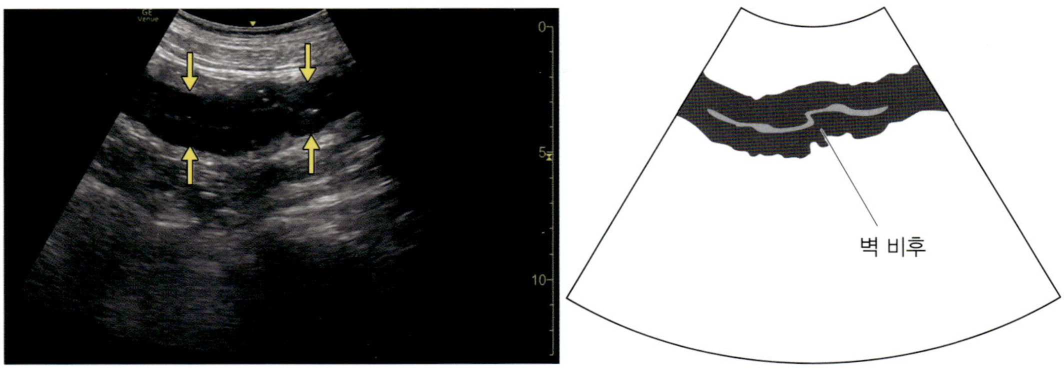

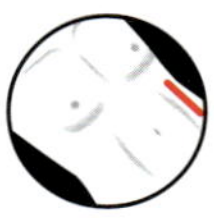

그림 8. 하복부 통증, 혈변을 주소로 내원한 82세 여성

하행결장 전체의 점막하층을 중심으로 벽 비후가 관찰된다(⇨). 일과성 허혈성 대장염으로 판단하였다.

Column Howship-Romberg 징후

폐쇄공에서 탈출한 탈장 내용물이 폐쇄신경(obturator nerve)을 압박하여 발생하는 대퇴 내측의 통증을 가리킨다. 폐쇄공 탈장에서는 복통이 뚜렷하지 않고, 대퇴 내측부의 통증만 있을 수 있다.

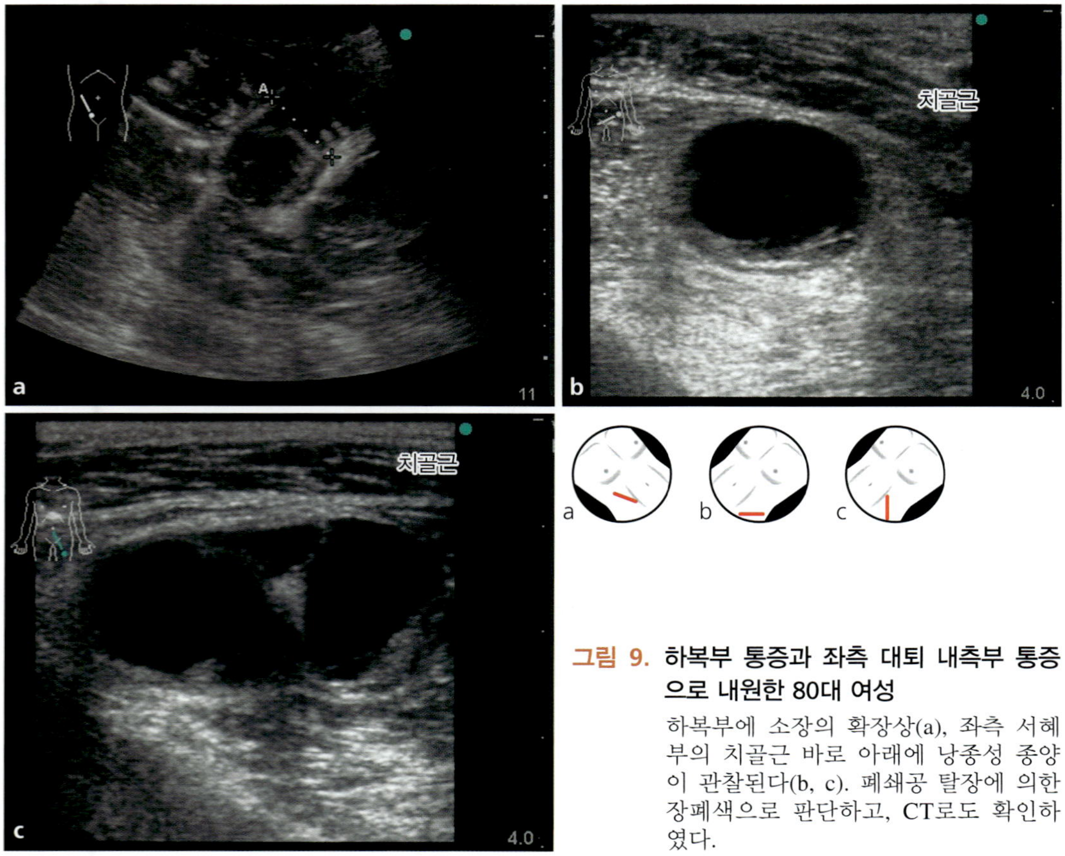

그림 9. 하복부 통증과 좌측 대퇴 내측부 통증으로 내원한 80대 여성

하복부에 소장의 확장상(a), 좌측 서혜부의 치골근 바로 아래에 낭종성 종양이 관찰된다(b, c). 폐쇄공 탈장에 의한 장폐색으로 판단하고, CT로도 확인하였다.

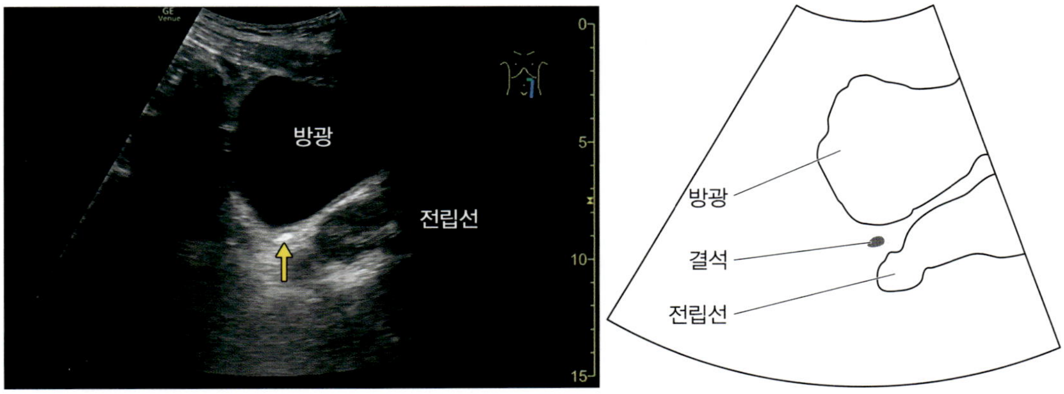

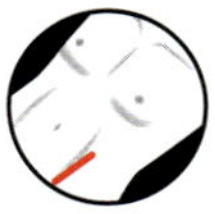

그림 10. 요관결석의 초음파상
좌측 방광요관 이행부에 결석상이 관찰된다(⇨).

참고문헌

1. 亀田徹, 他：携帯型装置を用いた超音波検査による急性虫垂炎の診断. 日腹部救急医会誌29：823-827, 2009
2. Sivitz AB, et al：Evaluation of acute appendicitis by pediatric emergency physician sonography. Ann Emerg Med 64： 358-364, 2014
3. Ralls PW, et al：Prospective evaluation of the sonographic Murphy sign in suspected acute cholecystitis. J Clin Ultrasound 10：113-115, 1982
4. Faust JS, et al：Eliciting renal tenderness by sonopalpation in diagnosing acute pyelonephritis. Crit Ultrasound J 9：1, 2017
5. Hlibczuk V, et al：Diagnostic accuracy of noncontrast computed tomography for appendicitis in adults： a systematic review. Ann Emerg Med 55：51-59, 2010
6. Poortman P, et al：Improving diagnosis of acute appendicitis： results of a diagnostic pathway with standard use of ultrasonography followed by selective use of CT. J Am Coll Surg 208：434-441, 2009
7. Summers SM, et al：A prospective evaluation of emergency department bedside ultrasonography for the detection of acute cholecystitis. Ann Emerg Med 56：114-122, 2010
8. 亀田徹, 他：下腹部痛を主訴とした付属器疾患に対する携帯型装置を用いた経腹超音波検査. 日腹 部救急医会誌32：587-593, 2012
9. Mallin M, et al：Diagnosis of appendicitis by bedside ultrasound in the ED. Am J Emerg Med 33：430-432, 2015

3 / 측복부 통증

Practice 1

급성 측복부 통증을 주소로 내원한 40세 남성

■ **병력 · 신체소견에 의한 진단 추론**

새벽에 갑자기 발생한 좌복부 통증을 참지 못하고 아침 일찍 본원의 종합진료 외래를 방문하였다. 복통은 간헐적이었고, 오심이 동반되었다. 소량의 정상 변이 있었으며, 가족 내에 바이러스성 장염 증상은 없었다. 체온 36.8℃, 혈압 150/83mmHg, 맥박 90회/분, 보통 키에 보통 체격. 복부는 평탄하고 부드러웠으며, 좌상복부에 경미한 압통이 있었다. 좌늑골 척추각의 뚜렷한 압통은 없었으나 약간의 불편감을 호소하였다. 그 외 특이할 만한 소견은 없었다.

좌늑골 척추각의 불편감 정도로 압통은 없었으나, 젊은 나이에 갑자기 발생한 좌복부 통증이라는 점에서 요관결석을 첫 번째 감별로 고려하였다. 그러나 현재 흡연자이기 때문에 치명적일 수 있는 복부동맥류의 평가와 빈도의 관점에서 측복부 통증의 감별로 대장염, 결장 게실염에 대한 평가가 필요하다고 생각하였다.

■ **초음파 소견 및 해석**

상기 감별은 초음파로 평가할 수 있다고 생각하여 복부 진찰 직후 외래에 비치된 초음파 장치를 이용하여 검사하기로 하였다. 첫 번째 감별인 요관결석을 의심할 수 있는 간접 소견으로 유용한 수신증의 평가부터 시작하였다.

수신증의 평가에 익숙하지 않은 경우, 환측과 반대 측의 신장에서 관찰하도록 하면 환자의 정상적인 신우를 관찰할 수 있어 비정상 이미지를 검출하기 쉬워진다. 우측 측복부의 신장을 관찰한 후 좌신장을 묘출하면 B모드에서 신우의 확장이 뚜렷하게 확인되었다[그림 1a, ▶ **01.** (그림 1a에 해당)]. 컬러도플러에서도 신호가 증가하지 않는 관 구조물이 신우에서 연속되는 요관임을 확인하였다(그림 1b). Ellenbogen 분류에서 Grade 1에 해당하는 수신증으로 생각되었다.

요관의 생리적 협착 부위는 3곳이 있다고 알려져 있다. ① 신우요관 이행부(신장에서 요관으로 이어지는 입구), ② 총장골동맥 교차부(요관이 혈관을 가로지르는 부위), 그리고 ③ 요관이 방광으로 들어가는 방광요관 이행부인데, 초음파로 평가하기 쉬운 것은 신우요관 이행부와 방광요관 이행부이다. 여기서 결석을 지적할 수 있다면 요관결석의 직접 소견으로 확정 진단이 가능해진다. 또한, 결석의 크기를 측정할 수 있다면 향후 치료방침에도 기여할 수 있다. 본 증례는 배뇨 후였기 때문에 방광이 허탈하고 장관이 그 공간을 차지하여 관찰이 어려웠다. 그러나 전립선과 허탈 방광의 위치 관계를 파악하면서 방광요관 이행부를 묘출하면 약 10mm 정도의 고에코상을 관찰할 수 있었다[그림 2, ▶ **02.** (그림 2에 해당)].

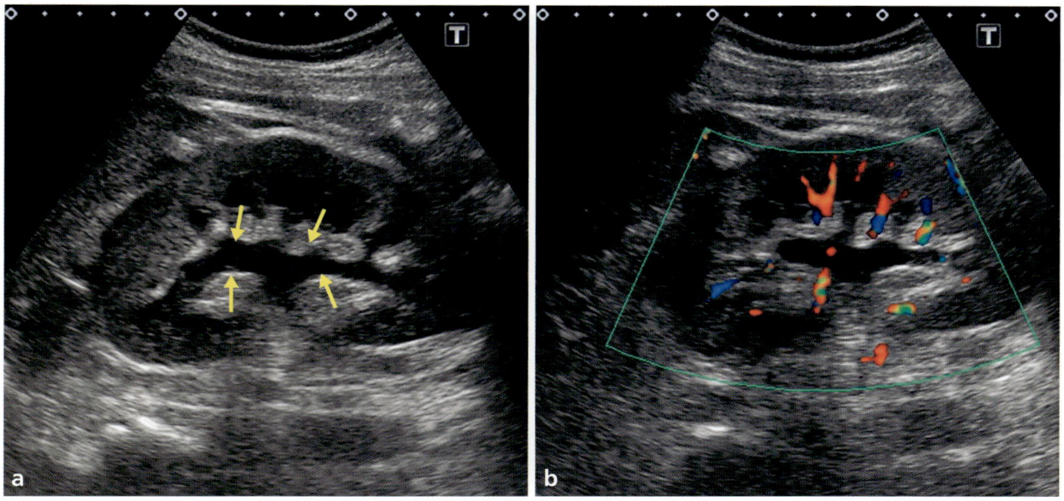

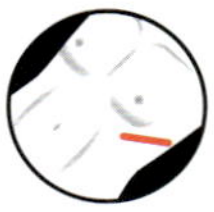

그림 1. 좌신장의 장축상

a. 수신증이 관찰되는 좌신장(⇨).

b. 신우와 요관은 유속이 느리고, 신호의 항진이 보이지 않는 것으로부터 맥관이 아닌 수신증으로 판단할 수 있다.

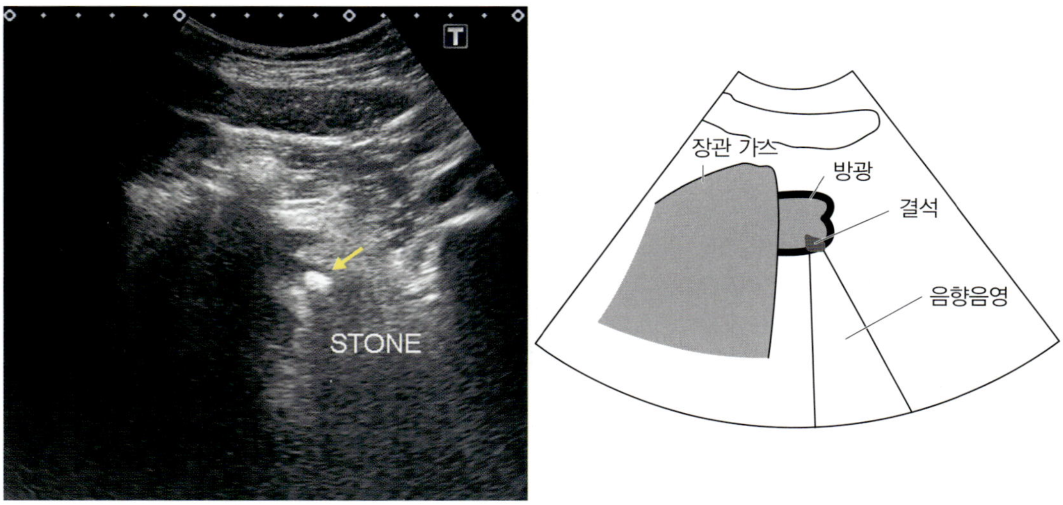

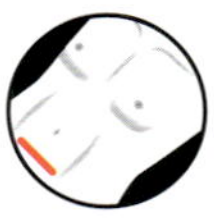

그림 2. 방광요관 이행부

전립선 바로 위의 허탈 방광과 요관 이행부에 음향음영을 동반한 고에코상이 보인다(⇨). 본 증례의 결석은 전체 모습이 묘출된다.

web 동영상은 여기 ▶

철칙 압통과 영상 소견의 일치(sonopalpation)를 확인한다

- 요관결석이 의심되는 경우, 수신증만으로는 간접 소견이기 때문에 확정 진단이 될 수 없다. 여기에 신장에 대한 특이적 소견으로서 요검사에서 잠혈 양성 또는 **신장의 압통**이 있으면 더욱 확실하다고 한다.
- 의과대학에서의 OSCE에, 신장에 대한 양손 촉진(bimanual palpation)이 있었던 것을 기억하는가? 실제 임상에서 양수진이 실제로 신장에 닿는지 여부를 판단하기는 어렵지만, 신우신염을 의심할 때에는 신장의 압통으로서 초음파 유도하에서의 신체소견의 유용성이 보고되고 있다.[1)] 실제로 필자 등이 시행하고 있는 복부 진찰에서도 영상으로 보면서 장기를 특이적으로 진찰할 수 있다면 민감도와 특이도가 높아지는 것은 납득할 수 있다. 그 대표적인 예는 sonographic Murphy's sign이지만, 초음파 유도하의 신체 진찰은 그 외에도 응용이 가능하다.
- 본 증례에서는 신우신염까지의 이행은 없다고 생각되지만, 수신증에 의한 신피막의 신전에 대한 직접적인 압박으로도 통증이 유발되었다고 생각된다〔그림 3, ▶ **03.** (그림 3에 해당)〕. 장기 특이적인 촉진을 위해서는 초음파 검사로 그 장기를 묘출하지 않은 상태와 묘출한 상태를 주의 깊게 구분하는 것이 좋다.

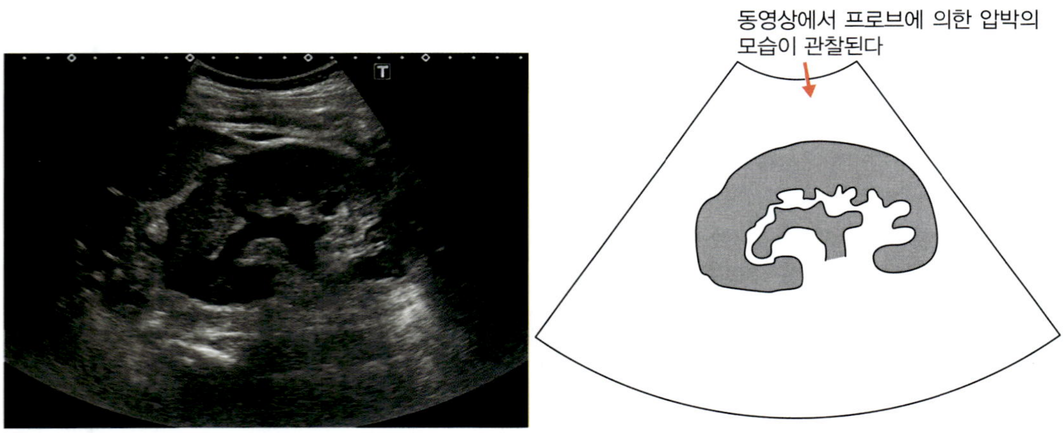

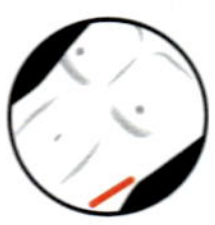

그림 3. sonopalpation *
신장의 하극 부근에 체표에서의 프로브에 의한 압박을 관찰할 수 있다.

철칙 확장되고 있는 관을 보면 어디가 막혀 있는지 생각한다

- 요관에는 생리학적 협착 부위가 3곳이 있다고 알려져 있다. 이 3곳은 고전적으로는 ① 신우요관

---

* sonography(초음파)와 palpation(촉진)의 합성어

이행부, ② 총장골동맥 교차부, 그리고 ③ 방광요관 이행부이다.

- 그러나 최근 CT 등에 의한 영상진단의 발달로 진정한 요관의 협착 부위는 사실 **① 방광요관 이행부, ② 상위요관이 성선정맥(gonadal vein)과 교차하는 부분(crossing point)의 2곳**으로 보고되고 있다.[2)] 이 crossing point는 호흡에 따른 신장의 움직임으로 인해 요관의 가동성이 변화하는 경계 지점이며, 그 이후의 가동성이 없는 부분이 요관결석이 감돈하기 쉬운 부위로 알려져 있다.

Column 초음파와 다른 모달리티의 구분 - 초음파로 수신증을 발견하면 요관결석으로 진단할 수 있을까?

수신증은 요관결석 외의 원인으로도 발생할 수 있다. 흔한 원인으로는 요폐나 악성 종양이 있으며, 드물게는 염증성 대동맥류가 원인이 되기도 한다.

복부대동맥류 파열의 오진에 관해서는 이전부터 많은 보고가 있었다. 오진율은 40%이며, 가장 많이 오진되는 것은 요관결석과 심근경색이라는 메타분석의 보고가 있다.[3)]

수신증, 요잠혈 양성은 모두 요관결석의 진단에 있어 간접 소견이며, 이러한 소견으로 요관결석으로 진단하면 오진할 가능성이 있다. 따라서 초음파로 진단하는 경우, 가능한 범위 내에서 요관결석의 직접 소견인 결석의 감돈(impaction)을 검색하고, 복부동맥류를 스크리닝하는 습관을 들이는 것이 좋다. 또한, 2019년 유럽 가이드라인에서 65세 이상의 남성은 초음파 검사를 통한 스크리닝을 Class 1에서 권장하고 있다.[4)]

여성의 경우는 부속기 종양이나 자궁근종, 자궁내막증과 같은 요관 외 종양 등에 의한 압박으로 수신증이 유발되는 것으로 알려져 있다[그림 4, ▶ **04.** (그림 4b에 해당)].

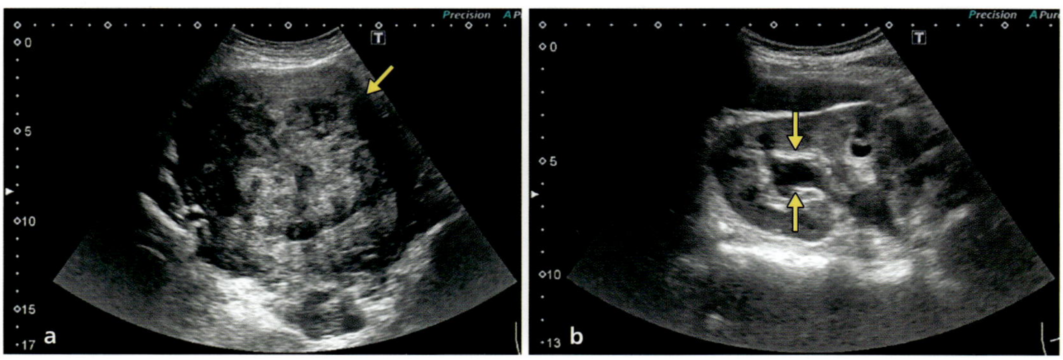

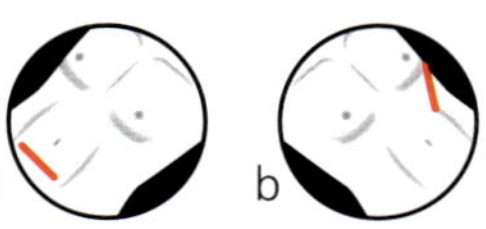

a b

그림 4. 자궁근종에 의한 수신증(다른 증례)

a. 축위단의 자궁(⇨). 자궁근종은 10cm 이상. 거대 자궁근종은 철결핍성 빈혈이나 배설 장애도 유발한다.
b. 좌신장에 수신증이 확인된다(⇨).

▶▶▶ Practice 1 이후

통증 조절 목적 및 배설을 촉진하기 위해 아세트아미노펜 정맥주사와 수액 보충을 실시하고, 아울러 생활습관병의 스크리닝 목적으로 채혈을 실시하였다.

요검사 결과는 잠혈 3+였다. 채혈에서는 WBC 15,470/μL, CRP 0.15mg/dL, 요산 8.1mg/dL이었다. 고요산혈증이 확인되어 요관결석의 급성기 치료 후 요산 생성 억제제 투여를 고려하였다.

Practice 2

급성의 우측 측복부 통증을 주소로 내원한 38세 남성

■ 병력 · 신체소견에 의한 진단 추론

유발요인 없이 우측 측복부 통증이 발생하였다. 이전에 요관결석의 기왕력이 있고, 유사한 증상이 있었기 때문에 요관결석을 걱정하여 본원의 종합진료 외래를 방문하였다. 체온 37.4℃, 혈압 130/76mmHg, 맥박 72회/분. 신체진찰에서 보행 시 통증은 없었고, 복부는 평탄하고 부드러웠다. 우하복부에 국소적인 압통이 있었고, 복막 자극 증상은 보이지 않았다. 우측 늑골 척추각의 타진통은 뚜렷하지 않았다. 젊은 나이에 급성으로 발생한 측복부 통증으로 요관결석의 기왕력이 있었기 때문에 1차적으로 요관결석을 감별해야 했다. 그러나 우하복부에 국한된 압통이 있었기 때문에 수술적 치료가 필요한 충수염의 가능성을 배제할 필요가 있다고 판단하였다.

■ 초음파 소견 및 해석

외래진료 중 바로 병원에 비치된 포터블 기기로 초음파 검사를 실시하기로 하였다. 시간 단축을 위해 압통 부위부터 관찰을 시작하였다. 미열이 있었으므로 결석성의 신우신염이라면 신장의 압통이 있을 것으로 생각되었다. 그러나 압통 부위를 초음파로 관찰한 결과, 상행결장의 현저한 벽 비후가 관찰되었다. 벽 비후는 회맹부에서 간만곡까지 이어졌으며[그림 5, ▶ **05.** (그림 5에 해당)], 가장 두꺼운 부위는 12mm였다. 층 구조는 유지되고 있으나 점막하층에 해당하는 세 번째 층의 벽 비후가 가장 두드러졌다. 이 단계에서 상행결장염이 존재한다고 판단하여 염증이 파급된 원인 병소를 감별할 필요가 있었다. 압통 부위는 국소적이었고, 그 부위에서 후방음영을 동반한 고에코상이 관찰되어 분변석을 의심할 수 있는 소견이었다[그림 6, ▶ **06.** (그림 6a에 해당)~**07.** (그림 6b에 해당)]. 주변은 저에코대로 보였으며, 상행결장의 고유근층에 해당하는 네 번째 층과 연속성을 가지며 돌출되어 있었기 때문에 상행결장의 게실로 판단되었다. 또한, 게실 주위 지방조직의 에코가 증가되어 있어 염증의 파급을 의심할 수 있는 소견이 관찰되었다[그림 7, ▶ **08.** (그림 7에 해당)].

이상의 소견으로 상행결장 게실염 가능성이 매우 높다고 판단되었다. 그러나 충수염을 배제하기 위해 일반적으로 장요근(iliopsoas muscle) 전면을 따라 주행하는 충수를 관찰하였고, 복막염의 중증도 판별을 위해 복수의 유무를 확인하였다. 충수 종대는 없었고, 복수는 보이지 않았다. 또한, 두 신장 모두를 관찰하였으나 수신증은 보이지 않았다. 따라서 단순형의 상행결장 게실염으로 진단하고, 치료방침을 검토하였다.

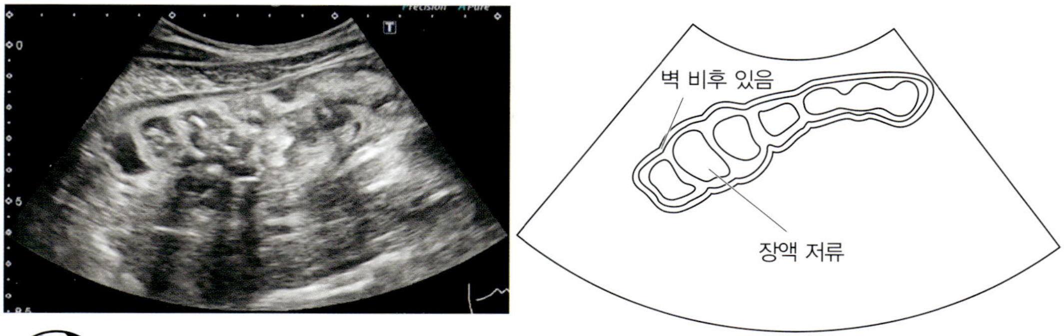

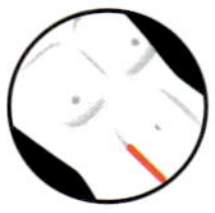

그림 5. 상행결장

시상단. 간만곡부까지 상행결장의 벽 비후가 뚜렷하게 관찰된다. 층 구조는 유지되고 있다.

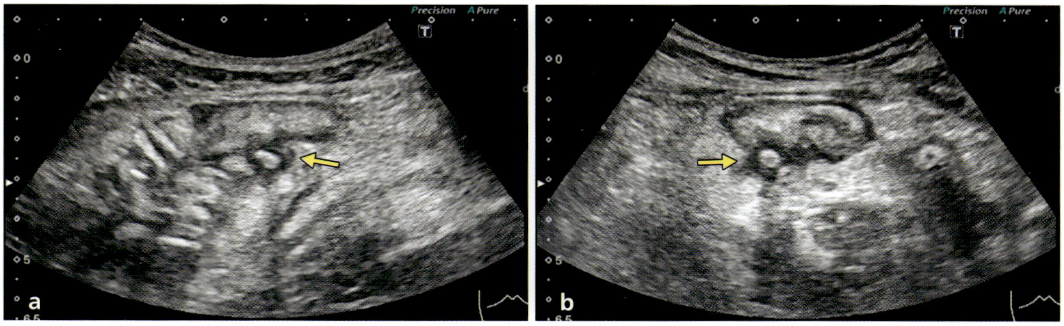

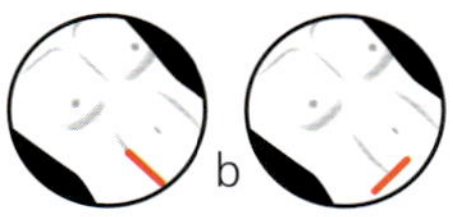

a b

그림 6. 맹장부

시상단(a)과 축위단(b). 맹장부의 배측으로 돌출된 게실이 관찰되고(a, ⇨), 내부에 분변석을 의심할 수 있는 음향음영을 동반한 고에코상이 관찰된다(b, ⇨).

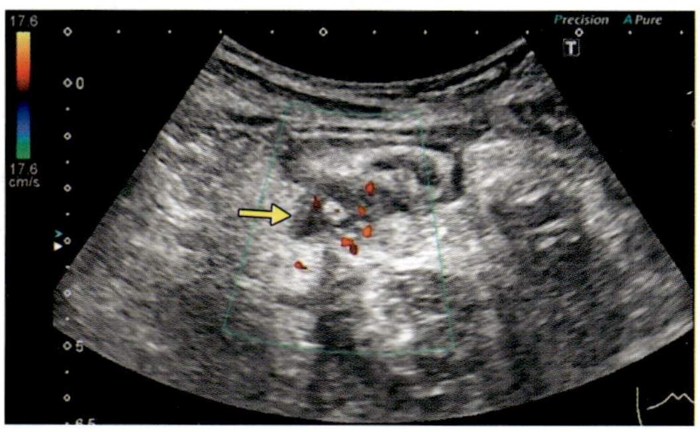

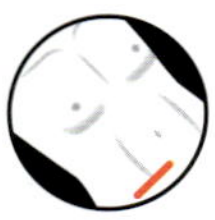

그림 7. 게실염

축위단. 컬러도플러법에서 게실 주위에 혈류 신호의 증가가 관찰되었으며(⇨), 주변 지방조직이 초음파 에코 레벨도 상승하였다. 이는 결장염의 원인 게실임을 의심할 수 있는 소견이다.

철칙 결장염을 일으키는 원인 병변을 찾는다

- 일본의 자료에 따르면, 게실염에 동반된 대장염은 상행결정에서 흔히 발생하지만, 좌측 대장의 게실염은 고령자에게 많다고 알려져 있다.[5] 상행결장염을 유발하는 병태는 게실염 이외에도 다양하게 존재하기 때문에 감별이 필요하다.
- 원래 게실을 가지고 있는 상태에서, 충수염 등의 다른 원인으로 상행결장염이 병발하는 경우도 있다. 따라서, 게실염을 의심할 때는 원인 게실이라고 생각되는 부위에 국소적인 압통이 있는 것을 확인하고, 영상에서 염증 소견이 그 게실을 기점으로 시작되는지를 확인하여 다른 질환을 배제하는 것이 중요하다.
- 검사자의 숙련도는 물론, 복잡형 결장 게실염(뒤에 설명)으로 진행된 경우에는 초음파만으로 병변 전체를 진단하기 어려울 수도 있기 때문에 조영 CT 등 다른 영상기법을 이용한 정밀검사를 필요에 따라 실시하는 자세가 중요하다.
- 합병증을 동반한 게실염을 복잡형이라고 한다. 구체적으로는 농양 형성, 누공 형성, 장교액, 장폐색, 복막염을 동반한 경우를 의미한다.

▶▶▶ Practice 2 이후

본 증례는 초음파 검사에서 게실 내부의 분변석을 의심할 수 있는 고에코상과 더불어 주위로 파급되는 염증 소견이 보였기 때문에 상행결장 게실염으로 진단되었다.
주위에 농양과 복수를 의심할 만한 소견은 보이지 않아 단순형의 상행결장 게실염으로 진단되었다. 젊은 나이에 복막 자극 증상이 없고, 또한 경구 섭취가 가능하며 약물 순응도도 좋을 것으로 기대되어 외래 치료가 선택되었다. 경구 항생제 복용 후 3일째에 복부 증상은 호전되었다〔**그림 8, ▶ 09.** (그림 8a에 해당)~**10.** (그림 8b에 해당), **9, ▶ 11.** (그림 9에 해당)〕.
의원급 진료 환경에서는 조영 CT나 혈액검사 결과는 즉시 확인하기 어려운 경우가 많지만, 초음파 검사는 진찰소견과 연동된 영상 정보를 바로 얻을 수 있다. 또한, 치료 효과 판정에도 활용할 수 있다.
게실염 치료 후 추가적인 원인에 대한 정밀검사로 하부 내시경검사 등이 고려되었다.

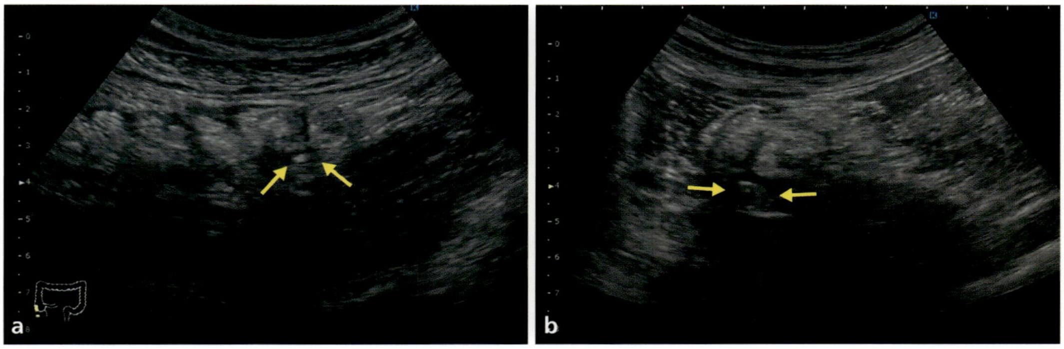

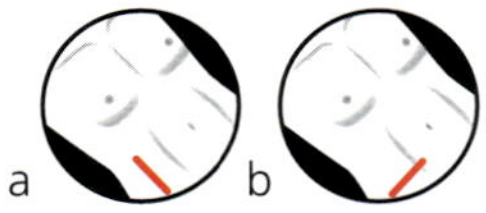

그림 8. 항생제 복용 후 치료 효과 판정

a. 시상단. 초진 시 보였던 3층 점막하층을 중심으로 한 벽 비후가 현저하게 개선되었다(⇨).

b. 축위단. 게실 내부의 분변석은 여전히 관찰되지만 해당 부위의 압통은 소실된다(⇨).

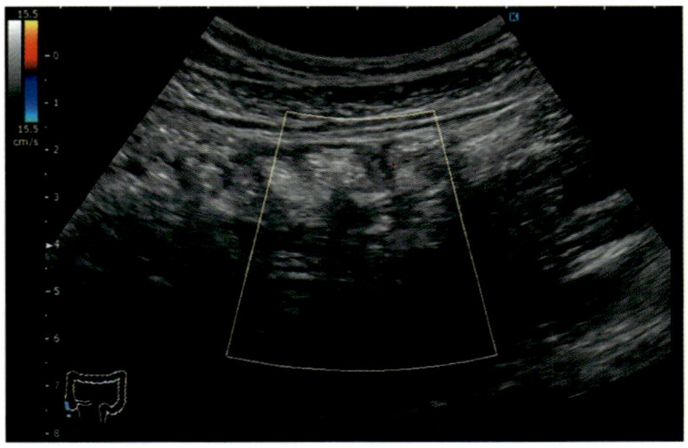

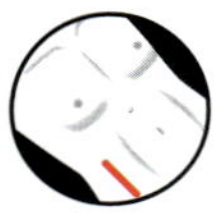

그림 9. 컬러도플러법

장축상. 컬러도플러법에서 게실 주위로 혈류 신호의 항진은 보이지 않는다. 주위 지방조직 에코 레벨의 상승도 없다.

Practice 3

아급성 측복부 통증을 주소로 내원한 35세 여성

■ 병력 · 신체소견에 의한 진단 추론

2주 전부터 수양성 설사가 발생하였다. 경과를 지켜보았으나 수양성 설사 증상은 호전 없이 계속되었고, 간헐적으로 지속되는 좌측 하복부 통증으로 종합병원 외래를 방문하였다. 환자는 혼자 지내며 과거력이나 약물 복용력은 없었다. 체온 36.8℃, 혈압 120/68mmHg, 맥박 76회/분. 신체소견상 복부는 평탄하고 부드러웠으며, 좌측 상하복부에 압통이 있었으나, 복막 자극 증상은 보이지 않았다. 지속되는 수양성 설사를 고려할 때 가장 먼저 감별할 질환은 감염성 장염이었으나, 젊은 여성에서 아급성으로 발현한 복통이므로 부인과 질환의 감별도 필요하다고 생각하였다.

■ 초음파 소견 및 해석

좌측 복통의 원인 장기를 확인하기 위해 신체진찰과 병행하여 POCUS로 평가하기로 하였다. 복부 신체 소견을 보면서 초음파 검사를 시행하던 중 좌측 측복부의 압통 부위를 확인하면서 탐촉자를 대자 관강 구조물이 관찰되었다(▶ **12.** (그림 10에 해당)). 관강 구조물은 복강 내에서 최외측 배측에 위치하며, 후복막에 고정된 구조임을 근거로 하행결장으로 판단하였다. 좌측 상복부에서 하복부로 이어지는 통증이 이 부위와 일치하였다. 또한, 하행결장을 추적하자 S자결장까지 장관의 벽 비후가 보였다(**그림 10**). S자결장에서 직장 이행부는 초음파 평가가 제한적이므로 더 깊이 관찰하지는 않았다(**그림 11**). 상행결장에서 횡행결장에 벽 비후는 보이지 않았다. 다음으로 자궁 주위를 관찰하였다. 자궁 내부는 두꺼운 자궁내막이 보이고, 그 주위에는 소량의 복수가 보였다(**그림 12**).

관찰 소견을 종합하면, 하행결장에서 S자결장까지의 현저한 장벽 비후가 있고, 층 구조는 불명확하며 저에코 병변으로 합쳐진 양상이었다(**그림 13**). 결장염의 존재는 의심할 여지가 없었고, 더욱이 소량의 복수가 동반된 점, 또 자궁 내부와 주위에 뚜렷한 낭종성 병변이 보이지 않는 점으로 보아 부인과 질환보다는 소화기 질환의 감별이 필요하다고 생각하였다. 병태로는 소량의 복수를 동반한 결장염이 존재하였으므로 염증성 장질환에 대한 정밀검사가 필요하여 입원 후 장관 안정을 취하면서 정밀검사를 시행할 방침이었다.

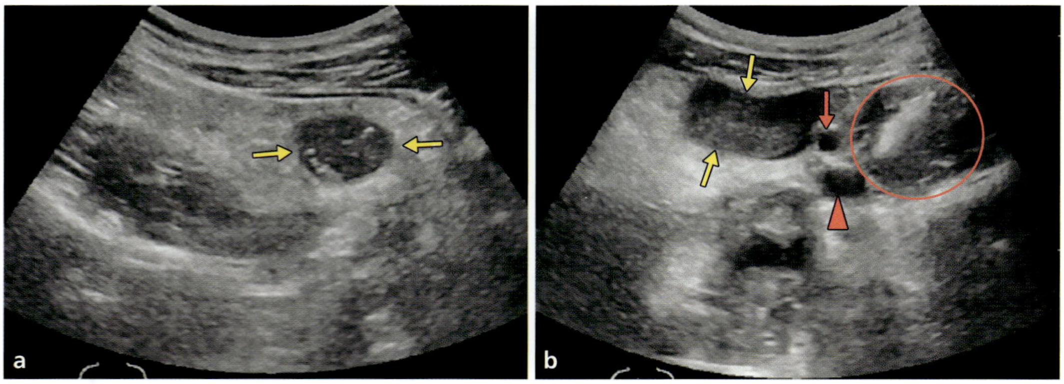

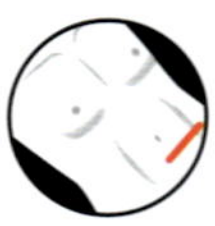

그림 10. 하행결장과 S자결장

a. 하행결장(⇨는 벽 비후).

b. S자결장(⇨는 벽 비후, ➡는 총장골동맥, ▶는 총장골정맥, 빨간색 원은 장요근군).

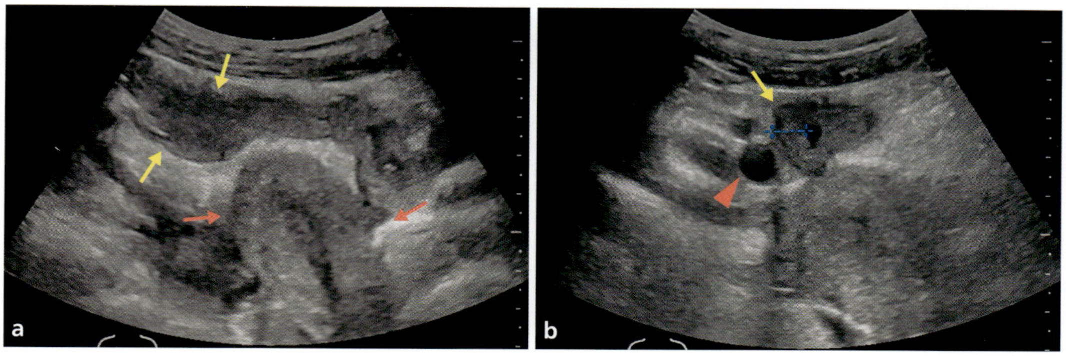

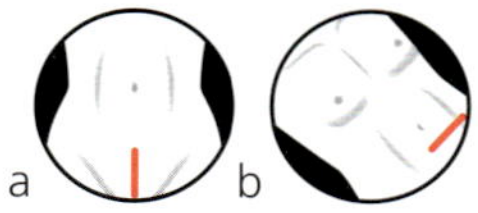

그림 11. S자결장

시상단(a)과 축위단(b). S자결장에는 벽 비후가 보인다(⇨). ➡는 자궁, ▶는 총장골정맥.

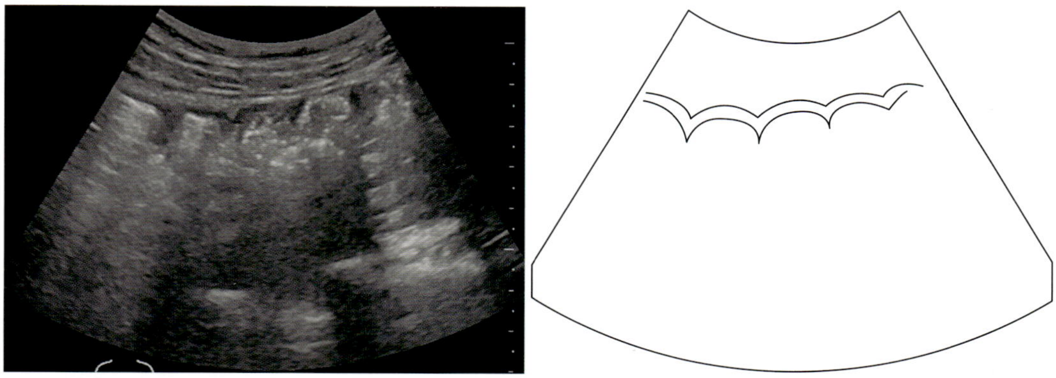

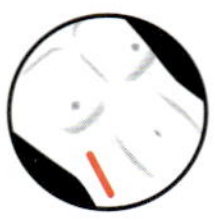

그림 12. 상행결장

벽 비후가 없다.

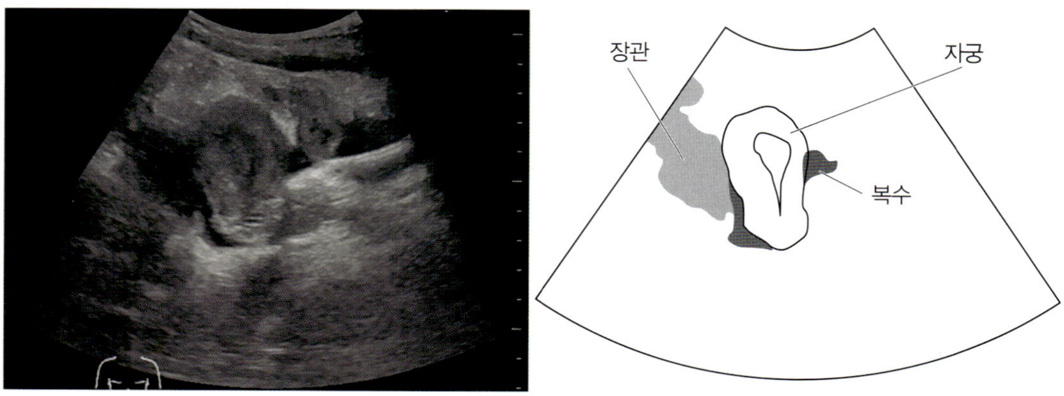

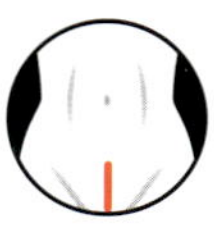

그림 13. 자궁

자궁 주위에 소량의 복수가 보인다.

철칙 소화관초음파는 후복막에 고정된 결장을 기준으로 삼는다

- 소화관초음파에서는 **후복막에 고정된 상행결장과 하행결장을 기준점으로 생각하고, 이들보다 더 외측, 배측에는 장관이 존재하지 않는다는 점**을 염두에 두고 스캔한다.
- S자결장에서 직장, 특히 S자결장은 후복막에 고정되어 있지 않고 개인차에 따른 주행의 차이가 커서 동정이 어렵고, 벽 비후의 평가는 난이도가 높다.

Column 여성 환자의 측복부 통증에 대한 함정(pitfall)

부인과 질환에서도 경복부초음파 검사의 유용성은 말할 필요도 없다. 그러나 복통의 원인이 될 수 있는 자궁 외 임신, 난소 염전을 일으킬 수 있는 난소 종양 등은 발견하기 어려운 경우가 많다.

발견만 되면 진단이 가능하지만, 배제하기는 어려우며, POCUS에서는 다른 소견과 통합된 판단이 요구된다.

초음파 검사에서는 관찰할 수 없는 자궁 외 임신을 배제하기 위해 임신반응검사를 실시한다.

▶▶▶ Practice 3 이후

세균성 대장염의 원인균은 대변 배양검사에서 확인되지 않았고, 하부 내시경검사와 염증 점막의 생검을 통해 궤양성 대장염으로 진단되었다. 병형은 좌측 대장염으로 분류되었고, 활동기의 경도 궤양성 대장염으로 판단되어 치료를 시작하였다.

측복부 통증의 초음파 정리

- POCUS에서 신체진찰과 영상소견의 일치를 확인하는 것은 장기별 감별을 좁히는데 유용하다.
- POCUS에서 이상 소견이 발견되면, 가능하다면 원인 질환도 찾아본다.
- 또한, 초음파는 진단뿐 아니라 이후 임상 경과를 추적하는 데에도 유용하다.

참고문헌

1. Faust JS et al : Eliciting renal tenderness by sonopalpation in diagnosing acute pyelonephritis. Cri Ultrasound J 9 : 1, 2017
2. Kamo M, et al : There are no three physiological narrowings in the upper urinary tract : a new concept of the retroperitoneal anatomy around the ureter. Jpn J Radiol 39 : 407-413, 2021
3. Azhar B, et al : Misdiagnosis of ruptured abdominal aortic aneurysm : systematic review and meta-analysis. J Endovasc Ther 21 : 568-575, 2014
4. Wanhainen A, et al : Editor's choice–European Society for Vascular Surgery(ESVS) 2019 clinical practice guidelines on the management of abdominal aorto-iliac artery aneurysms. Eur J Vasc Endovasc Surg 57 : 8-93, 2019
5. Manabe N, et al : Characteristics of colonic diverticulitis and factors associated with complications : a Japanese multicenter, retrospective, cross-sectional study. Dis Colon Rectum 58 : 1174-1181, 2015

4 / 황달

Practice 1

심와부 팽만감, 회백색 변, 혈뇨를 주소로 내원한 황달이 관찰된 74세 여성

■ 병력 · 신체소견에 의한 진단 추론

심와부 팽만감, 회백색 변, 혈뇨를 주소로 내원하였다. 수 년 전부터 심와부 팽만감을 자각하고 있었다. 혈압 140/66mmHg, 맥박수 87/분, 체온 36.7℃. 복부는 평탄하고 부드러웠으며, 종양 촉지나 압통 없음. 배부 통증 없음. 4개월 만에 체중이 2kg 감소하고, 육안적 황달이 있었다. 육안적 황달이 있고, 심와부 팽만감이 있는 것으로 보아 폐쇄성 황달(obstructive jaundice)을 생각하였다. 회백색 변은 이에 부합하며, 발열이나 복통이 없어 담관염 가능성은 낮다고 판단하였다. 또한, 혈뇨 소견은 빌리루빈뇨일 가능성을 고려하였다.

■ 초음파 소견 및 해석

폐쇄성 황달을 고려하여 우선 담관 확장의 유무를 관찰하였다. 컨벡스 프로브를 우측 늑골하부에 놓고 간우엽을 묘출한 결과, 간내담관의 현저한 확장을 확인하였다(**그림 1**). 담낭은 종대되어 있었으나 내강에 담석 등은 관찰되지 않았다. 체위 변환을 통해 간외담관을 동정하자 shotgun sign이 관찰되었다(**그림 2**). 폐색 기점을 평가하기 위해 간외담관을 따라 관찰한 결과, 췌장 구상돌기에서 췌두부에 걸쳐 종양성 병변이 확인되었다. 하부담관은 종양 내로 진입하여 종양에 의한 협착이 유발되는 것으로 생각되었다(**그림 3**). 또한, 췌두부 종양 원위부의 췌관 확장도 관찰되었다(**그림 4**).

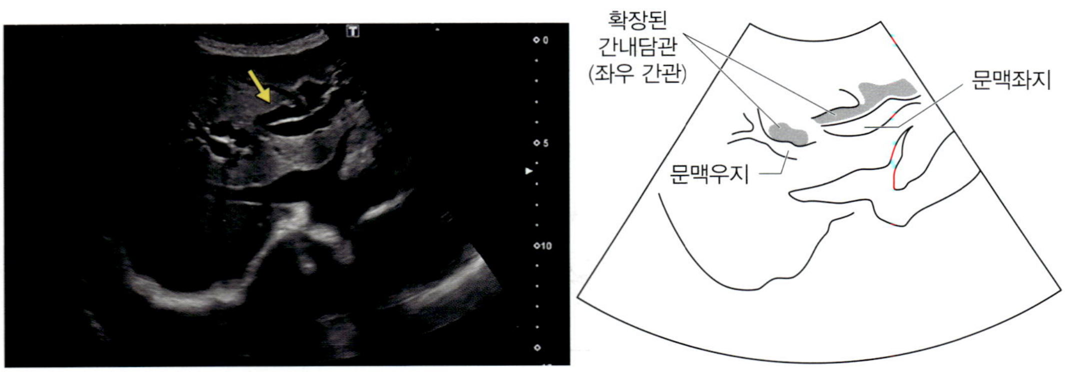

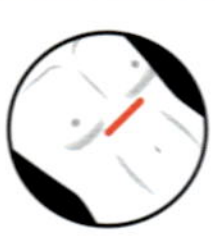

그림 1. 확장된 간내담관(⇨)

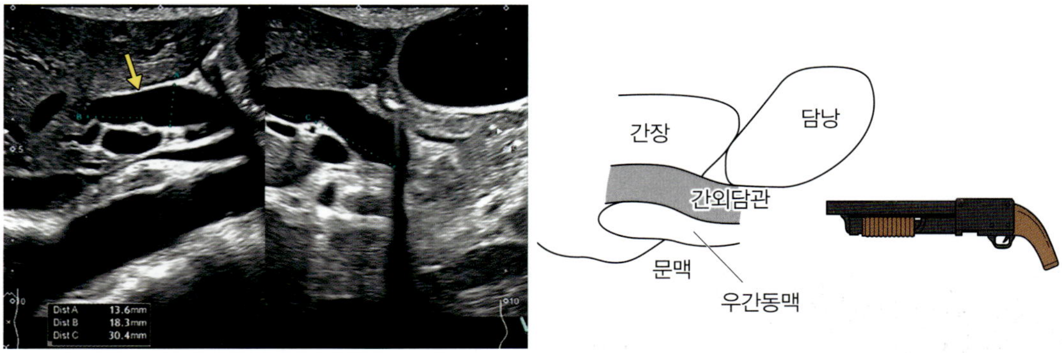

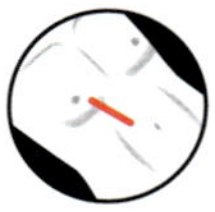

그림 2. 간외담관의 확장

shotgun sign(⇨). 문맥 본간과 그 복측을 주행하는 확장된 간외담관이 2연발 총처럼 관찰되는 것을 shotgun sign이라고 한다.

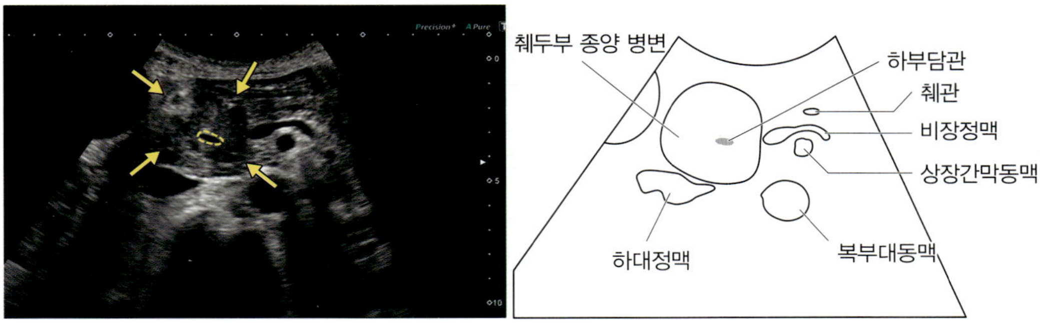

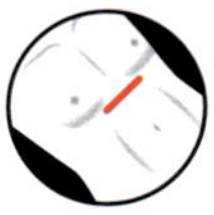

그림 3. 췌두부 종양 병변 내(⇨)에 있는 하부담관(노란색 점선 부분)

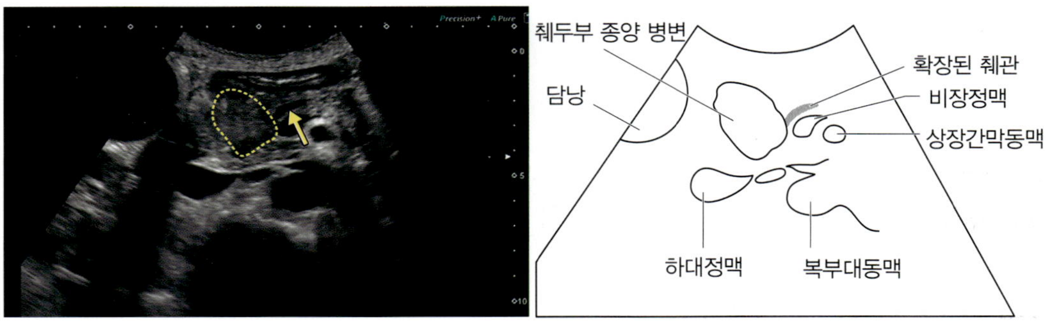

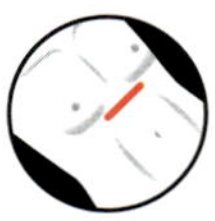

그림 4. 췌두부 종양 병변(노란색 점선 부분), 확장된 췌관(⇨)

철칙 간내담관, 간외담관을 동정한다!

- 황달의 복부초음파 시에는 폐쇄성 황달과 간성 황달을 감별하기 위해서도 **간내담관, 간외담관**의 동정이 필수적이다.
- 정상인에서 간내담관이 묘출되는 경우는 거의 없으며, 묘출되는 경우는 확장된 것으로 판단한다. 간내담관은 정상에서 1mm 이하이지만, 확장 시에는 문맥과 같은 직경 이상으로 커지는 경우가 많다. 간내담관은 문맥과 나란히 주행하므로, 우측 늑골하부 접근으로 확인할 수 있다. 우측 늑골하부에 프로브를 대어 문맥 제대부를 묘출하고, 문맥의 좌·우 분지를 따라 평행하게 보이는 구조를 확인한다. B모드만으로 동정할 수 없는 경우, 그 담관에 컬러도플러검사를 시행하여 **컬러가 없는 맥관이 간내담관**이고, **묘출되지 않거나 희미하게 보이는 정도라면 정상담관**으로 판단한다(**그림 5**).[1)]
- 간외담관의 동정은 프로브를 우측 늑골하부에 비스듬히 대고 문맥과 그 복측에 위치한 총담관의 주행을 확인한다(**그림 6**). 좌측 옆으로 누운 자세를 취하면 췌두부가 복측으로 이동하여 간외담관이 직선화되고 묘출되기 쉬워진다. 천천히 아프지 않게 프로브로 소화관 가스를 밀어내면서 묘출해낸다. 복식호흡을 여러 번 시키면서 프로브로 장을 압박하는 방법도 효과적이다.
- 간외담관에 확장이 있으면 하부담관의 폐색이나 협착을 생각하고, 확장이 없으면 간내담관에서의 폐색이나 협착을 생각한다.

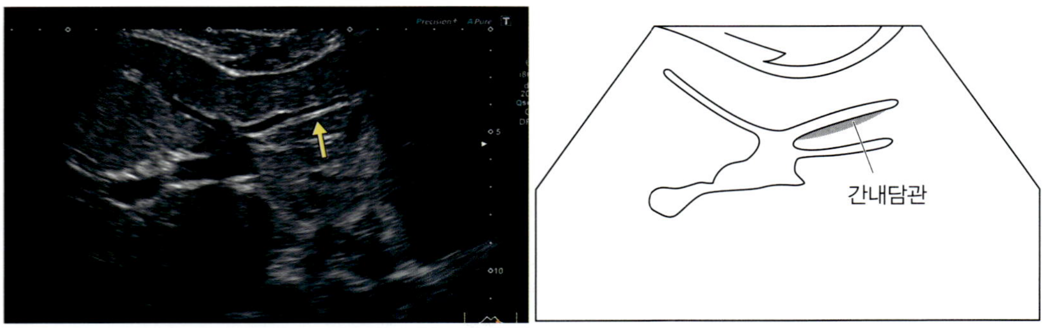

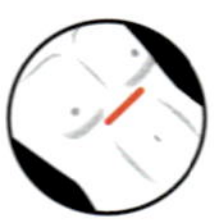

그림 5. 간내담관
정상 문맥에 나란히 주행하는 확장되지 않은 간내담관이 희미하게 관찰된다(⇨).
필요에 따라 컬러도플러검사를 실시한다.

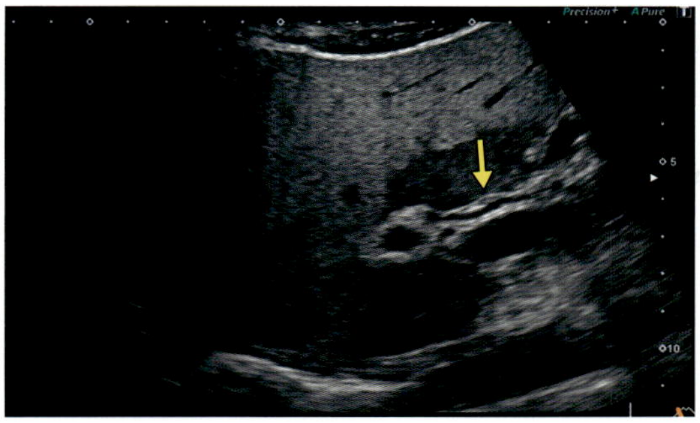

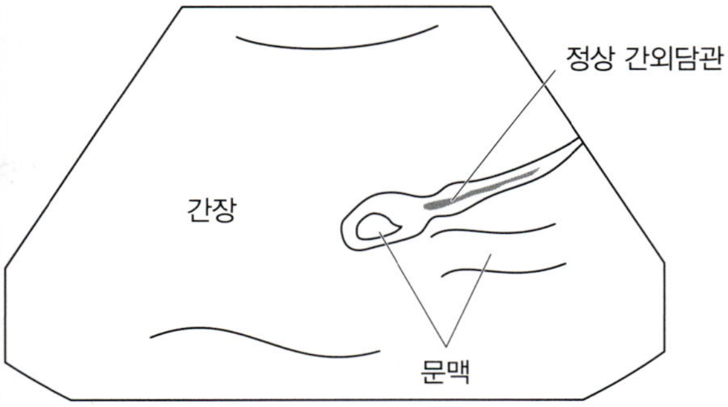

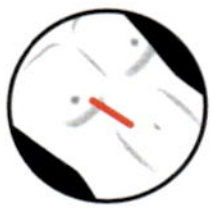

그림 6. 정상 간외담관(⇨)

철칙 간내담관은 명확하게 보이면 비정상, 간외담관은 seven-eleven rule (7-11 rule)

- 간외담관의 직경이 **7mm 이상이면 확장, 11mm 이상이면 명백한 확장**으로 간외담관의 폐색이 강하게 의심되는 소견이다.[2)]
- 협착이나 폐색으로 확장이 발생하지만, 원인 질환에 따라 확장 부위가 다르다.
- 고령자나 담낭절제술 후에는 간외담관 직경이 확장되는 경향이 있다(**그림 7, 8**).

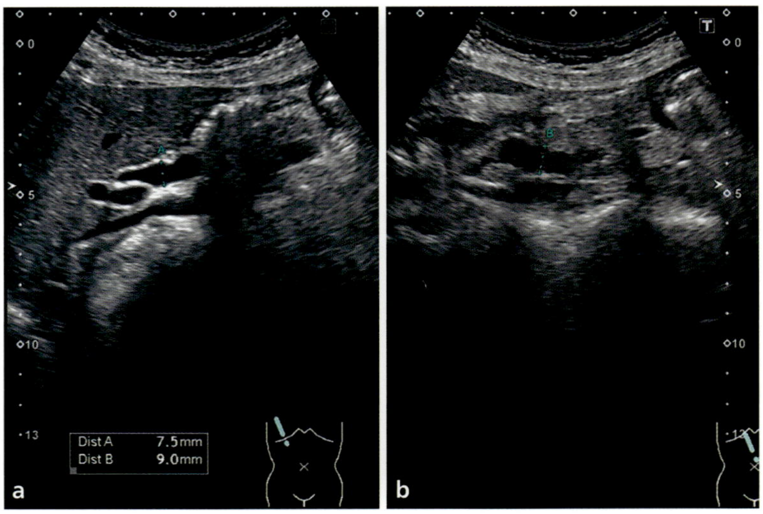

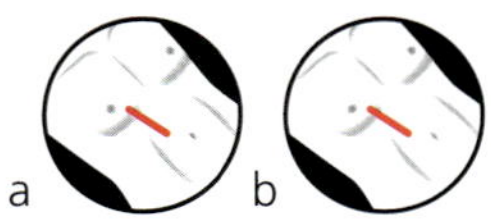

그림 7. 고령자의 간외담관 확장(7~9mm)

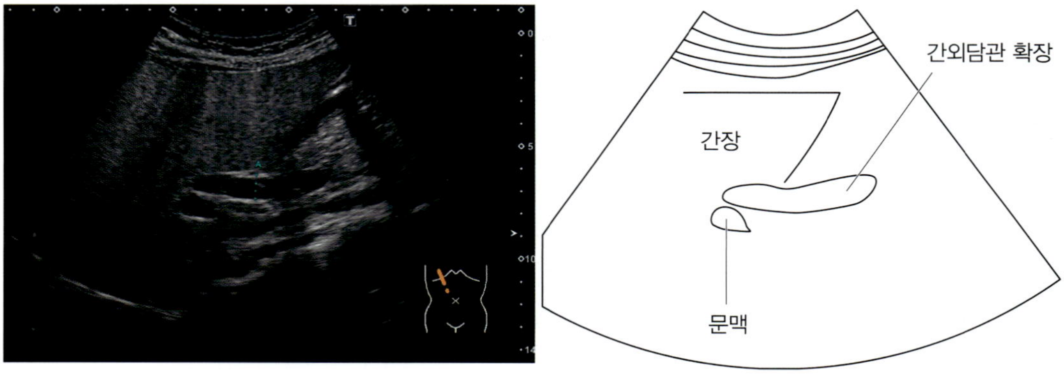

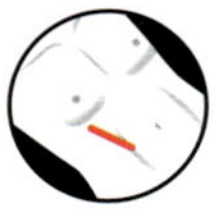

그림 8. 담낭절제술 후 간외담관 확장(11mm)

철칙 환자가 혈뇨를 호소할 때는 빌리루빈뇨인 경우가 많다

- 환자가 호소하는 혈뇨가 빌리루빈뇨(bilirubinuria)일 수 있으므로 주의가 필요하다.
- 소변이 진하다고 표현하기도 하니 놓치지 않도록 한다.

▶▶▶ Practice 1 이후

초음파 소견과 복부 조영 CT, MRCP 등의 검사 결과를 종합하여 췌두부의 악성종양에 의한 폐쇄성 황달로 진단되어(**그림 9~11**), 타 병원으로 전원. 췌두부암으로 확정되어 화학요법 후 수술을 시행하였다.

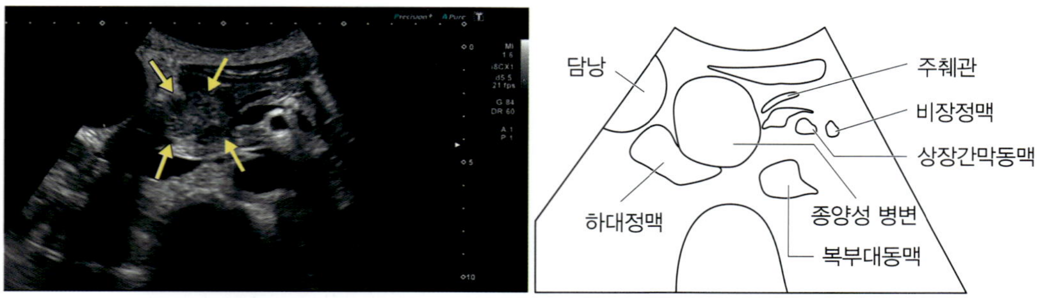

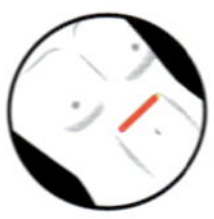

그림 9. 복부초음파 소견

췌장 구상돌기에서 췌두부에 걸쳐 종양성 병변(⇨)이 있고, 주췌관의 확장도 관찰되었다.

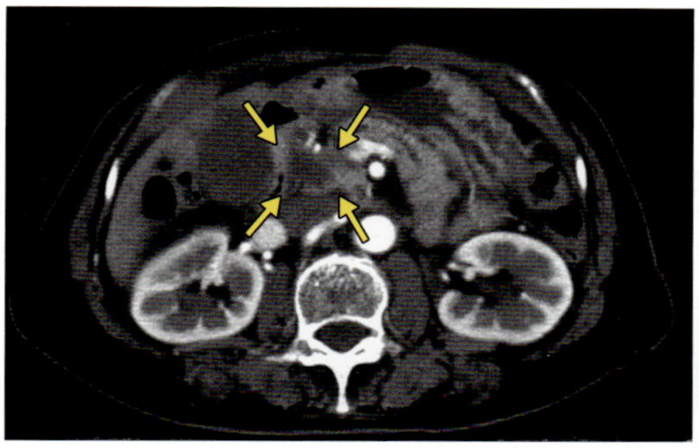

그림 10. 조영 CT
열은 조영효과를 보이는 종양성 병변을 확인할 수 있다(⇨).

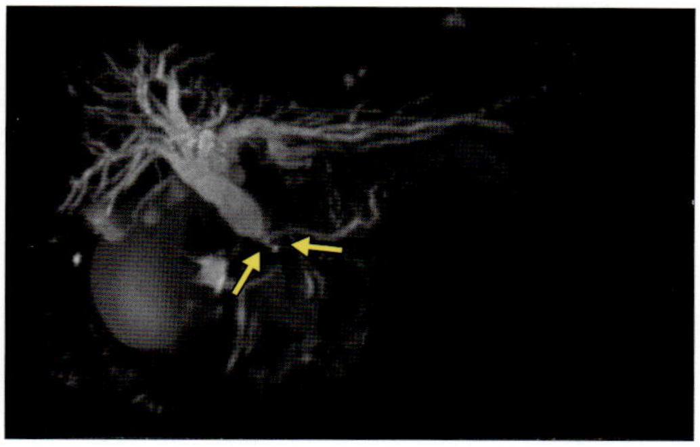

그림 11. MRCP
하부담관 레벨에서 폐색을 확인할 수 있다(⇨).

Practice 2

구토와 오한을 주소로 내원, 황달이 관찰된 62세 남성

■ 병력 · 신체소견에 의한 진단 추론

전날부터 구토가 나타났고, 오한도 동반되었다. 구토는 10회 이상 있었고, 후반부에는 소량이지만 토혈이 있었다. 체온 36.8℃, 혈압 118/81mmHg, 맥박수 88/분, 복벽이 약간 딱딱하고 복부 팽만감이 있었으나 압통은 없었다. 전신에 황달이 관찰되었다. 금주를 권유받았으나, 매일 4병을 마시는 주당이었다. 황달의 원인으로 담석 감돈이나 알코올성 간경변을 생각할 수 있으나, 오한이 동반된 점에서 폐쇄성 황달을 동반한 담관염을 우선적으로 의심하였다.

구토, 토혈의 원인으로는 위궤양 병력과 음주력을 바탕으로 위궤양이나 Mallory-Weiss 증후군, 간경변에 의한 식도정맥류에서의 출혈도 고려되었다.

■ 초음파 소견 및 해석

황달의 원인을 찾기 위해 우선 담관 확장의 유무를 관찰하였다. 총담관이나 간내담관 확장은 관찰되지 않아 간성 황달을 고려하여 간의 형태와 실질을 평가하였다. 심와부 종스캔에서 간연을 관찰했더니 둔화되어 있었고, 미상엽(caudate lobe) 비대가 관찰되었다(그림 12). 심와부 횡스캔, 우늑골궁하 스캔에서 간 표면의 불규칙한 요철과 실질의 거칠어짐이 관찰되었다(그림 13, 14).

좌늑간 평가에서 비장을 확인한 결과, spleen index(SI) 25cm^{2}로 비장 비대를 확인하였다[주](그림 15).

복수는 관찰되지 않았다.

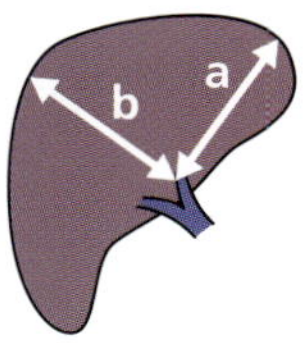

[주]우측 그림의 치바대학 제1내과의 공식으로 산출.
[a : 비문부에서 하극단까지의 거리[cm)]×[b : 비문부까지의 두께[cm)]가 20cm^2 이상으로 비종.

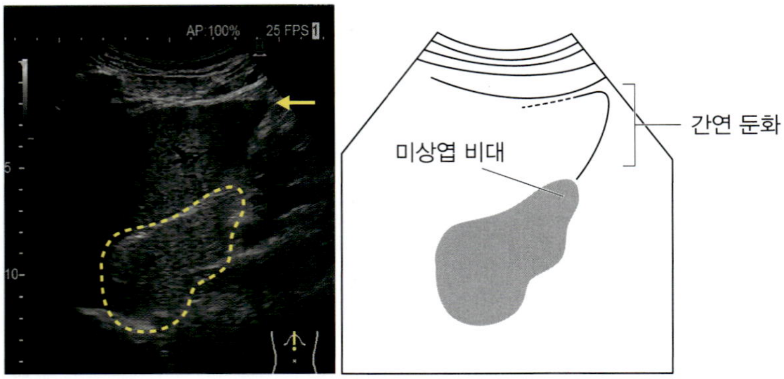

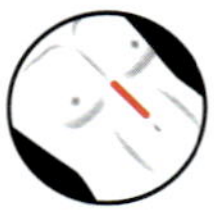

그림 12. 심와부 종스캔

간연의 둔화(⇨)와 미상엽 비대(노란색 점선 부분)를 확인할 수 있다.

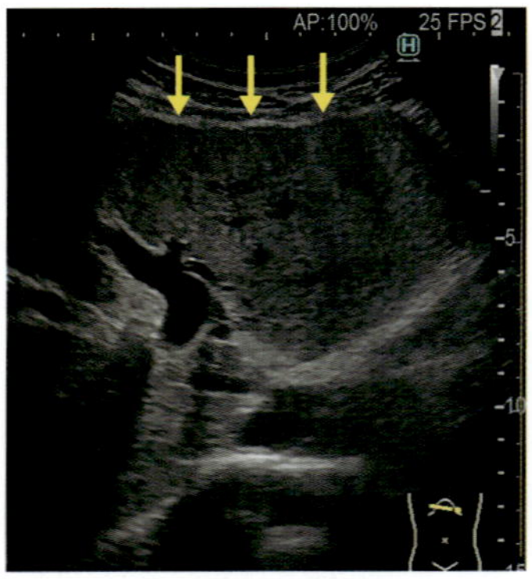

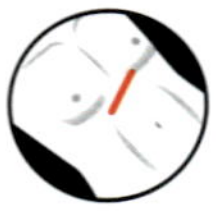

그림 13. 심와부 횡스캔

간표면의 요철이 불규칙함을 확인할 수 있다(⇨).

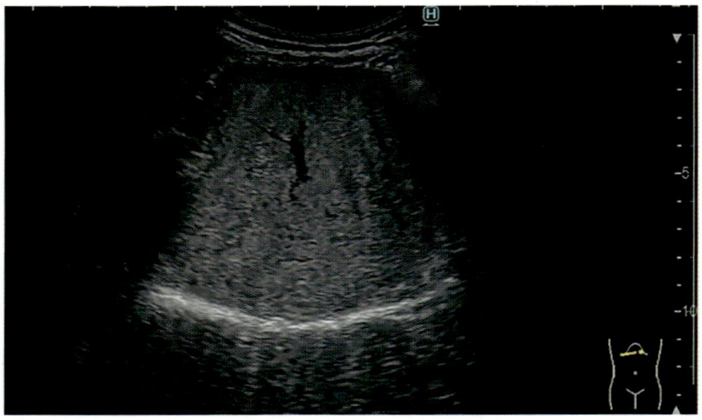

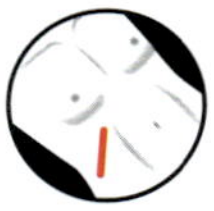

그림 14. 우늑골궁하 스캔

간실질의 거칠어짐(coarse liver surface)을 확인할 수 있다.

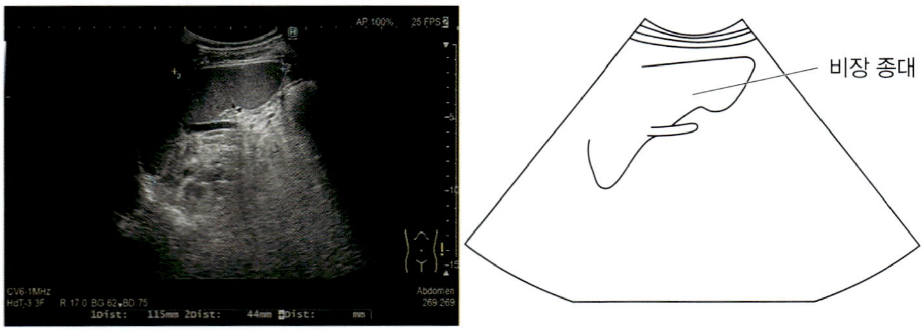

그림 15. 좌늑간 스캔

비장 종대를 확인할 수 있다.

철칙 폐색성이 아니라면 간성을 생각하고, 간 · 비장을 평가한다

- 폐색성 외에 간성 황달도 초음파로 의심할 수 있다.
- 담도계의 확장이 확인되지 않으면 간성 황달을 생각하여 간형태, 간실질을 평가하고 비장비대 여부를 확인한다.
- 이들도 이상이 없으면 용혈성이나 급성 간부전일 가능성이 있으므로 채혈을 확인한다.

철칙 간경변은 ○○으로 본다 !

1. 실질 패턴으로 보기(그림 16)

- 간실질의 불균일이나 거칠어짐은 간손상의 소견이라고 할 수 있지만, 이러한 소견은 만성 간염과 간경변 모두에서 공통적으로 나타날 수 있다.
- 그러나 간경변에서는 이와 더불어, 간 내에 3mm 이상의 미세 결절이나 5mm 이상의 거대 저에코 결절이 산재하거나 미만성으로 관찰된다. 이는 재생 결절에 의한 것으로, 간경변에서 흔히 볼 수 있는 특징이다.[3, 4]

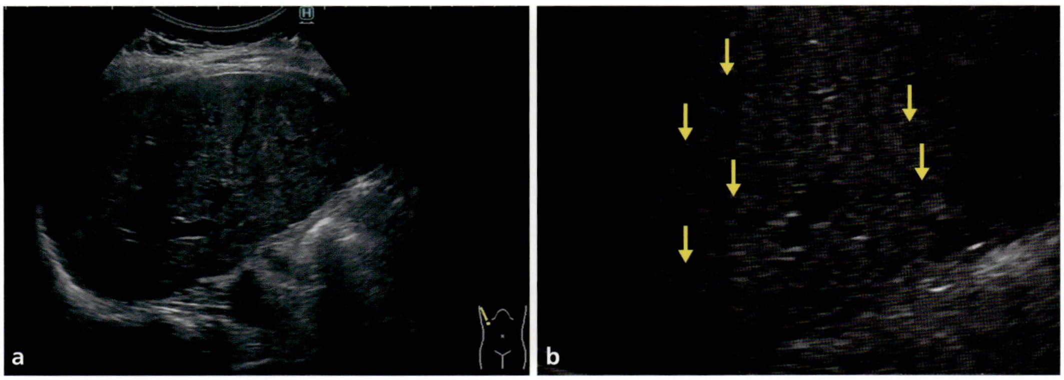

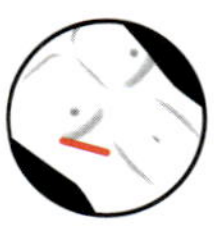

그림 16. 간경변 환자

a. 간실질은 불균일하고 거칠어져 있다.
b. 간실질 확대상에서는 작은 저에코 결절(=재생 결절)이 산재성으로 확인된다 (⇨).

2. 간 표면에서 보기(그림 17, 18)

- 간표면의 요철이나 물결 모양의 변형은 간경변에 특징적인 소견이다.[3)]

3. 간 가장자리에서 보기(그림 17, 18)

- 간연의 둔화는 다양한 간질환에서 볼 수 있기 때문에 간경변에 특이적인 소견은 아니지만, 민감도는 높고, 대부분의 간경변에서 간연이 둔화되어 있다. 즉, **간연이 예각이면 간경변의 가능성은 낮다.**[3)]

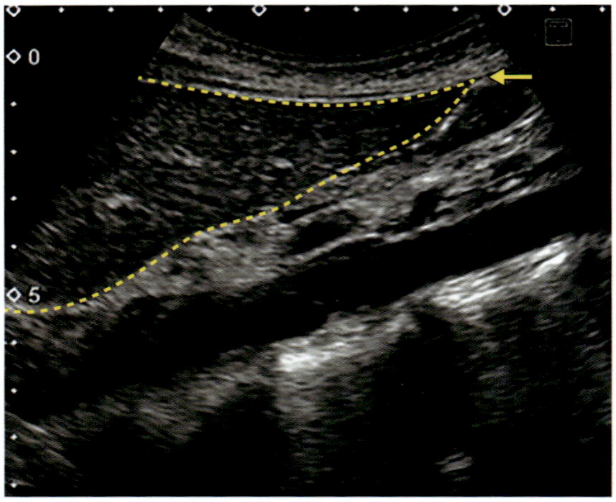

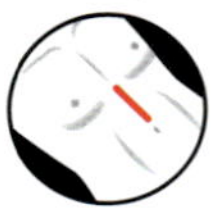

그림 17. 정상인
간연이 예각(⇨), 간표면은 매끄럽다(노란색 점선 부분).

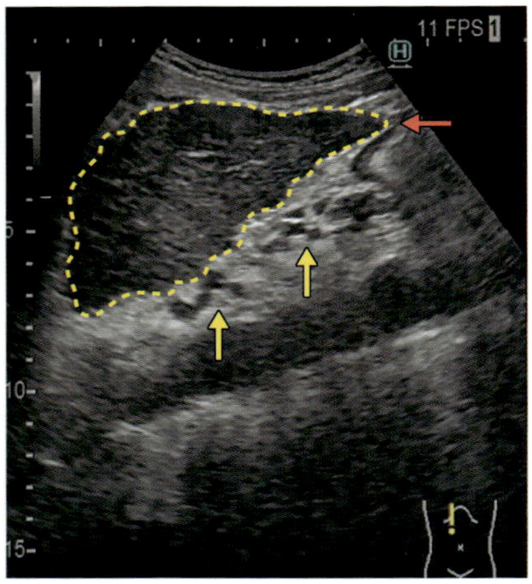

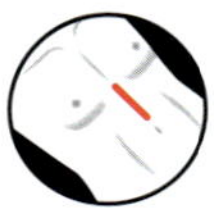

그림 18. 간경변 환자
간연이 둔화(⇨), 간표면은 울퉁불퉁하고 불규칙(노란색 점선 부분), 간좌엽 하부에 확장 · 사행하는 혈관=좌위정맥(Lt.vgastric vein)(⇨).

4. 한 걸음 더 나아가…측부혈행로에서 본다(그림 18, 19)

- 문맥압 항진 상태에서는 좌위정맥 · 배꼽 주위 정맥(paraumbilical vein) · 비문부 비장정맥 등의 **확장 · 사행**이 보이게 된다. 간경변에서는 그 발현율이 높아진다.[3)]

철칙 급성 간염에 의한 황달은 초음파로 포착할 수 없다

- 환자의 '신체소견', '문진소견', '채혈결과', '기타 영상검사'를 통해 병태를 종합 판단한다.
- 중증의 약물성 간염이나 바이러스성 간염, 자가면역성 간염 등에서는 초음파에서 특별한 이상이 보이지 않더라도 간성 황달의 원인일 수 있으므로 바이러스성 간염의 기왕력, 약물 복용력 등을 적극적으로 활용하여 진단에 참고한다.
- 급성 간염의 평가에 담낭의 소견이 유용한 경우가 있다(실습편 2-2「간장」→119p).

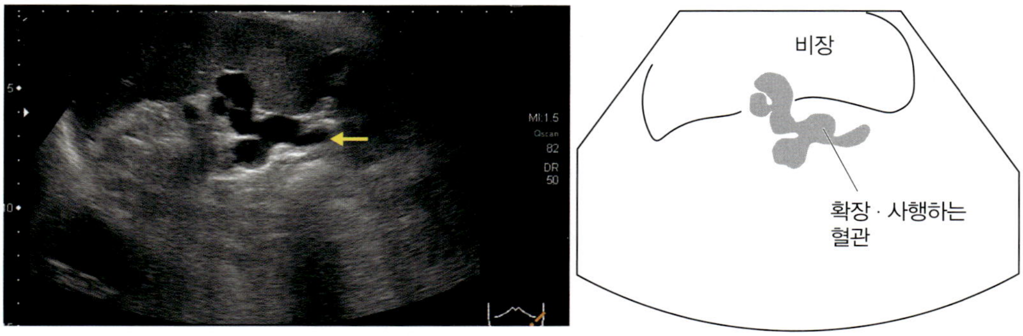

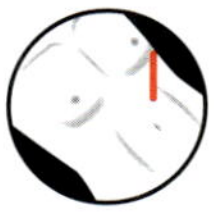

그림 19. 비문부 비장정맥
확장 · 사행하는 혈관(⇨).

▶▶▶ Practice 2 이후

채혈 결과에서 빌리루빈의 현저한 상승을 확인하였다. 세부 수치는 Alb 3.1mg/dL, AST 69U/L, ALT 35U/L, ALP 1,115U/L, γ-GTP 78U/L, PT-INR 1.76, T-Bil 9.72mg/dL, 혈소판수 2.6만/μL, FIB-4 index 27.8, Child-Pugh score 10점으로 Grade C였다. 이러한 결과는 간 섬유화와 간기능 저하를 시사하였으며, 복부초음파 검사와 CT 검사에서도 간경변의 소견이 확인되었다. 또한, CT와 상부위장관내시경 검사에서 위정맥류도 발견되었다. 간염 바이러스의 항원 항체 검사는 음성이었고, 약물성 간염의 원인이 되는 복용력도 없었기 때문에 알코올성 간경변에 의한 간세포성 황달로 판단하였다. 토혈에 관해서는 뚜렷한 출혈 소견이 없었기 때문에 Mallory-Weiss 증후군으로 진단되었다.

황달의 초음파 정리

- 황달에는 그 원인이 되는 병태가 여러 가지 있다. 문진과 신체진찰을 마친 뒤 또는 혈액검사 결과를 기다리는 동안 진료실에서 POCUS를 시행함으로써 단시간에 더 많은 질환을 좁힐 수 있다.
- 폐쇄성 황달이 의심될 때 담관 확장의 유무나 전형적인 간경변의 소견 확인은 익숙해지면 비교적 쉽게 알 수 있다.
- 간외담관의 묘출이나 간경변의 이차적 소견인 정맥류를 확인하는 것은 처음에는 어렵게 느껴질 수도 있다. 묘출 자체가 어려운 증례도 있지만 꼭 도전해 보았으면 한다.

참고문헌

1. 日本超音波検査学会(監)：日超研　腹部超音波テキスト第2 版. p91-199, 医歯薬出版, 2014
2. 辻本文雄, 他：腹部超音波テキスト—上・下腹部　改訂第3 版. ベクトルコア, 2002
3. 大藤正雄, 他：ウイルス性慢性肝炎から肝硬変へ—肝硬変の診断(3)　肝画像診断. 日本内科学会　雑誌　80：1581-1586, 1991
4. 4）木村隆生, 他：肝実質所見に基づく肝硬変の超音波分類とその臨床的有用性. 日本消化器病学会雑誌　86：1473-1485, 1989

5 / 발열

Practice 1

8시간 전부터 발열·불안감으로 내원한 80세 남성

■ 병력 · 신체소견에 의한 진단 추론

요양병원에 입원 중인 남성으로, 배뇨는 낮에는 유도 배뇨를 하고, 밤에는 요실금 기저귀를 사용한다. 내원 당일 오전부터 37℃ 후반의 발열이 있어 의사의 지시에 따라 아세트아미노펜 400mg을 복용했으나오후에 체온이 38.8℃까지 상승하고 불안 증세가 심해져 응급실로 이송되었다. 진료 시 체온 38.5℃, 혈압 122/68mmHg, 맥박 100회/분, SpO_2 95%(실내공기)였고, 흥분하여 의사 소통이 어려웠다. 하복부가 팽창되어 만지면 아프다고 한다. 기관의 정보에 따르면, 전립선비대증, 당뇨병, 고혈압의 기왕력이 있어 약을 복용하고 있다. 전날부터 화장실 유도 횟수가 줄었고, 진료 당일 아침 기저귀 교환 시 패드 내 소변은 극소량이었다. 기왕력과 하복부가 팽창하고 있는 모습, 배뇨가 장시간 확인되지 않는 소견을 종합해 요폐와 그에 따른 요로 감염을 의심하였다.

■ 초음파 소견 및 해석

신후성(post-renal) 신장애의 가능성을 고려하여 우선 응급실에 있는 포터블 초음파 기기를 이용하여 컨벡스 프로브로 하복부를 관찰하였다. 치골결합의 상연에 가로 방향으로 프로브를 놓았을 때 방광이 팽만한 것을 확인하였고(**그림 1**), 요폐가 하복부 통증의 원인이라고 생각하였다. 방광의 팽만 때문에 그대로 프로브를 틸팅해도 방광의 상부(apex)를 관찰할 수 없었고, 두측으로 프로브를 슬라이딩하였을 때 치골과 배꼽 사이 중간 위치에서 방광의 상부가 있는 것을 확인할 수 있었다. 프로브를 90° 시계 방향으로 회전시켜 시상면 영상을 얻고, 프로브를 틸팅하여 방광의 양단까지 관찰하였으나 뚜렷한 종양이나 결석은 보이지 않았다. 이어 양측 신장을 관찰한 결과, 양측 모두 중등도의 수신증을 보였다(**그림 2**). 양측 수신증인 점을 고려해 폐쇄 부위는 방광보다 하부 요로라고 생각하여 다시 방광 장축, 단축상을 스캔하였으나, 전립선비대증 외에는 뚜렷한 이상 소견이 확인되지 않았다. 이상의 소견을 종합해 핍뇨 · 발열의 원인은 전립선비대증에 따른 요폐 및 그에 동반된 요로 감염으로 생각되었다.

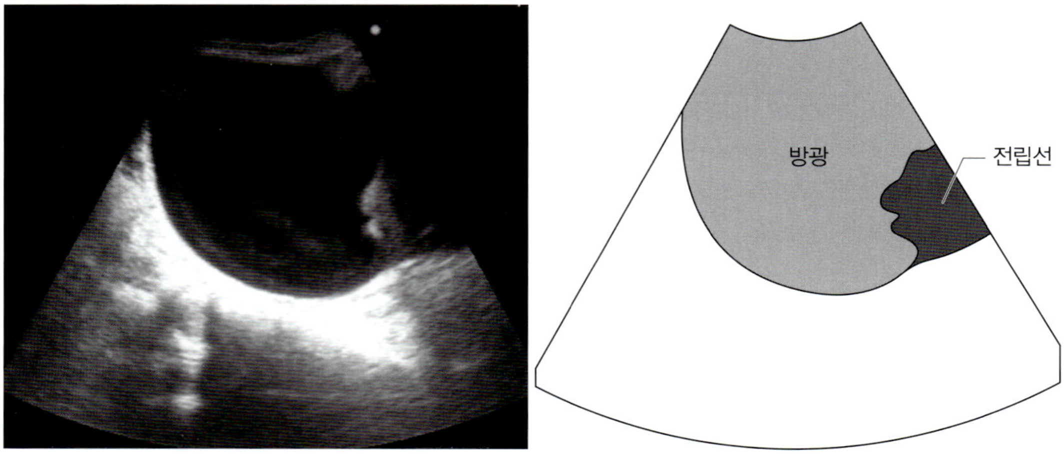

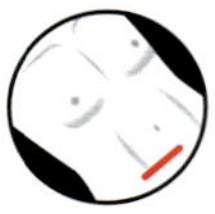

그림 1. 팽만한 방광

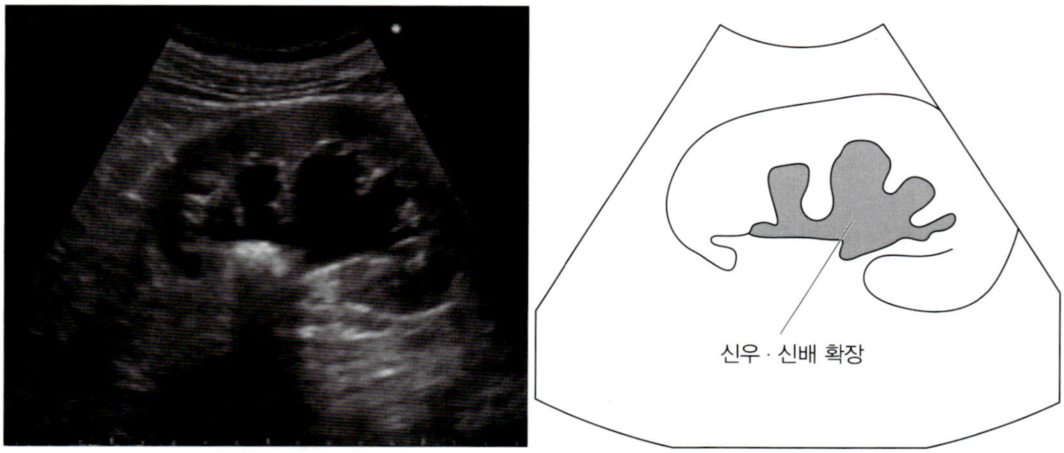

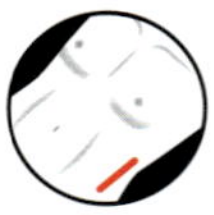

그림 2. 수신증(중등도)

철칙 핍뇨 · 무뇨의 경우, 방광 관찰로 소변이 고여 있는지 확인하고, 방광이 팽만하다면(요폐인 경우) 양측성 수신증의 유무와 정도를 확인한다

- 여러 가지 방법이 있지만, 방광에 저류되어 있는 소변의 양은 **0.75×폭(cm)×길이(cm)×높이(cm)**로 계산한다.[1] 방광이 가로로 길게 묘출되는 횡단면에서 폭과 길이를 측정하고, 그 후 프로브를 90° 시계 방향으로 회전시켜 시상면에서 높이를 얻는다. 방광 용적을 측정하는 스캐너도 널

리 사용되고 있어 편리성이 높지만, 골반부의 복수와 방광 내 소변을 혼동할 위험이 있다는 점에 유의해야 한다.

- 요폐가 있으면 즉시 신장을 관찰하여 **수신증의 유무와 중증도를 확인**한다.
- 신장을 최대 단면으로 묘출하기 위해 해부학적 위치를 숙지해야 한다. 신장은 그 하극이 상극보다 전방 및 측방에 위치하며, 세로 방향에 대해 비스듬히 위치한다. 우신은 간이 있기 때문에 좌신에 비해 미측과 측방에 위치해 있다. 우신은 환자를 앙와위로 눕히고 검상돌기(xiphoid process) 높이에서 중액와선(middle axillary line)상에 프로브를 두고 관상면으로 관찰한 뒤, 신장을 묘출한 상태에서 프로브를 반시계 방향으로 회전시켜 장축 영상을 얻는다. 장축 영상이 확보되면 각도를 고정한 후 틸팅, 로킹으로 전후면을 관찰하여 최대 단면을 얻는다. 좌신은 우신보다 배측 및 두측에 있다는 것을 의식하여 약간 높은 위치의 후액와선(posterior axillary line)상의 관상면에 프로브를 두고 우신과 같은 방법으로 관찰한다. 좌신이 관찰하기 어려운 경우, 가능한 한 프로브를 배측으로 이동하거나 환자를 우측(반) 옆으로 눕히거나 숨을 깊게 들이마시게 한 뒤 숨을 참게 하는 방법 등이 효과적이다.[2)]
- 환자가 비만하여 관찰이 어려울 때는 옆으로 누운 자세나 엎드린 자세로 체위 변환을 한다.
- 수신증은 **신배의 확장 정도에 따라 경도, 중등도, 중증의 3가지 중증도로 분류**된다. 경도의 수신증은 신배의 확장만 있고, 신유두(renal papilla)와 추체는 정상이다. 중등도의 수신증에서는 신유두가 소실되고, 추체가 둔화된다. 신배의 확장은 '곰 발톱'과 같은 모양이라고 한다. 중증의 수신증에서는 확장된 신배가 신우와 추체를 완전히 대체하며, 피질이 얇아진다(그림 3).[3)]

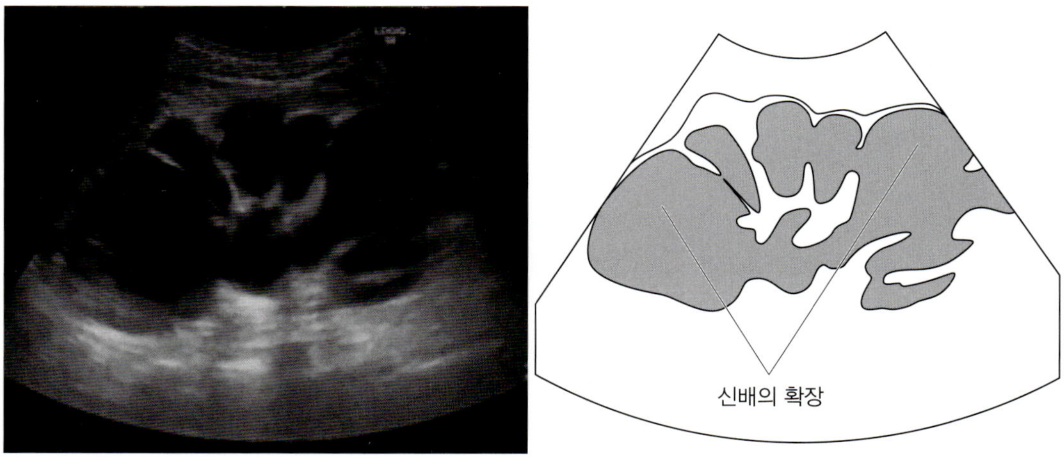

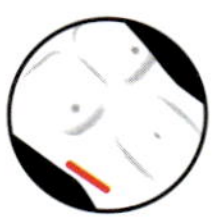

그림 3. 수신증(중증)

철칙 폐쇄성 요로 감염을 보게 되면, 요로의 폐쇄 기전을 감별하면서 초음파를 시행한다

- 방광의 이상으로 종양이나 결석, 비대한 전립선이 묘출되는 경우가 있다.
- 방광의 팽만을 동반하지 않는 양측성 수신증에서는 요관을 침범하는 골반 내 종양 등을 감별해야 하며, 폐색 기전의 확인을 위해서는 조영 CT가 필요하다.
- 편측성 수신증의 경우 요관결석, 요로계 종양, 후복막 림프절 종대 등이 감별에 포함된다.
- 이상 소견이 의심되는 경우, 여러 측면에서 비정상 구조를 평가하기 위해 세로와 가로 각각의 방향으로 프로브를 틸팅하거나 로킹해서 대상의 전체 길이를 관찰한다.
- 초음파의 취약 영역을 알고 있어야 한다. 방광, 전립선, 신장은 묘출해낼 수 있지만, 요관의 이상은 초음파로 관찰하기 쉽지 않다. 요관결석의 진단에서 초음파는 민감도가 낮고, thin slice CT가 유용하다.[4] 요폐의 경우, 신후성(post-renal) 신부전이 동반될 가능성이 있어 조영제 사용 가능 여부는 혈액검사 결과를 보고 판단한다.
- 또한, 신종양의 감별은 초음파만으로는 불충분한 경우가 있으므로 비뇨기과에 상담 후 CT, MRI 등으로 정밀검사한다.
- 전립선 계측은 가능하지만, 종양인지 단순 비대인지를 초음파만으로 비전문가가 감별하기는 어렵다. PSA 측정 후 비뇨기과에 상담한다.
- 방광의 팽만이 호전된 후 수신증이 호전되는지, 신장을 연속적으로 스캔하여 추적 관찰한다.

▶▶▶ Practice 1 이후

즉시 요도 카테터를 삽입하고, 요배양 · 혈액 배양 2세트를 제출한 후 항균제 치료를 시작하였다. 카테터 삽입 시 배액된 소변량은 800mL였다. 요로 폐색으로 인한 신후성 신부전을 보였고, 전립선 비대 이외의 다른 폐쇄 원인을 배제하기 위해 추후 조영 CT를 시행하기로 했다.
요폐 호전 후 이뇨에 주의하며 적절히 수액을 주입하였고, 3일째 되는 날 수신증과 신기능이 모두 호전되어 조영 CT를 시행하였다. 전립선 비대 외에 이상 소견은 없었고, 비뇨기과에 상담한 결과 전립선 비대와 당뇨병 신경장애에 의한 신경인성 방광으로 결론을 내렸다.
약물치료 시작 후 8일째에 요도 카테터를 제거하였다. 자발 배뇨는 회복되었으나 잔뇨가 200mL로 많아 간헐적 자가 도뇨를 도입하였다. 도뇨와 배뇨 관리에 대해 기관에 교육을 시행하였고, 항균제 치료가 종료된 14일째에 퇴원하였다.

Practice 2

식후 구토, 우상복부 통증으로 내원한 43세 여성

■ 병력 · 신체소견에 의한 진단 추론

이전에도 식후 30분~1시간 내에 상복부 통증이 발생한 경우가 있었으나, 몇 시간 안에 호전되어 특별히 병원을 찾은 적은 없었다. 내원 4시간 전에 친구와 점심식사로 돈가스 정식을 먹고 약 30분 뒤 메스꺼움을 느껴 한 차례 구토하였다. 구토물은 음식물 찌꺼기였다. 구토 이후부터 우상복부 통증이 시작되어 점차 악화되었다. 집에서 경과를 지켜보던 중 오한이 발생하고 통증으로 인해 호흡까지 힘들어져 걸어서 응급실에 내원하였다. 기왕력은 특별히 없었지만, 매년 실시하는 직장 건강검진에서 높은 콜레스테롤 수치와 비만(BMI 26kg/m^2)으로 주의가 필요한 상태였다. 내원 당시 체온 37.5℃, 혈압 145/88mmHg, 맥박 90회/분, SpO_2 98%(실내공기), 호흡수 24회/분. 환자는 상복부뿐 아니라 등과 우측 견갑골 부위까지 통증을 호소하였다. 복부는 평탄하고 부드러웠으며, 우상복부 압통이 있었다.

■ 초음파 소견 및 해석

급성으로 발생한 구토와 우상복부 통증, 특히 식후 30분가량에 증상이 발생한 점에서 급성 담낭염이나 담관염이 감별되었다. 환자를 바로 눕히고, 혈액검사 및 정맥루트를 확보한 후 응급실에 설치된 초음파 장치의 컨벡스 프로브로 관찰을 시작하였다. 우늑골궁의 하연을 따라 프로브 마크를 환자의 좌측으로 하여 프로브를 놓고, 늑골궁 하연을 따라 프로브를 측방으로 슬라이딩시키자 저에코의 타원형 구조로 관찰되는 담낭이 묘출되었다. 담낭 바로 위에서 프로브로 압력을 가하자 환자는 강한 통증을 호소하였다(sonographic Murphy sign). 프로브를 시계 방향으로 회전시켜 담낭을 단축으로도 관찰하였다. 담낭경부 부근에 음향음영을 동반한 고에코 종괴(담석)가 관찰되었고, 담낭 전벽은 5mm 정도 두꺼워져 있었으며, 담낭에 인접한 액체 저류도 관찰되었다(**그림 4**). Sonographic Murphy sign, 담석의 존재, 담낭벽의 비후 및 담낭 주변의 액체 저류로 보아 급성 담낭염으로 판단하였다. 총담관(common bile duct, CBD)의 관찰을 시도하였으나 잘 묘출되지 않아 더 이상 관찰하지 않고, 혈액 배양을 시행한 후 조영 CT를 준비해 외과에 연락하였다.

철칙 담낭을 관찰하기 어려울 때는 깊은 흡기 후 숨 참기, 좌측와위, 늑간 접근을 시도한다

- 깊게 숨을 들이마신 뒤 숨을 참게 하거나, 호흡 시 배를 부풀리도록 지시하면 담낭이 시야로 이동하기 쉽다.
- 환자를 좌측와위로 눕히는 것도 효과적이다. 이 자세에서는 간과 담낭이 늑골연(costal margin) 아래로 내려가고, 가스가 많은 장관은 옆으로 이동하여 관찰이 용이해진다.
- 가스가 많아 관찰이 어려울 때는 경우에 따라 촬영범위가 좁은 섹터 프로브로 바꾸어 늑간에서 관찰하는 늑간 접근을 시도한다. 늑골궁 하연보다 1~2 늑간 위쪽의 중액와선상에 프로브를 놓고 늑간을 따라 내측으로 슬라이딩시키면 담낭을 동정할 수 있다.

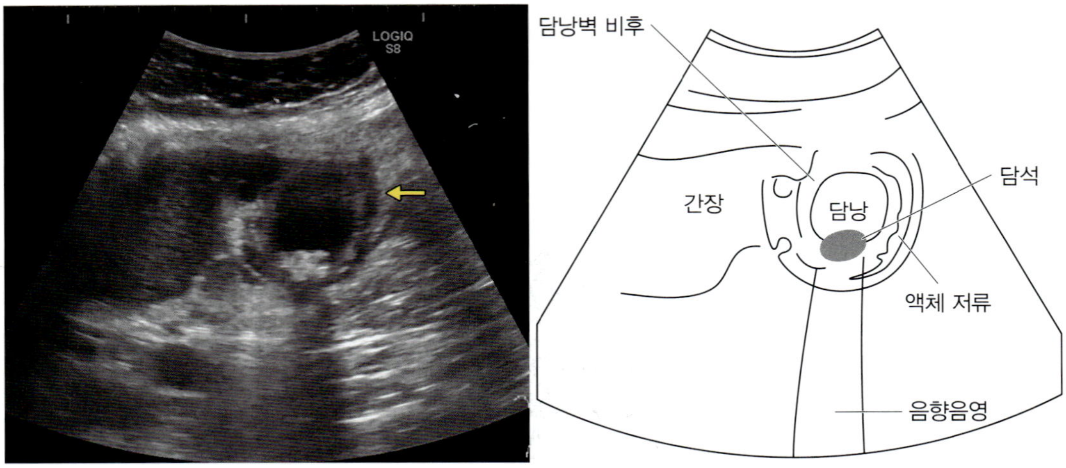

그림 4. 급성 담낭염

담낭벽 비후와 주위에 소량의 액체 저류가 관찰된다(⇨).

• 늑간 접근을 이용한 경우, sonographic Murphy sign은 평가할 수 없다.

철칙 초음파 검사에서 sonographic Murphy's sign과 담석의 소견을 조합하면 진단능이 향상된다

• 복부 신체진찰에서의 Murphy's sign은 급성 담낭염에 대한 민감도 65%, 특이도 87%에 불과하다.[5)]

• **Sonographic Murphy's sign**은 담낭을 묘출해 직접 초음파 프로브로 압박하면 강한 통증이 유발되는 소견이다. 민감도 63~95%, 특이도 94%, 양성 우도비 9.9로 단독으로도 촉진에 의한 Murphy's sign보다 진단능이 높다.[6)]

• 일반적으로 담석은 **음향음영을 동반한 고에코 종괴**로 관찰된다. 담석과 혼동하기 쉬운 병변으로는 같은 고에코 종괴로 묘출되는 담낭 용종이나 융기성의 담즙 찌꺼기(sludge)가 있다. 이들은 음향음영을 동반하지 않기 때문에 감별이 가능하지만, 체위 변화를 통해 움직임의 확인이 필요한 경우도 있다.

• Sonographic Murphy sign과 담석의 조합은 급성 담낭염에 대한 양성 예측도는 90%, 반대로 sonographic Murphy sign 음성과 담석이 없는 소견의 조합은 급성 담낭염에 대한 음성 예측도가 95%에 달한다.[7)]

• 급성 담낭염이 의심되면 적극적으로 초음파 검사를 시행한다.

• 담낭벽의 두께는 **전벽에서 3mm 이하가 정상**으로 간주된다. 후벽은 음향음영으로 인해 과대평가되기 쉬우므로 전벽으로 평가한다. 3mm를 초과하면 담낭벽 비후로 간주하며, 급성 담낭염의 빈도가 높다. 그 외 부종성 질환이나 식후 등에도 벽 비후가 생겨 위양성이 될 수 있으므로 주의한다.

- 급성 담낭염의 진단은 병력, 신체 소견, 혈액검사 소견, 앞서 언급한 초음파 등의 영상 소견을 종합하여 실시한다. 간 효소는 간실질에 염증이 파급되지 않으면 상승하지 않는다는 것을 기억한다. 혈액검사에서 AST, ALT의 상승이 없다고 해서 급성 담낭염을 배제해서는 안 된다.
- 증상이 있고, 급성 담낭염을 시사하는 초음파 소견(sonographic Murphy sign, 담낭벽 비후, 담낭 주위의 액체 저류)을 보이지만 담낭 내 결석이 관찰되지 않는 경우도 10% 정도 존재한다(→Column '무결석성 담낭염').

철칙 복부초음파에서 하부담관의 묘출능은 낮다. 하부담관 폐색 등이 의심되는 경우 조영 CT를 촬영한다

- 총담관(CBD) 직경을 정확히 측정하려면 어느 정도의 숙련이 필요하므로 관찰에 지나치게 시간을 소비하지 말고, 임상적으로 의심되는 경우 다른 영상검사로 정밀검사한다.
- 급성 담낭염에서 CBD 확장을 동반한 증례는 모두 담낭염을 시사하는 다른 비정상 소견(sonographic Murphy sign 양성, 담낭벽의 비후, 담낭 주위의 액체 저류, 검사치 비정상)을 1개 이상 동반했다는 보고도 있다.[8] 급성 담낭염의 Point-of-Care 진단에서 CBD를 동정해도 진단 민감도는 거의 오르지 않는다.
- CBD를 동정하려는 경우, 문맥 · CBD · 간동맥으로 구성된 문맥 triad(Mickey Mouse sign)를 찾으면 동정하기 쉽다. CBD는 문맥의 전방에 존재하며, 간외담관 직경이 8mm 이상이면 확장으로 간주한다(몇 가지 기준이 있음).

▶▶▶ Practice 2 이후

조영 CT에서는 담낭벽 비후와 주변 지방조직의 음영 증가가 관찰되어 급성 담낭염과 일치하는 소견을 보였으며, 하부담관 등에 다른 비정상 소견은 보이지 않았다. 초음파 소견과 종합하여 담석에 의한 급성 담낭염으로 진단하였다. 금식 및 수액 보충을 시행하면서 항균제 치료와 통증 조절을 시작하였다. 다음 날 외과에서 복강경하담낭절제술을 시행하였고, 이후 경과는 양호하였다.

Column 무결석성 담낭염(acalculous cholecystitis)

중증 환자에서 드물게 나타나는 병태로 담낭의 수축부전, 허혈 등에 의해 무결석성 담낭염이 발생하고, 이차적으로 장내 세균 등에 의한 감염을 일으킨 상태이다. Sonographic Murphy sign, 담낭벽 비후, 담낭 주위의 액체 저류 등 급성 담낭염에 특징적인 초음파 소견이 관찰되지만, 어떤 영상검사에서도 결석은 확인되지 않는다. 임상 증상으로 발열, 우측 늑골하부 통증, Murphy sign이 보이는 경우도 있으나 중증 환자의 의식 상태에 따라서는 발열 이외의 증상을 알 수 없는 경우도 많다. 방치하면 담낭벽의 괴사나 천공으로 이어져 치명적인 상태가 될 수 있으므로 의심을 가지고 진단하며 조기에 배액을 시행해야 한다. 무결석 담낭염에서 초음파 소견의 민감도는 89~100%로 유용하다.[9)]

Practice 3

3주 전부터 점차 악화된 식욕 부진과 저녁에 발생하는 발열로 내원한 68세 남성

■ 병력 · 신체소견에 의한 진단 추론

당뇨병으로 본원 외래에 다니는 환자로 최근 HbA1c 8.3%로 식이 · 운동요법을 철저히 하도록 지시받았다. 내원 3주 전부터 활력이 떨어지고, 식욕이 저하되기 시작하였다. 2주 전부터는 저녁마다 오한과 함께 발열이 나타났고, 1주 전부터는 38℃ 이상의 발열이 지속되었다. 아침에는 열이 떨어져 경과를 지켜보았으나 증상이 호전되지 않아 금일 내과 외래를 예약 없이 방문하였다. 가벼운 오심은 있었지만 식사량이 줄어 구토는 없었으며, 수분 섭취는 가능하였다. 배변은 약간 무른 변으로 변비는 아니며 호흡기 증상은 없다. 내원 시 체온 37.6℃, 혈압 130/78mmHg, 맥박 80회/분, SpO_2 97%(실내공기), 호흡수 15회/분, BMI 23kg/m^2. 앞서 채취한 혈액검사에서 AST 88U/L, ALT 92U/L, ALP 456U/L, γ-GTP 114U/L, T-Bil 2.3mg/dL, CRP 8.5mg/dL로 간담도계 효소 상승과 CRP 상승이 관찰되었다. 신체 진찰에서는 상복부 촉진 시 불편감 외에 특이 소견은 보이지 않았다.

■ 초음파 소견 및 해석

간담도계 효소 상승과 상복부의 불편감을 근거로 간담도계 질환을 의심하였다. 외래 처치실에 설치된 초음파 장비의 컨벡스 프로브를 이용하여 관찰을 시작하였다. 프로브 마크를 족측으로 하여 시행한 심와부 종스캔에서 복부대동맥, 하대정맥, 간좌엽을 동정하고, 틸팅하여 가능한 범위를 관찰하였다. 이후 프로브 마크를 환자의 좌측을 향해 횡스캔으로 전환하여 틸팅하면서 간좌엽을 관찰하고, 우늑궁하 스캔으로 옮겼다. 환자에게 호흡을 지시하면서 관찰을 계속하자 간우엽(전구역)에 경계가 불분명한 저에코 종괴가 관찰되었다(**그림 5**). 크기는 3cm 였으며, 컬러도플러에서는 종괴 내 혈류가 관찰되지 않았다. 주의 깊게 관찰한 결과, 간우엽 내 경계가 불분명한 작은 저에코 종괴가 여러 개 더 확인되었다. 당뇨병의 기왕력이 있는 고령 환자에서 아급성 발열과 간의 저에코 영역, 간효소 상승을 종합해 간농양을 의심하였다. 혈액 배양 2세트, 복부조영 CT를 즉시 의뢰하고, 긴급 입원하였다.

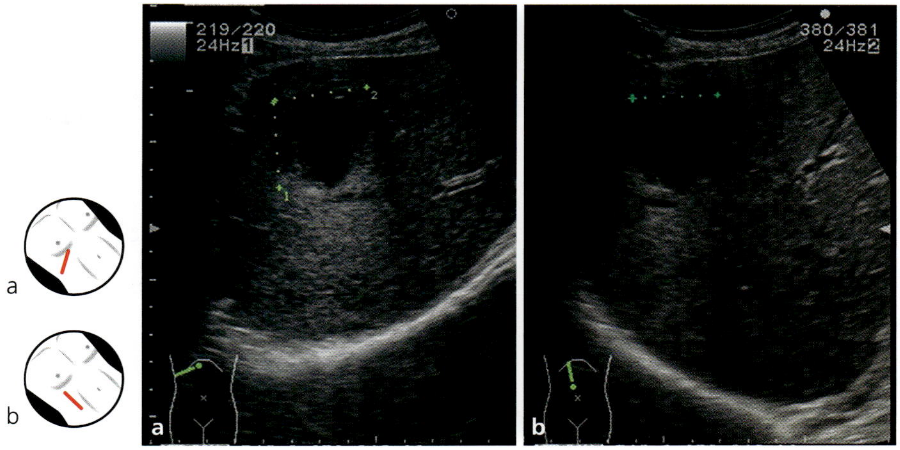

그림 5. 간농양

간우엽(전구역)에 경계가 불분명한 저에코 종양이 관찰되었다(a). 크기는 3cm 정도였다. 컬러도플러에서 종양 내 혈류는 확인되지 않았다. 주의 깊게 관찰한 결과, 그 밖에도 간우엽에 경계가 불분명한 작은 저에코 종양이 여러 개 확인되었다(b). 당뇨병의 기왕력이 있는 고령 환자의 아급성 발열과 간의 저에코 영역, 간효소 상승으로 간농양이 의심되어 혈액 배양 2세트, 복부조영 CT를 오더하고 긴급 입원하였다.

철칙 간농양은 불명열의 원인이 될 수 있다. 발열에 복부 증상이나 간효소 상승을 동반한 환자에서는 초음파로 간 점유성 병변(hepatic occupying lesion)을 적극적으로 찾아야 한다

- 발열은 환자의 약 90%에서 나타나지만 복통, 오심·구토 등의 복부 증상이 나타나는 경우는 약 50~65%이다.[10] 혈액검사에서는 ALP 상승이 약 67%, 트랜스아미나제 상승이나 고빌리루빈혈증이 약 절반에서 나타나는 것으로 알려져 있으며,[11] 이러한 이상이 없는 환자도 적지 않다는 점에 유의한다.
- 이처럼 특이적 증상이 잘 나타나지 않기 때문에 불명열로 마주치는 경우가 많다. 당뇨병, 담도계 질환, 소화관 악성종양, 혈행성 감염, 면역억제 상태 같은 배경이 있는 환자에서는 적극적으로 의심하고, 감별할 필요가 있다.
- 간농양 진단에 영상검사의 민감도는 복부초음파 75~95%, 조영 CT 90~95%로 조영 CT가 다소 우세하다.[12] 그러나 침습 없이 그 자리에서 실시할 수 있는 초음파의 장점은 크다. 따라서 의심되는 경우에는 우선 시행한다.
- 조영 CT는 초음파로 관찰하기 어려운 부위의 농양 검출뿐만 아니라 원인이 되는 기저질환(담도질환, 복부악성종양, 혈행성 감염의 감염원)의 평가에도 유용하므로 가능한 한 실시한다.
- 간농양을 진단한 경우, 그 상류에 있는 감염원을 확인한다. 감염 경로는 주로 담도를 통한 경로와

문맥을 통한 경로이므로, 담도계나 하부소화관의 정밀검사를 검토한다.

철칙 감염 초기의 간농양은 초음파로 잘 보이지 않으며, 시간이 지남에 따라 변화한다

- 간농양의 전형적인 초음파 소견은 경계가 불분명하고, 내부가 불균일한 저에코 영역이다.
- 초기에는 초음파나 조영 CT에서 불분명한 경우도 있으므로 의심스러운 경우 반복적으로 관찰한다. 반나절 단위로 형태가 변하는 것이 다른 간 점유성 병변과의 차이점이다.
- 일반적으로 농양에 대한 경피적 배액은 초음파 유도하에 시행한다.
- 경피적 배액으로 임상적 호전이 없거나, 시술 자체가 어렵거나, 농양 내용물이 점성이 높아 배액관이 막히는 경우는 외과 배액의 적응증이 된다.[13]

▶▶▶ Practice 3 이후

입원 시 조영 CT에서는 초음파에서 관찰한 것과 마찬가지로 간 S5에 최대 직경 5.5cm의 내부가 불균일한 점유성 병변과 간우엽에 여러 개의 작은 저음영 부위가 확인되어 다발성 간농양이 의심되었다. 또한, 상행결장에 벽 비후가 보여, 감염 경로로 결장암에서 기인한 경문맥 감염이 시사되었다. 혈액 배양 2세트 채취 후 경험적으로 세프트리악손과 메트로니다졸로 치료를 시작하였다.
2일째에 가장 큰 농양에 대해 경피적 배액을 시행하였다. 혈액 배양에서 *Klebsiella pneumoniae*가 검출되어 감수성에 따라 세파졸린으로 투여를 변경한 뒤 경과 관찰한 결과, 발열, 염증반응 모두 점차 호전되어 경과가 양호하였다. 10일째에 하부소화관 내시경검사를 시행하여 상행결장암으로 진단되었다.
일단 퇴원하여 외과에서 결장암에 대한 수술 일정을 잡게 되었다.

발열의 초음파 정리

- 발열의 원인을 찾는데 있어 복부초음파가 간편하고 비침습적인 검사법으로 유용하다는 것은 말할 필요도 없다. CT에 의한 피폭을 줄이고, 조영제 사용의 필요성 판단이나 적절한 영상 모달리티의 선택에도 도움이 된다.
- 발열의 진찰에서 복부초음파를 사용할 때는 생리기능 검사실에서 시행하는 스크리닝 검사처럼 포괄적으로 적용할 필요는 없다. 병력 · 신체소견 · 혈액검사 소견을 바탕으로 임상적 추론을 하고, 가능성이 높은 장기 · 질환을 가정한 뒤 그 포인트에 맞춰 초음파를 적용하는 관점이 중요하다.
- 초음파 프로브에 의한 '촉진'을 통해 focus를 좁힌 정보를 얻을 수 있는 경우도 많다. Practice 2에서 다룬 sonographic Murphy sign 외에, 묘출된 충수를 프로브로 압박하여 유발되는 sonographic

McBurney sign이나 신우신염이 의심되는 증례에서 수신증과 함께 신장의 압통을 확인할 수도 있다.

- 이번 Practice에서는 다루지 않았지만, 초음파에서 발열의 원인으로 장관을 관찰할 수 있는 경우가 있다. 정상 장관은 내부 가스 때문에 초음파로는 동정하기 어렵다. 프로브의 압박에 의한 복통 부위와 일치하여 벽의 비후한 장관이 관찰되면 열원일 가능성이 있다. 충수염, 대장 게실염, 세균성 대장염 등은 비교적 초음파로 관찰하기 쉽지만, 초심자의 경우는 진단의 rule in에 이용하고, 초음파 단독으로 rule out 하는 것은 피하는 것이 좋다.
- 발열 환자에서 복수도 감별에 도움이 되는 정보이다.
- 우상복부의 Morrison pouch, 좌상복부의 횡격막 하강, 골반부의 방광 직장와(남성), Douglas pouch(여성)를 관찰하면 소량의 복수를 확인할 수 있다. 예를 들어, 가임기 여성에서 골반 내 복수와 하복부 통증, 발열이 동반되면 골반 염증성 질환(PID)이나 자궁 외 임신을 감별진단의 하나로 상기해야 한다.
- 다량의 복수와 함께 비특이적 복부 증상과 발열이 있고, 간경변이나 복막투석의 과거력이 있다면 특발성 세균성 복막염을 의심한다.
- 암성 복막염도 다량의 복수와 발열의 원인이 될 수 있지만, 대부분은 기왕력과 병력으로 판단할 수 있다.
- 초음파로 묘출하기 어려운 부위를 알아둔다. 요관, 하부 총담관, 장관, 췌미부의 관찰은 숙련된 시술자라도 어려운 경우가 있다. 익숙하지 않을 때는 무리하게 관찰에 시간을 들이지 말고, 다른 영상기법의 정밀검사로 전환한다.

5 발열

참고문헌

1. Chan H : Noninvasive bladder volume measurement. J Neurosci Nurs 25 : 309-312, 1993
2. 山田徹, 南太郎 : Point-of-Care 超音波　原書第2 版. 丸善出版, 2020
3. Nobel V, et al : Renal ultrasound. Emerg Med Clin North Am 22 : 641-659, 2004
4. Fowler KA, et al : US for detecting renal calculi with nonenhanced CT as a reference standard. Radiology 222 : 109-113, 2002
5. Singer AJ, et al : Correlation among clinical, laboratory, and hepatobiliary scanning findings in patients with suspected acute cholecystitis. Ann Emerg Med 28 : 267-272, 1996
6. 山田徹, 他(編) : エコーを聴診器のように使おう！ POCUS. レジデントノート20, 2018
7. Ralls PW, et al : Real-time sonography in suspected acute cholecystitis : prospective evaluation of primary and secondary signs. Radiology 155 : 767-771, 1985
8. Fox J, et al : Can common bile duct measurements be excluded in the emergency ultrasonographic evaluation of patients with gallstones? J Emerg Med 41 : 212, 2011
9. Huffman JL, et al : Acute acalculous cholecystitis : a review. Clin Gastroenterol Hepatol 8 : 15, 2010
10. Foo NP et al : Characteristics of pyogenic liver abscess patients with and without diabetes mellitus. Am J Gastroenterol 105 : 328-335, 2010

11. Rahimian J, et al : Pyogenic liver abscess : recent trends in etiology and mortality. Clin Infect Dis 39 : 1654, 2004

12. Lin AC, et al : Diagnosis of pyogenic liver abscess by abdominal ultrasonography in the emergency department. Emerg Med J 26 : 273, 2009

13. Lardière-Deguelte S, et al : Hepatic abscess : Diagnosis and management. J Visc Surg 152 : 231-243, 2015

6 / 외상

Practice 1

교통사고로 쇼크 상태에 빠져 응급 이송된 24세 남성

■ 병력 · 신체소견에 의한 진단 추론

심야에 250cc 오토바이를 타고 편도 3차선 도로를 주행하던 중 우회전하는 승용차와 충돌하여 몸이 5m 정도 공중으로 튕겨져 나갔다. 목격자가 구급 요청을 하여 구급대가 도착하였다. 구급대 접촉 시 의식 수준은 Glasgow Coma Scale(GCS)에서 E3 V2 M5였으며, 복부 통증을 심하게 호소하고 있었다. 혈압 70/44mmHg, 심박수 132회/분, 호흡수 24회/분, SpO_2 94%(실내공기), 체온 36.3℃였으며, 뚜렷한 체표면의 출혈은 확인되지 않았다. 고위험 손상기전에 해당하고(**표 1**)[1], 쇼크 바이탈로 판단되어 인근 응급의료센터로 이송되었다.

오토바이 운전 중 승용차와 정면 충돌하여 쇼크와 복부 통증을 보인 점에서 핸들 외상에 의한 복강 내 장기 손상을 강력히 의심하였다(**그림 1**). 외상성 심장 손상에 의한 심장압전이나 폐좌상, 기흉 등도 감별해야 한다.

■ 초음파 소견 및 해석

고위험 손상기전과 쇼크 상태에서 생리학적 이상 소견이 확인된 즉시 이송해야 하는(Load and Go) 환자 증례이다. Japan Advanced Trauma Evaluation and Care(JATEC)에 따른 ABCDE 접근으로 1차 진찰(primary survey)을 시행하였다.[2] 복강 내 출혈이 의심됐지만, 우선은 Airway(기도)와 Breathing(호흡)의 이상을 신속히 확인하였다. Airway는 발성 가능하고, 구강 내에 액체 저류가 없다. Breathing은 시진에서 흉곽 운동의 좌우 차이가 없고, 경정맥 팽창도 없다. 청진에서도 호흡음의 좌우 차이가 없고, 촉진에서도 피하 기종은 관찰되지 않았다. 쇼크 상태이므로 10L 리저브 마스크로 산소 투여를 계속하였다. Circulation(순환)의 평가로서 복강 내 출혈을 강하게 의심하여 Focused Assessment with Sonography for Trauma(FAST)를 시행하였다(**그림 2**)[3]. Morrison pouch, 방광 직장와에 액체 저류가 관찰되었다(**그림 3**, **4**). 심낭액 저류는 없고, 비장과 신장와에 액체 저류는 관찰되지 않았다. FAST 양성, 내원 후에도 쇼크 상태가 지속되었기 때문에 전신마취하 응급 개복 및 거즈 패킹을 시행하였다(**그림 5**).

표 1. 고위험 손상기전

- 동승자가 사망한 차량 사고
- 자동차 밖으로 튕겨 나간 차량 사고
- 자동차에 큰 손상이 발생한 차량 사고
- 자동차에 치인 보행자 · 자전거 사고
- 5m 이상 날아가거나 시속 30km 이상의 차량과 보행자 · 자전거 사고
- 운전자가 떨어져 있었거나 시속 30km 이상의 오토바이 사고
- 높은 곳에서의 추락(6m 이상 또는 3층 이상을 기준)
- 몸통이 끼임
- 기계장치에 끼임

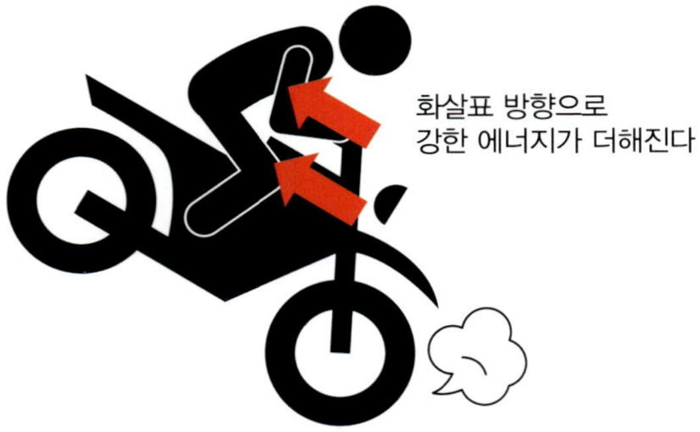

그림 1. 손상기전과 에너지를 더하는 방법

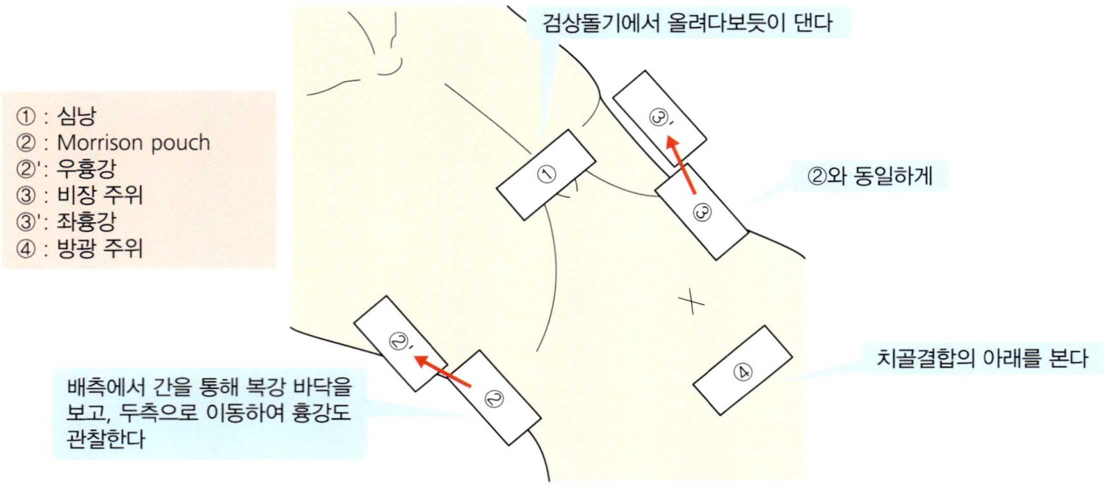

그림 2. FAST에서 프로브를 대는 위치

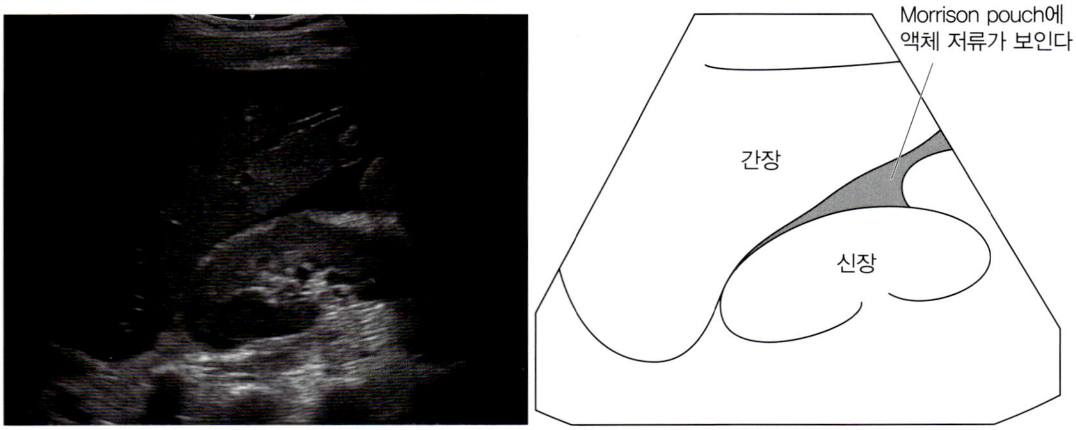

그림 3. Morrison pouch에 액체 저류

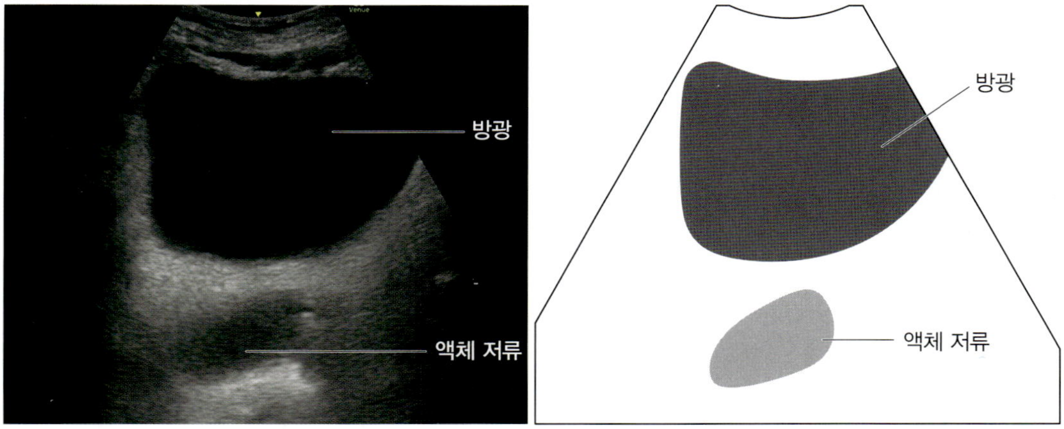

그림 4. 방광 직장와에 액체 저류

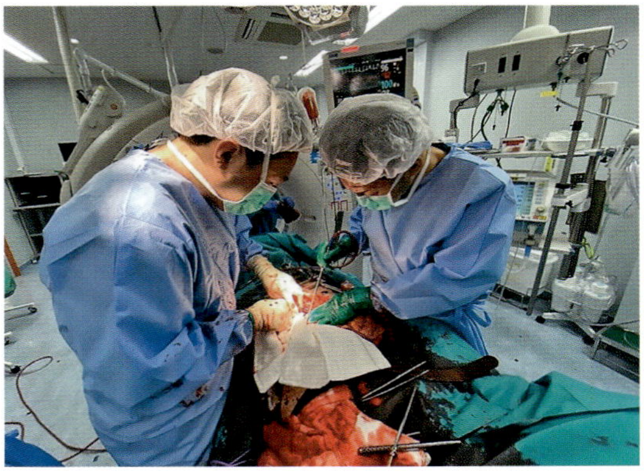

그림 5. 초진실에서의 긴급 개복, 거즈 패킹

철칙 외상+쇼크라면 FAST(빠르게) FAST를!

- 복강이라는 큰 공간 내 출혈은 FAST로 확인하고 즉시 압박 지혈해야 한다.
- 중요한 것은 **손상기전으로부터 어떤 장기 손상이 발생했는지를 이미지화**하는 것이다.
- FAST는 FAST여야 하며, SLOW가 되어서는 안 된다. 손상된 장기를 이미지화한 후 FAST한다. 묘출할 수 없는 경우 손을 바꾸거나 다른 검사로 전환한다.
- FAST는 복강 저부를 관찰하기 위해 배측에서 복강을 올려다보는 이미지로 관찰하는 것이 좋다.
- FAST의 복강 내 출혈 진단 민감도는 74%, 특이도는 98%로 보고되고 있다.[4)]
- 20~35례 정도를 시행하면 판단에 자신감을 얻을 수 있다고 보고되고 있다.[5, 6)]

web 동영상은 여기 ▶

- 급속 수혈, 거즈 패킹 후 혈압은 100/78mmHg, 심박수 102회/분까지 개선되었다. 그러나 이후에도 수혈을 계속하지 않으면 혈압을 유지할 수 없었다. 흉골반 단순촬영에서 치골결합이개(symphysis pubis diastasis) 및 양측 치좌골 골절(pubic and ischial fracture)이 확인되었다(그림 6).
- 골반 골절에 의한 후복막 출혈 가능성이 있어 흉부~골반부 조영 CT를 시행하였다. 양측 치좌골 골절 부위에서 조영제의 혈관 외 유출이 관찰되었다. 영상의학과에서 동맥색전술을 시행하였고, 바이탈은 안정되었다.

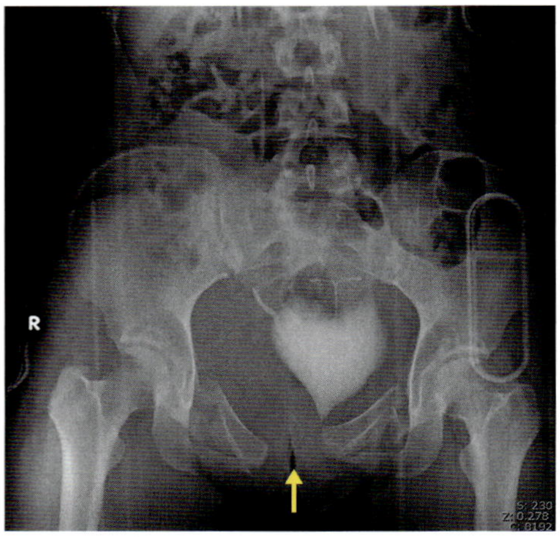

그림 6. 골반부 X선 검사
치골결합의 이개(⇨).

철칙 FAST 음성=출혈이 없는 것은 아니다. FAST는 후복막 장기 · 골반 손상의 출혈을 평가할 수 없다

- FAST 음성이라도 쇼크가 있다면 후복막 출혈 · 골반 손상을 고려해야 한다.
- FAST의 한계를 고려하여 초음파에 집착하지 말고 CT로 평가한다.

▶▶▶ Practice 1 이후

진단은 간손상(외상 분류 : 단순 심부 손상, Grade Ⅲa), 양측 치좌골 골절이었다. 거즈 패킹, 동맥색전술 후 집중치료실에서 대사성 산증과 응고장애, 저체온 교정을 시행하였다. 집중치료실 입실 후에도 FAST로 복강 내 출혈의 진행 여부를 평가하였다. 72시간 내 2차 개복(2nd look)을 통해 지혈이 유지된 것을 확인하고 복부를 닫았다. 골반 골절은 이후 관혈적 정복 및 내고정 수술을 시행하였다. 손상기전으로부터 장기 손상을 예측하고, FAST의 장단점을 고려하여 적절한 외상소생술을 시행할 수 있었다.

Practice 2

계단 추락 사고로 응급 이송된 67세 남성

■ 병력 · 신체소견에 의한 진단 추론

음주 후 귀가 도중 역 계단 20단 높이에서 굴러 떨어져 역무원이 구급 요청하였다. 구급대 접촉 시 의식 레벨은 GCS에서 E2 V4 M5로, 우측 요배부 통증을 심하게 호소하였다. 혈압 120/94mmHg, 심박수 102회/분, 호흡수 24회/분, SpO_2 96%(실내공기), 체온 36.3℃였으며 뚜렷한 체표면 출혈은 관찰되지 않았다. 그러나 고위험 손상기전으로, Load and Go 증례로 여겨져 가장 가까운 응급의료센터로 이송되었다.

음주 후에 높이 20단, 약 5~6m 높이에서 추락한 상황으로(**그림 7**), 우측 요배부 통증을 호소하고 있어 신장 손상이나 요추 골절 등이 의심되었다.

■ 초음파 소견 및 해석

고위험 손상기전의 증례로 바이탈은 안정적이나, 우선 JATEC에 준하는 ABCDE 접근으로 primary survey를 시행하였다. Airway(기도)는 발성 가능하고, 구강 내 액체 저류가 없었다. Breathing(호흡)은 시진에서 흉곽 운동의 좌우 차이가 없고, 경정맥 팽창도 없다. 청진에서도 호흡음의 좌우 차이가 없고, 촉진에서도 피하 기종, 늑골의 압통은 없었다. Circulation(순환)의 평가로 FAST를 시행하였으나 음성이었다.

Dysfunction of CNS(중추신경)의 평가는 음주로 인한 졸림 경향이 있었고, 또한 높은 곳에서의 추락이기 때문에 두개 내 병변에 대한 정밀검사가 필요하였다. Exposure and environmental control(노출과 체온 관리)의 평가는 문제가 없었다.

두부 CT에서는 뚜렷한 두개 내 출혈성 병변이 없었다. 흉부~골반부 CT에서는 우측 10~12번 늑골 골절 · 폐좌상, 조영제 누출 없는 우신 손상(외상 분류 : 피막하혈종, Ia), 제2요추 파열 골절이 관찰되었다(**그림 8~10**). Secondary survey에서 양쪽 하지의 근력 저하가 있었고, 골편에 의한 신경 압박이 의심되어 응급 후방감압 및 고정술을 시행하기로 하였다.

전신마취 후 인공호흡 관리를 한 결과, SpO_2 저하와 혈압 저하가 관찰되었다. 우측 10~12번 늑골 골절, 같은 부위의 폐좌상이 CT로 확인되었기 때문에 기흉의 위험이 높다고 판단하여 E-FAST(extended focused assessment with sonography for trauma)를 시행하였다(**그림 11**). 가장 먼저 우측 전흉부에 프로브를 대자 역시 우측 lung sliding(장측 흉막이 벽측 흉막에 마찰하면서 호흡에 따라 움직일 때 발생하는 흉막이 미끄러지는 모양으로 정상 소견)이 소실되어 있었고, 혈압 저하도 있어 그 자리에서 긴장성 기흉으로 판단하였다(▶ **01.**). 이어 심낭액, 복강 내 액체 저류를 평가하였으나 특이 소견은 발견되지 않았고, 우측 흉관 삽입 후 SpO_2, 혈압 모두 호전되었다.

6

외상

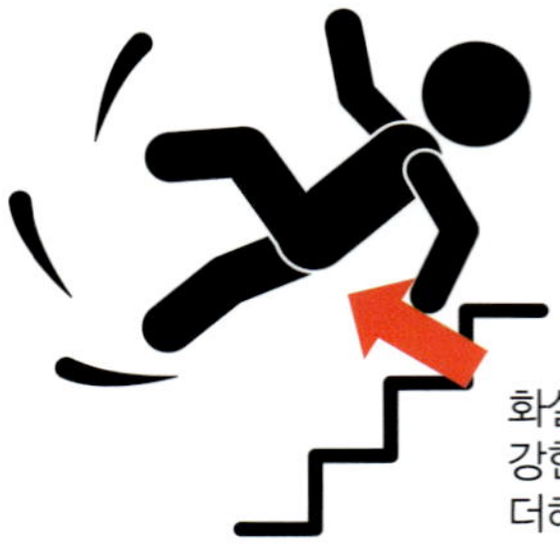

그림 7. 손상기전과 에너지를 더하는 방법

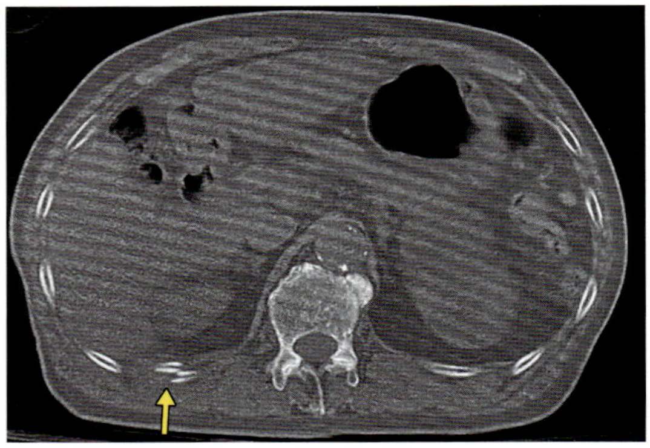

그림 8. 우측 10~12번 늑골 골절(⇨)

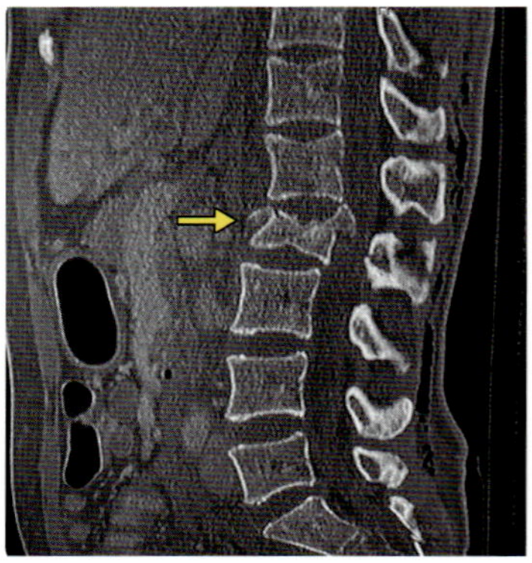

그림 9. 제2요추 파열 골절(⇨)

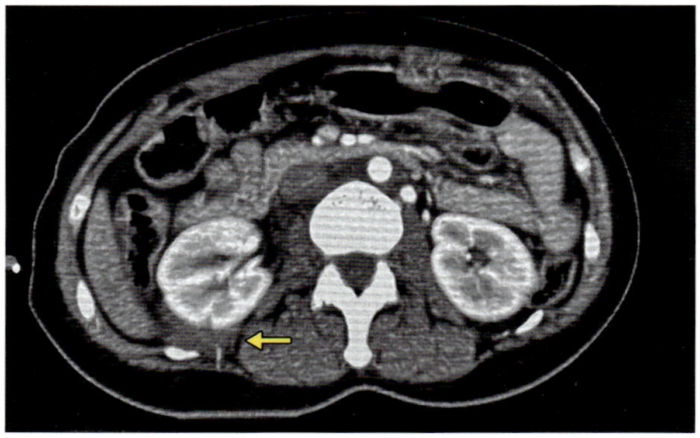

그림 10. 우신 손상

외상 분류 : 피막하혈종, Ia(⇨).

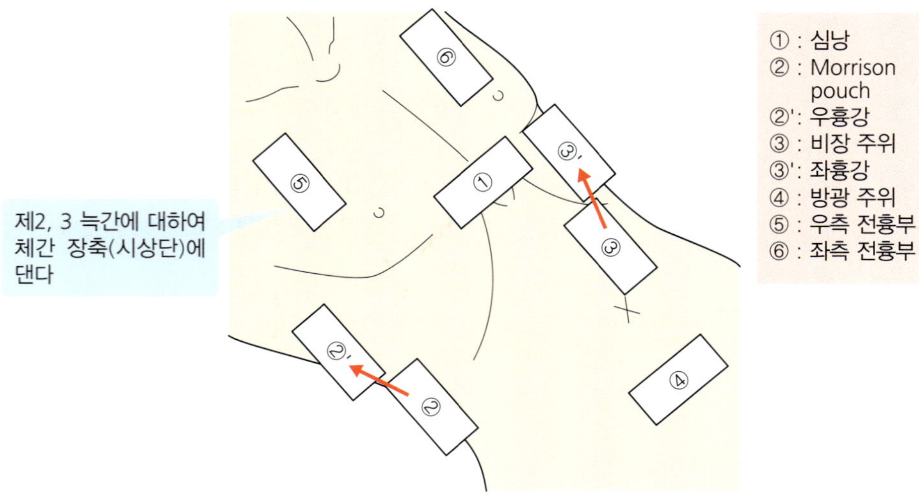

그림 11. E-FAST에서 프로브가 닿는 위치

철칙 복강과 흉강은 이웃한다 - E-FAST로 기흉도 평가해야 한다!

- 하위 늑골 골절 시 폐좌상, 기흉 동반 위험이 높다.
- 흔히 '긴장성 기흉은 신체소견으로 진단하라'고 말하지만, 긴장성 기흉에 대한 기관 편위의 민감도는 17.9%, 경정맥 팽창의 민감도는 4.7%로 매우 낮다.[7)]
- 한편, E-FAST에 의한 기흉 진단은 민감도 69%, 특이도 99%로 보고되고 있다.[4)]
- E-FAST는 아니지만 폐초음파는 25례 정도 경험하면 전문가와 유사한 정확도에 도달한다는 보고가 있다.[8)]

6 외상

▶▶▶ Practice 2 이후

수술 후 회복실에서 다시 E-FAST를 시행하여 양측 lung sliding을 확인하였고, 복강 내 액체 저류는 없었다. 우신 손상에 대해서는 혈종의 증대가 외과적 개입의 위험인자이므로,[9)] 이후 경과 관찰을 위해 반복 초음파로 추적관찰하였다. 그 후에도 혈종의 증대가 없어 보존적 치료를 시행하였다. 본 증례는 손상기전을 기반으로 병태를 이미지화하면서 초음파를 시행함으로써 즉시 확신 있는 소견을 얻을 수 있었고, 신속하게 대응할 수 있었던 하나의 증례였다.

복부 외상의 복부초음파 정리

- 복부 외상에서 초음파의 목적은 신속성을 살려 복강 내 출혈의 유무를 평가하고, 지혈 처치가 필요한지 판단 자료를 얻는 것이다. 또한, 복부에 가해진 강한 에너지는 흉강에 손상을 입힐 가능성도 있다. 따라서 E-FAST는 외상 진료에 있어서 필수적인 스킬이라고 할 수 있다.
- 또한, 외상으로 인한 고유 장기 손상을 초음파로 평가할 수도 있지만, 복강 내에 에너지가 더해졌을 경우 단일 장기에만 영향이 국한되는 경우는 적다. 복강 내 장기 전반의 평가를 목적으로 하는 경우에는 역시 CT(특히 조영 CT)가 바람직하다고 생각된다. 한편, CT에 의해 진단이 내려진 후에 추적관찰 목적으로 초음파로 평가하는 것은 소아 등에서 피폭의 위험을 고려하여 검토해야 한다.[10)]

참고문헌

1. 総務省消防庁：平成25 年度緊急度判定体系に関する検討会報告書，61．2014
2. 一般社団法人日本外傷学会，一般社団法人日本救急医学会(監)：外傷初期診療ガイドライン JATECT-M　改訂第6 版，へるす出版，2021

3. Kimura A, et al : Emergency center ultrasonography in the evaluation of hemoperitoneum : a prospective study. J Trauma 31 : 20-23, 1991
4. Netherton S, et al : Diagnostic accuracy of eFAST in the trauma patient : a systematic review and metaanalysis. CJEM 21 : 727-738, 2019
5. Ma OJ, et al : How fast is the focused assessment with sonography for trauma examination learning curve? Emerg Med Australas 20 : 32-37, 2008
6. Dubois L, et al : FACTS survey : focused assessment with sonography in trauma use among Canadian residents training in general surgery. J Trauma 69 : 765-769, 2010
7. Roberts DJ, et al : Clinical Presentation of Patients With Tension Pneumothorax : A Systematic Review. Ann Surg 261 : 1068-1078, 2015
8. Rouby JJ, et al : Training for Lung Ultrasound Score Measurement in Critically Ill Patients. Am J Respir Crit Care Med 198 : 398-401, 2018
9. Keihani S, et al : The associations between initial radiographic findings and interventions for renal hemorrhage after high-grade renal trauma : Results from the Multi-Institutional Genitourinary Trauma Study. J Trauma Acute Care Surg 86 : 974-982, 2019
10. Fernández-Ibieta M : Renal Trauma in Pediatrics : A Current Review. Urology 113 : 171-178, 2018

7 / 내인성 쇼크

Practice 1

좌측 측복부 통증을 주소로 walk-in으로 내원한 80세 남성

■ 병력 · 신체소견에 의한 진단 추론

오전 11시경, 쇼핑 중 갑작스러운 좌측 측복부 통증을 느꼈다. 집에 돌아와서 경과를 지켜보았으나 호전되지 않았고, 통증이 지속되어 오후 3시에 아내와 함께 걸어서 내원하였다. 내원 당시 의식 수준은 GCS E4 V5 M6, 혈압 178/123mmHg, 맥박수 105회/분, 체온 36.2℃, SpO_2 96%(실내공기). 얼굴은 창백했고, 식은땀을 흘리고 있었다. 기왕력은 좌측 자연기흉 수술뿐이고 복용 약물은 없었다. 60세까지 20개비/일(40년)의 흡연력이 있었다. 좌측 배부에 타진 시 통증이 있었고, 좌측 측복부에 압통이 있었다. 갑작스럽게 발생한 좌측 측복부 통증과 배부 압통이 있는 점에서 좌측 요관결석을 우선적으로 떠올렸다. 그 외 고령 남성의 복통으로 복부대동맥류 파열이나 비장경색도 감별에 포함하였다.

■ 초음파 소견 및 해석

요검사를 의뢰한 뒤 병상에서 초음파 검사를 시행하기로 하였다. 요관결석의 간접 소견인 수신증을 확인하기 위해 좌측 측복부의 통증 부위에 컨벡스 프로브를 대었다(**그림 1**). 신장 및 그 상부의 비장을 확인한 결과, 신우가 검게 보이는 소견을 관찰하여 좌측 수신증으로 판단하였다. 그러던 중, 세라 선생(본 항목 집필자)이 요관결석을 의심할 때는 반드시 대동맥도 확인하라고 말씀하셨던 것이 생각났다. 번거로웠지만 나중에 간단하게 확인이 가능하기 때문에 그대로 컨벡스 프로브로 심와부에서 배꼽까지 슬라이딩하면서 대동맥을 확인하였다. 심와부에서 약 2cm 아래로 프로브를 슬라이딩 했을 때 5cm가 넘는 복부대동맥류가 확인되었다〔**그림 2**, ▶ **01.** (그림 2에 해당)〕. 급히 상급의에게 보고했더니 '쇼크 바이탈이 아니냐!'라며 화를 냈다.

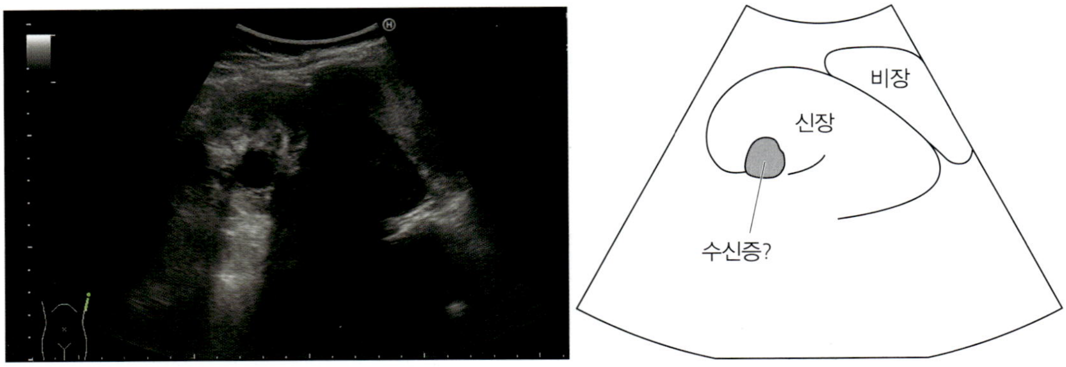

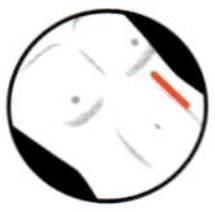

그림 1. 좌측 측복부의 초음파 소견
좌측 수신증으로 의심되는 소견

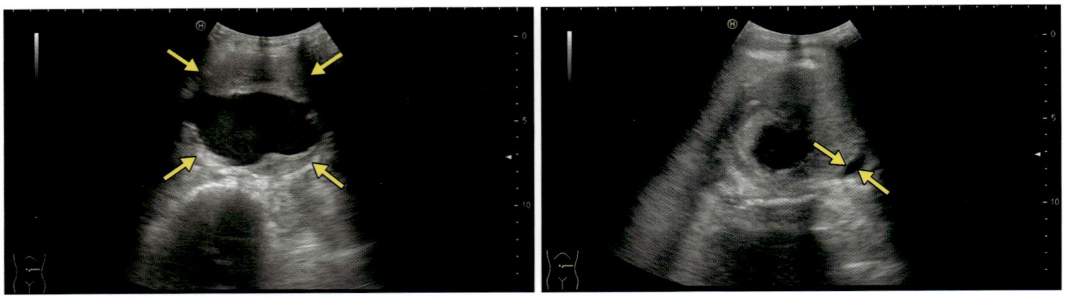

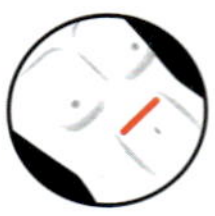

그림 2. 심와부~제대부의 초음파 소견
a. 벽내 혈종을 동반한 5cm가 넘는 복부대동맥류(⇨).
b. 혈관 외 누출 소견(⇨)이 관찰되어 복부대동맥류 파열이 의심된다.

철칙 고령자의 맥박수≧90회/분에서는 쇼크를 의심하는 것이 중요하다

- 쇼크의 초음파 프로토콜은 여러 가지가 있지만, 쇼크를 인식하지 못하면 그 프로토콜을 사용할 일도 없기 때문에 **쇼크 징후를 놓치지 않고 의심하는 것이 무엇보다 중요하다**.
- 고령자의 수축기 혈압≦90mmHg, 맥박수≧90회/분은 쇼크를 의심한다.
- 의식장애(뇌), 빈맥(심장), 핍뇨(신장), 홍반, 식은땀, 피부의 습윤이나 혈청 젖산치 상승 등이 있다면 쇼크 징후를 의심할 수 있다.

철칙 고령자의 복통은 우선 복부대동맥류를 배제하는 것부터 시작한다

- 고령자의 복통(+쇼크)에서는 복부대동맥류 파열, 젊은 여성에서는 자궁 외 임신 파열을 먼저 의

심한다.

- 복부대동맥류(≥3cm)에 대한 초음파의 진단 정확도는 민감도 99%, 특이도 98%로 매우 높다.[1)]
- 복부대동맥류를 진단하면 복통(쇼크)의 원인이 다른 데 있다는 것을 명확히 알 수 있을 때까지 복부대동맥류 파열로 대응한다.

철칙 요관결석이 의심되면 반드시 복부대동맥도 관찰한다

- 복부대동맥류의 오진율은 매우 높아 요관결석, 대장 게실염, 급성 심근경색, 소화관 출혈 등으로 오진되는 경우가 있다.
- 복부대동맥류 파열에서도 혈뇨가 발생할 수 있으므로 혈뇨를 근거로 요관결석으로 진단하지 않는다.

▶▶▶ Practice 1 이후

즉시 양쪽 상지에 2개의 말초정맥로를 확보하고 심장혈관외과에 의뢰하였다. 조영 CT(**그림 3**) 시행 후 바로 수술실로 직행하여 응급 개복수술을 시행하였다. 이후 상급의에게 **그림 1**을 보여주며 '수신증이 있었는데'라고 푸념하자 '복부대동맥류에서도 좌측 수신증이 생길 수 있고, 애초에 그것(**그림 1**)은 수신증이 아니라 신낭종이야'라고 알려주었다. 영상을 잘 보존해 둔 덕분에 피드백을 받을 수 있었다.

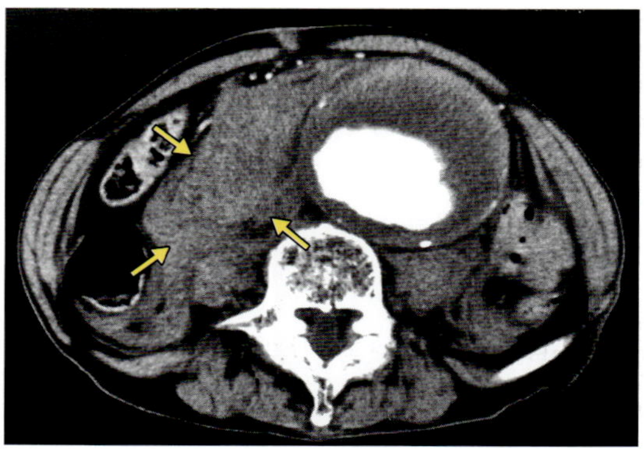

그림 3. 복부조영 CT 영상
후복막을 중심으로 거대한 혈종(⇨)을 동반한 복부대동맥류.

web 동영상은 여기 ▶

Practice 2

발열, 의식장애로 응급 이송된 80세 남성

■ 병력 · 신체소견에 의한 진단 추론

요양시설 입소 중인 환자. 4일 전부터 발열과 소변 혼탁이 있어 주치의로부터 cefzon®(cefdinir)을 처방 받았다. 이후에도 발열이 지속되었고, 금일에는 음식 섭취가 어렵고 움직이지도 못하게 되어 시설 직원에 의해 구급 요청을 받았다. 의식 수준 II등급, 혈압 103/83mmHg, 맥박수 120회/분, 체온 38.2℃, 호흡수 18회/분, SpO_2 94%(실내공기). 기왕력은 고혈압, 폐기종, 심부전, 파킨슨병, 우측 대퇴골 전자부 골절 수술력이 있다고 시설 직원으로부터 들었다. 흉부 청진에서는 수포음(rale)은 들리지 않았고, 복부는 평탄하고 부드러웠으며, 압통이나 타진통은 의식장애 때문인지 분명하지 않았다. 발열과 의식저하, 쇼크 바이탈(혈압<맥박)이 있어 요로 감염이나 뇌수막염 등에 의한 패혈성 쇼크를 우선적으로 고려하였다. 과거에 심부전이나 대퇴골 골절 수술력이 있으므로 심인성 쇼크나 폐쇄성 쇼크도 배제할 필요가 있다고 생각하였다.

■ 초음파 소견 및 해석

'쇼크가 발생하면 RUSH로 진단해!'라는 세라 선생님 말씀이 생각나서 우선 섹터 프로브를 이용한 심장 관찰(PUMP)부터 시작하였다.[2] 좌측 흉골연 장축상을 묘출하여 심낭액 저류가 없는 것, 우심실 확대가 없는 것, 좌심실 수축능이 양호하게 유지되고 있는 것을 확인하였다[**그림 4**, ▶ **02.** (그림 4에 해당)]. 이어서 심와부에서 IVC를 관찰하여 호흡에 따른 50% 이상의 허탈이 확인되어 역시 심인성 쇼크나 폐쇄성 쇼크의 가능성은 낮고, 패혈성 쇼크의 가능성이 높다고 생각하였다(▶ **03.**). 그대로 RUSH 프로토콜에 따라 TANK를 시행하여 FAST가 음성인 것과 전흉부에서는 lung sliding(+), B-line(-)(폐부종 소견 없음)인 것을 확인하였다[**그림 5**, ▶ **04.** (그림 5에 해당)]. 이어 PIPES에서 복부대동맥류가 없음을 확인하였으며, 폐혈전색전증의 가능성은 낮다고 판단하여 DVT 검사는 시행하지 않았다. 병력에서 요로 감염증에 의한 패혈성 쇼크가 의심되는 점과 FAST 시행 시 Morrison pouch를 확인했을 때 우측 수신증이 의심되었기 때문에 컨벡스 프로브로 전환하여 다시 컬러도플러로 혈관이 아닌 수신증임을 확인하였다[**그림 6**, ▶ **05.** (그림 6에 해당)]. 확장된 요관을 하방으로 추적해 나가자 2cm 크기의 요관결석을 확인할 수 있었다[**그림 7**, ▶ **06.** (그림 7에 해당)]. 이러한 소견으로 우측 폐쇄성 신우신염에 동반된 패혈성 쇼크로 진단하고, 폐쇄 해소 및 치료 목적으로 비뇨기과에 의뢰하였다.

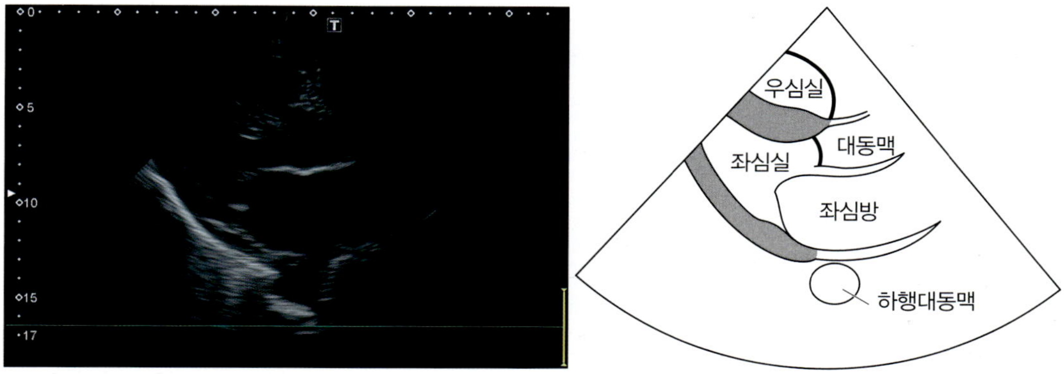

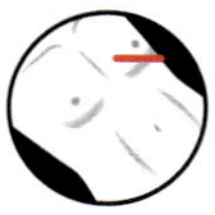

그림 4. 방흉골 좌연 장축상

좌심방이 약간 확대되어 보이지만 우심실 확대나 심낭액 저류는 보이지 않는다.

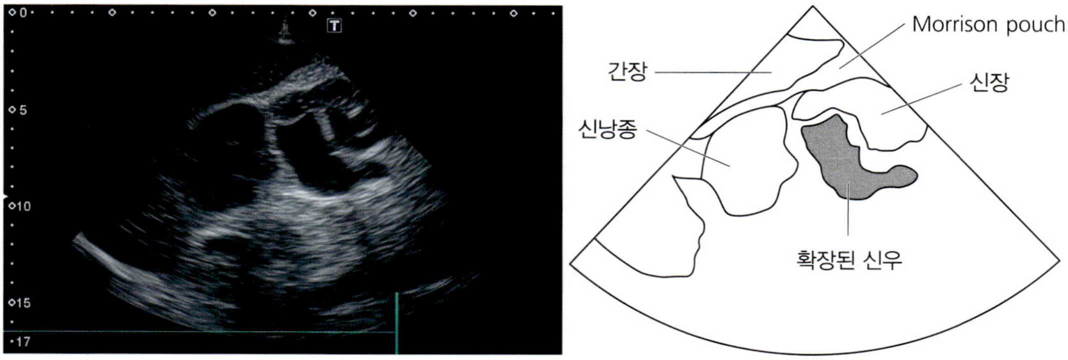

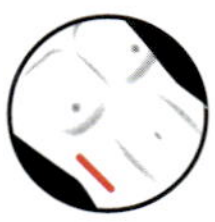

그림 5. FAST(Morrison pouch)

Morrison pouch에 저류가 없는 우측 수신증이 확인된다.

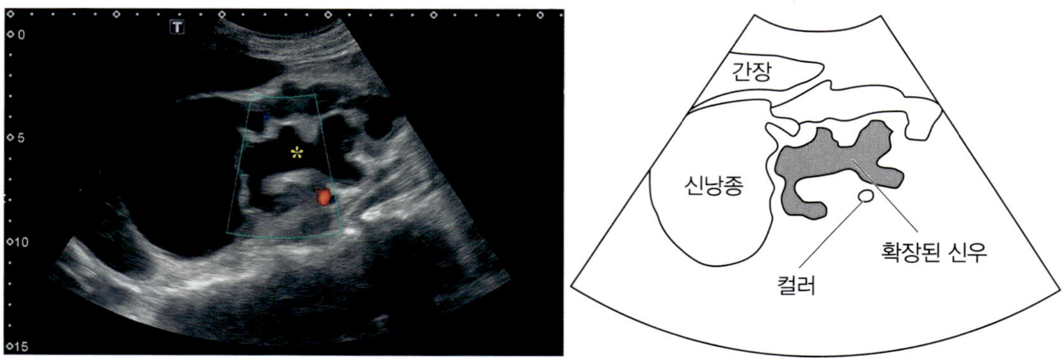

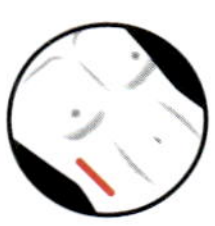

그림 6. 우측 수신증

혈관에는 컬러가 뜨지만 확장된 신우(*)에는 컬러가 뜨지 않는다.

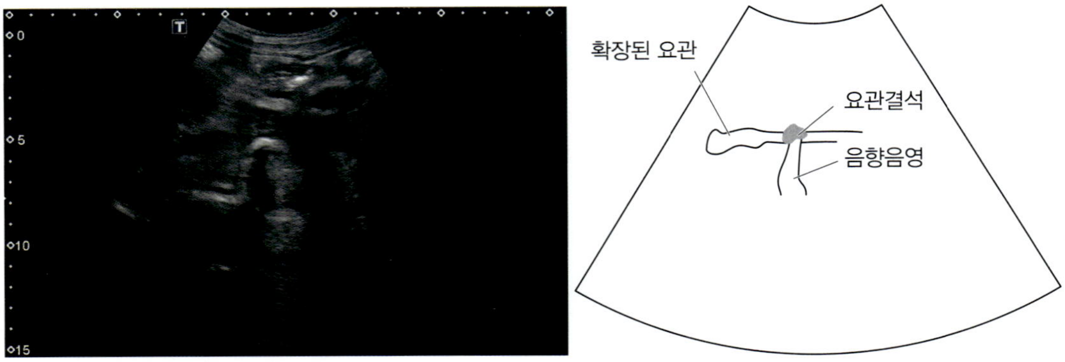

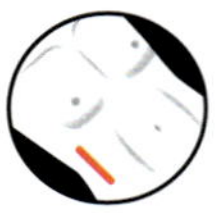

그림 7. 우측 요관결석
확장된 요관의 족측에 음향음영을 동반한 2cm 크기의 요관결석이 관찰된다.

철칙 감별이 불가능한 쇼크에서는 초음파를 이용한 쇼크 프로토콜을 병용한다

- 쇼크 환자에서는 병력이나 신체소견을 얻을 수 없는 경우가 많아 감별질환을 좁히기 어려운 경우가 종종 있다. 이러한 경우에는 프레임워크로서 쇼크 프로토콜의 하나인 **RUSH(Rapid Ultrasound in SHock)** 등을 활용하면 좋다.
- 한편, 이번 Practice 2와 같이 어느 정도 진단 추론이 가능한 경우에는 **ABC 접근법**을 활용하면 좋다(**그림 8**).[3] 그 장점으로 응급 시에는 쇼크 등의 중증 환자일수록 A(기도), B(호흡), C(순환)의 순서로 평가하고 진찰하기 때문에, 거기에 초음파를 연동시켜 보다 효율적이고 실전적으로 평가할 수 있다는 점이다. 또한 호흡곤란을 유발하는 질환은 쇼크의 원인 질환에도 많이 포함되므로, 동일한 프레임워크로 평가함으로써 놓치는 부분을 줄이고 진단 정확도를 높일 수 있다. 더 나아가 ABC 접근법으로 평가할 수 있다면, **그림 8**의 복부초음파에서도 알 수 있듯이 패혈증이 의심되면 이번 Practice 2와 같이 수신증을 검색하거나, 경우에 따라서는 담낭염, 간내담관 확장 소견 혹은 폐렴 소견을 찾는 것도 가능해진다.

철칙 원숭이도 청진기(일본어 : 사루모 청진기, 사루 : 원숭이) : 쇼크 환자를 마주했을 때 무엇부터 해야 할지 막막한 사람에게

- 긴급도와 중증도가 높은 질환이 가득한 쇼크 대응에서는 '선생님, 혈압이 60입니다!'라는 말을 듣는 순간 머리가 하얗게 되어 생각이 멈춰버리는 사람도 있을 것이다. 이럴 때는 먼저 '**원숭이도 청진기**(사루모 청진기, 일본 의사들이 만든 응급 암기법으로, 응급 초기 대응의 6단계를 각 음절에 대응시켜 만든 기억법)!'라고 큰 소리로 외치면 좋다. 사람은 큰 소리로 한번 외치면 침착해지기 때문이다. 그 효과는 엄청나서 주위에 함께 일하는 스태프들이 즉시(무슨 일인지 싶어) 달려

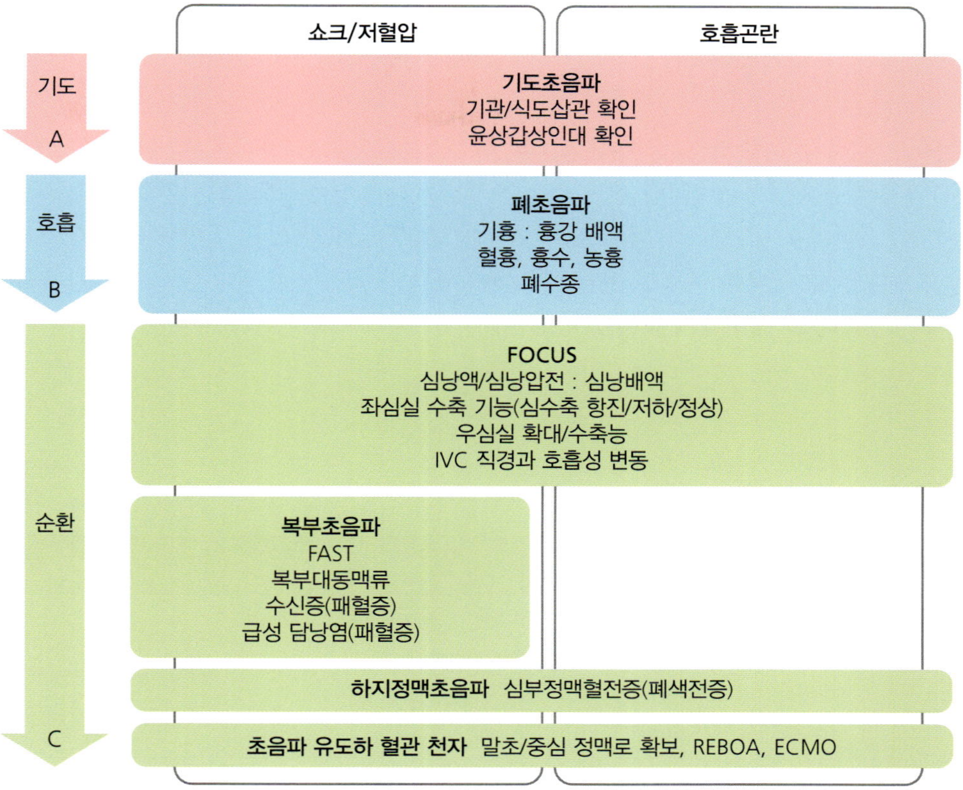

그림 8. 쇼크와 호흡곤란에 대한 ABC 접근법

REBOA : resuscitative endovascular balloon occlusion of the aorta
ECMO : extracorporeal membrane oxygenation
〔Kameda T, et al : Basic point-of-care ultrasound framework based on the airway, breathing, and circulation approach for the initial management of shock and dyspnea. Acute Med Surg 7 : e481, 2020에서 수정〕

와 줄 것이다.

- 그것만으로도 쇼크 초기 대응의 절반은 달성할 수 있지만, 진정된 상태에서 '사 : 산소(10L)를 투여해 주세요!, 루 : 루트를 확보해 주세요(동시에 채혈도)!, 모 : 모니터를 장착해 주세요!, 청 : 초음파를 해주세요!, 진 : 심전도를 찍어 주세요!, 기 : 흉부 X선을 읽어 주세요!'라고 지시할 수 있다면 만점이다. 이 말은 그 유명한 하야시 히로유키 선생님의 명언인데 매우 시사하는 바가 커서 기억해두면 좋을 것 같다.

철칙 DASH(달려라)로 RUSH! : 초음파로 무엇을 보면 좋을지 전혀 모르는 사람들에게

- '원숭이도 청진기'에서 루트 확보나 심전도는 간호사가 해줄 수 있지만, 초음파는 해줄 수 없다.

'초음파 정도는 스스로 하세요! 병상에 있으니까!'라고 말할 것이다. 바로 POCUS이다. 쇼크에 대응하는 POCUS 프로토콜은 여러 가지가 있지만 RUSH를 추천하는 이유는 두 가지를 꼽고 싶다.

- 첫 번째는 필자가 정성껏 설명한 POCUS 서적이 있기 때문이다[4]라고 하는 것은 농담이고, RUSH의 장점은 Practice 2처럼 진단 추론을 할 수 없는 경우에도 일단 PUMP, TANK, PIPES의 순서로 초음파를 실시해 나가면 쇼크의 원인으로 긴급성이 높은 질환이나 중증 질환을 놓치지 않고 진단할 수 있다는 이점이 있기 때문이다(표 1).
- 두 번째는 초음파의 쇼크 프로토콜로서 RUSH의 인지도가 매우 높다는 점을 들 수 있다. RUSH가 제창된 지 10년 이상 경과하여 그 인지도의 확산과 함께 근거가 축적되고 있는 것도 고무적이다(표 2).[5]

표 1. RUSH 프로토콜

RUSH	PUMP	TANK	PIPES
STEP 1	**심낭액** 확인 ① 액체 저류 있음? ② 심장압전? 우심계의 확장기 허탈?	① IVC IVC↑+변동↓=CVP↑ IVC↓+변동↑=CVP↓ ② 내경정맥↑or↓	**복부대동맥류 : AAA** 복부대동맥 직경>3cm or 5cm?
STEP 2	**좌심실 수축능** 확인 ① 과수축? ② 정상? ③ 저하?	① E-FAST 복강 내 or 흉강 내 저류? ② 폐수종 B-lines≧3?	**흉부대동맥류** or **박리** ① 근위대동맥 직경≧3.8cm? ② 내강 플랩? ③ 흉부대동맥 직경>5cm?
STEP 3	**우심실 부하 소견** 확인 ① 우심실 확장 있음? ② 심실중격의 평탄화 : D-shape?	① lung sliding 없음? ② comet tail artifact 없음?	**심부정맥혈전증** ① 대퇴정맥 DVT? ② 슬와정맥 DVT? 압박해도 찌그러지지 않는가?
Hypovolemic	과도한 심수축 심비대 없음	IVC 확장 없음 흉수는? 복수는?	복부대동맥류 대동맥 박리
Cardiogenic	심수축↓ 심비대 있음	IVC 확장 있음 B-lines≧3? 흉수? 복수?	정상
Obstructive	심수축↑ 심낭액 저류는? 우심실 부하 소견은?	IVC 확장 있음 lung sliding 없음(긴장성 기흉)	심부정맥혈전증 : DVT
Distributive	심수축↑(early sepsis) 심수축↓(late sepsis)	IVC 확장 없음 흉수(농흉)는? 복수(복막염)는?	정상

표 2. RUSH의 쇼크 분류별 진단 정확도

	민감도(%)	95% CI	특이도(%)	95% CI	LR(+), 양성 우도비	LR(-), 음성 우도비
Hypovolemic	81	73~88	91	87~94	8.25	0.19
Cardiogenic	83	71~92	97	95~99	24.12	0.24
Obstructive	93	68~100	98	96~99	40.54	0.13
Distributive	64	56~72	95	91~98	17.56	0.30
Mixed	75	53~90	80	73~85	12.91	0.32

철칙 RUSH는 rule out보다 rule in에 적합하다

- POCUS 전반에도 해당되는 이야기지만, 실제로 초음파를 시행하는 사람은 비전문의면서 익숙하지 않은 사람이 많기 때문에 민감도에 편차가 생길 수밖에 없다. 없는 것을 없다고 말하는데 큰 용기가 필요한 것은 초음파도, 인생도 마찬가지이다.
- 표 2의 RUSH의 진단 정확도를 보더라도 혼합성 쇼크를 제외하고, 특이도는 모두 90% 이상으로 매우 높지만 민감도는 편차가 있어 rule in에 적합하다는 것을 알 수 있다.

철칙 하대정맥(IVC)은 진단 추론의 확인에 이용한다

- **하대정맥(inferior vena cava, IVC)**이 허탈하다고 해서 탈수, IVC가 팽창해 있다고 해서 곧바로 체액 과다일 것이라고 획일적으로 판단하지 않는다. 아마 독자의 IVC를 지금 확인해도 대부분 허탈 혹은 50% 이상의 호흡성 변동이 확인될 것이다. 그렇다면 연수의는 모두 탈수일까? 설마라고 생각하는 사람은 지금 당장 자신의 심와부에 프로브를 대고 자신의 IVC를 확인해보자.
- Practice 2와 같이 패혈성 쇼크를 의심한다면 당연히 IVC는 허탈 혹은 호흡성 변동이 50% 이상일 것이고, 폐색전증에 의한 폐쇄성 쇼크를 의심한다면 IVC는 팽만으로 호흡성 변동을 보이지 않을 것이다.
- 진단 추론으로 IVC 소견을 예측하고, 실제 검사 결과가 예측과 다를 경우 자신의 진단 추론이 옳은지 다시 한 번 되돌아보는 계기로 삼는 것이 좋다. 필자 역시 몇 번이나 그 덕분에 진단 오류를 피한 경험이 있다.

▶▶▶ Practice 2 이후

비뇨기과에서 복부 CT 검사를 추가로 의뢰하여 시행하였다(그림 9). CT실에서 퇴실 후 혈압 저하가 확인되어 노르아드레날린 지속 투여를 시작하였다. 비뇨기과에서 요관 스텐트 유치 후 집중치료실에 입실 예정이었다.

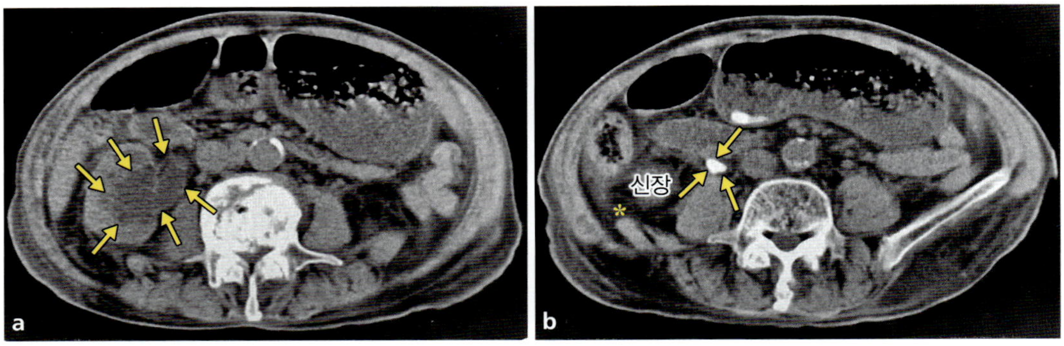

그림 9. 복부 단순 CT

a. 뚜렷한 우측 수신증이 관찰된다(⇨).

b. 2cm 크기의 고에코 요관결석(⇨)과 신장 주위 지방조직의 음영 증가(*)가 관찰된다.

Column 패혈성 쇼크와 초음파

연수의들로부터 '패혈증/패혈성 쇼크 때도 초음파를 시행하나요? 무엇을 보고 있는 건가요(아무것도 볼 것이 없잖아요)? 선생님, 정말 초음파를 좋아하시네요!'라는 말을 자주 듣는다. 그런 말을 들으면 필자는 은근히 미소를 짓게 된다. 매일 육아에 매진하는 성과가 나타나는 것 같아서다.

아이는 '그건 안돼! 이거 해!'라고 말해도 전혀 듣지 않는다. 아이에게 무언가를 시키고 싶으면 아이가 '재미있다! 해보고 싶다!'라고 생각하도록 유도해야 한다. 요즘은 필자가 프로브를 들고 있으면 뒤에서 빤히 쳐다보는 시선을 자주 느낀다(착각일 수도 있다).

이야기가 옆길로 샜으니 본론으로 돌아가자. 물론 연수의들이 초음파에 관심을 가져주었으면 좋겠고, 그 유용성도 전달하고 싶다. 그러나 패혈성 쇼크에 초음파를 시행하는 것은 호기심 때문이 아니라 이유가 있다. Practice 2와 같이 진단 추론으로 패혈성 쇼크가 의심되는 경우 RUSH를 실시하는 이유는 RUSH에서 패혈성 쇼크로 확정 진단을 내리고 싶어서가 아니다. 오히려 그 반대이다. 패혈성 쇼크 이외의 쇼크가 아니라는 것을 진단하고 싶기 때문이다. 간결하게 말하면 심인성 쇼크와 폐쇄성 쇼크가 아니라는 것을 확인하고 싶은 것이다.

독자들로부터 '쇼크의 원인은 그 밖에도 있고, 애초에 [철칙]에서 "RUSH는 rule in에 사용하라"고 했는데'라는 소리가 들릴 것 같다. 아시다시피 패혈성 쇼크는 혈액분포이상성 쇼크가 주 병태인 반면, 순환혈액량감소성 쇼크나 심인성 쇼크가 겹쳐서 흔히 혼합성 쇼크를 이루는 것도 잘 알려져 있다. 특히 심기능 장애에 대해서는 sepsis-induced myocardial dysfunction(SIMD)이라고 불리며, 약 40%의 환자에서 동반되고, 중증화와의 연관성도 알려져 있다.[6)] 이 혼합성 쇼크에 대한 RUSH의 진단 정확도는 그다지 높지 않다(**표 2**). 한편으로 배제해야 할 폐쇄성 쇼크의 민감도는 90% 이상으로 매우 높다. 이 점은 실제 임상에서는 매우 고무적이다. 치료방침에 영향을 미치기 때문이다. 예를 들어, 급속 수액을 실시할지 여부를 놓고 심인성 쇼크와 폐쇄성 쇼크를 배제할 수 있다면, 쇼크 환자에게 우선 급속 수액을 실시하는 것은 허용된다고 생각된다.

다만, 근거의 관점에서 한 마디 말씀드리고 싶다. '일본판 패혈증 진료 가이드라인 2020'에서는 패혈성 쇼크 환자에 대해서 초기 소생 중에 심초음파를 이용한 심기능 · 혈역학 평가를 시행하는 것의 근거 레벨은 매우 낮고, 권장도는 약한 것으로 나타났다.[7)] 자세한 내용은 가이드라인을 확인하길 바란다. 쇼크 환자에서는 병력청취나 신체 진찰이 여의치 않은 경우도 많아 진단 추론에 어려움을 겪는 한편, 진단이나 치료방침을 잘못하면 환자에게 불이익을 초래하는 결과가 되어 버린다. 그렇다고 혈액검사 결과를 느긋하게 기다리거나 '잘 모르겠으니 일단 CT를 찍자'며 영상검사를 받으러 갔다가 CT 촬영 중에 급변하여 그야말로 죽음의 터널을 경험한 연수의도 많을 것이다. 이렇게 거창하게 말하고 있는 필자도 연수의 시절에 비슷한 경험을 하고(그때 초음파를 했으면 어땠을까라고 지금도 생각한다), 큰 충격을 받은 사람 중 한 명이다.

환자는 물론이고, 연수의를 포함하여 단 한 사람이라도 불쾌한 경험을 덜 할수 있도록 쇼크가 의심되면 가장 먼저 초음파를 실시해 주었으면 하는 바람이다.

내인성 쇼크의 초음파 정리

- '선생님, 쇼크입니다 ! '라고 말하며 응급실을 찾는 환자는 쇼크가 아니다. 물론 응급의학과 의사는 친절하고 무엇이든 진료하기 때문에 공감적 태도로 충분히 이야기를 듣고, 적절한 진료과로 안내한다. 진짜 내인성 쇼크 환자는 전혀 내색하지 않고 내원하는 경우가 많다(Practice 1과 같이). 응급 시에는 바이탈 사인은 물론이고, 쇼크를 의심할 수 있는 키워드에 항상 민감하게 반응할 필요가 있다. 쇼크를 의심할 수 없다면 당연히 그를 위한 초음파도 시행할 수 없기 때문이다.
- 병력청취나 신체소견도 물론 중요하지만 바이탈 사인에서 쇼크가 의심되면 즉시 처치실로 이동하여 초음파를 시행한다. 진단 확정을 위한 정보량이 압도적으로 많고, 그 진단 정확도가 높다는 것은 앞서 언급한 바와 같다(**표 2**).
- 진단 추론에서 쇼크의 원인이 되는 감별질환을 확실하게 떠올릴 수 있는 경우에는 ABC 접근법(**그림 8**)으로, 그렇지 않고 쇼크의 원인을 전혀 모르는 경우에는 RUSH(**표 1**) 등의 쇼크 프로토콜을 이용하면 된다.

참고문헌

1. Rubano E, et al : Systematic review : emergency department bedside ultrasonography for diagnosing suspected abdominal aortic aneurysm. Acad Emerg Med 20 : 128-138, 2013

2. Perera P, et al : The RUSH Exam : Rapid Ultrasound in SHock in the Evaluation of the Critically ill. Emerg Med Clin North Am 28 : 29-56, 2010
3. Kameda T, et al : Basic point-of-care ultrasound framework based on the airway, breathing, and circulation approach for the initial management of shock and dyspnea. Acute Med Surg 7 : e481, 2020
4. 瀬良 誠：実況！ 救急POCUS 白熱セミナー．pp196-232，中外医学社，2022
5. Stickles SP, et al : The diagnostic accuracy of a point-of-care ultrasound protocol for shock etiology : A systematic review and meta-analysis. CJEM 21 : 406-417, 2019
6. 日本版敗血症診療ガイドライン2020 作成特別委員会(編)：日本版敗血症診療ガイドライン 2020．日集中医誌 28：S143，2021
7. 日本版敗血症診療ガイドライン2020 作成特別委員会(編)：日本版敗血症診療ガイドライン 2020．日集中医誌 28：S112，2021

찾아보기

한글

ㄱ

ㄴ · ㄷ

ㄹ · ㅁ

ㅂ

ㅅ · ㅇ

ㅈ

ㅊ

영문

기타